물리치료, 트레이닝, 필라테스, 요가를 위한 **호흡 작용의 해부학**

ANATOMY of *Breathing* Text and Illustrations

RESPIRATION Anatomie - geste respiratoire

물리치료, 트레이닝, 필라테스, 요가를 위한

호흡 작용의 해부학

ANATOMY of *Breathing*

Text and Illustrations

역자 김 민 호

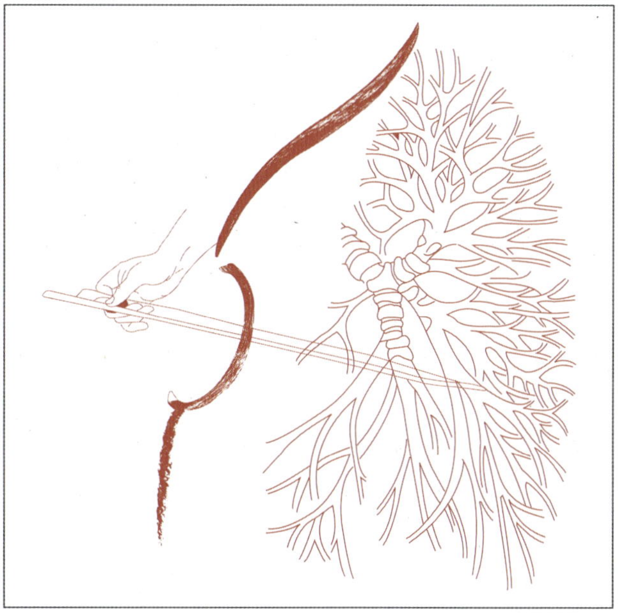

RESPIRATION anatomie - geste respiratoire

Blandine Calais-Germain

Préface de Manuel A. Valls Barbera

dessins originaux de Blandine Calais Germain

영 문 출 판 사

■ 옮긴이

김민호

1988. 10 프랑스 보르도 2대학 민족학(인류학) 학사
1990. 10 프랑스 보르도 2대학 민족학(인류학) 석사
1998. 2 프랑스 보르도 2대학 민족학, 사회문화인류학 박사(스포츠, 신체 인류학전공)
2005. 8~현재 영산대학교 체육대학 동양무예학과 교수
2006. 4~현재 영산대학교 동양무예연구소소장

Respiration Anatomie - geste respiratoire
by Blandine Calais-Germain

호흡 작용의 해부학

2009년 8월 7일 초판인쇄
2009년 8월 14일 초판발행

지은이 : **Blandine Calais-Germain**
옮긴이 : 김 민 호
발행인 : 박 병 조
발행처 : 도서출판 영문출판사
등 록 : 1987년 12월 21일 제2-419호
주 소 : 서울시 강남구 삼성동 69-1
전 화 : (02) 514-5590, 776-5590
팩 스 : (02) 756-8943
E-mail : yeongmunsa@empal.com
정 가 : 20,000원
ISBN 978-89-7224-211-6 93510

서 문

Blandine Calais Germain의 "움직임 해부학(anatomie pour le mouvement)"이 스페인어로 초판이 발행 된 지도 벌써 10년이 지났다. 그 후 이 책은 지속적으로 재판으로 출간되었고 또 새로운 저서들이 출판되었다. 이 저서들은 신체움직임에 관심을 가진 모든 사람들이나 그리고 이론으로 실기로 이 분야를 연구하는 모든 사람들에게 놀랄만한 지적 토대를 제공한다.

그녀의 최근 저서인 "호흡동작(geste respiratoire)"은 호흡량에 관한 생리학과 횡격막에 대한 특별한 관심과 더불어 흉곽, 호흡도관, 호흡장기, 호흡근을 연구하는데 목적을 둔다. 이 저서는 호흡움직임에 작용하고 있는 내적인 힘과 외적인 힘을 해부학적인 면에서 호흡움직임을 분석하고 있다. 마찬가지로 주요한 유형의 호흡움직임과 단계들을 관찰하면서 변화된 약 30여 종류의 호흡 형태를 알 수 있게 한다.

저자 자신이 직접 그린 놀랄 만큼 정교한 삽화는 신체움직임의 복잡한 느낌을 우리들에게 매우 민감하게 전달한다. 병원에서 근무하거나 개인치료실을 운영하는 운동요법사를 위해 Valence대학에서 개최된 세미나를 통해 위의 사실을 확인할 수 있었다.

결론적으로, 우리는 현장에서 적용할 수 있는 매우 유용하고 그리고 항상 참조할 수 있는 매우 흥미로운 새로운 저서를 발견하였다. 호흡운동학 분야에 관심을 가진 전문인이나 학생들의 책장에 이 책이 꽂혀 있어야 할 것 같다. 이 저서는 물리치료, 재활, 체육, 심리학, 스포츠 그리고 공연예술과 몸짓예술분야에서 다양하게 적용할 수 있다.

Manuel A. Valls Barbera
La Fe 대학병원 과장역임
스페인 Valence 대학
물리치료학과 정교수

감사

Jean-Bernard Arbeit,
Pau, Uriel, Mateu Bruguera,
Félix Castellano,
Bernard Coignard,
Joséphine Contreras,
Anne-Marie Doe de Maindreville,
François Doe de Maindreville,
Catherine Feuillet,
Barbara Gaultier,
François Gibut,
Brigitte Hap,
Francis Jeser,
Christiane Mangiapani,
Jose Luis Marin Mateo,
Patricia Romero,
Frédéric Sauvage,
Michel Sanchez,
Nuria Vives,
Sophie Zuffferey,

그림을 정리하고, 책의 내용을 읽고 교정하면서 이 책을 완성하도록 옆에서 도와준 분들께 감사드린다.

머리말

무용선생이라는 직업을 시작하면서부터 나는 호흡을 관찰하고 연구하기 시작하였고, 이에 적절한 방법으로 호흡을 활용하였다. 사실 내가 가르치고 있는 학원교육에서 호흡은 무용연습을 할 때, 생리학적으로나 신체동작을 표현하기 위해서 중요한 위치를 차지한다.

점차적으로 나는 호흡동작 자체의 다양성에 대하여 이해하게 되었다. 또한 호흡동작이 신체의 동작들과 관계가 있다는 것을 알게 되었다. 이 두 유형의 동작은 서로 중첩되거나 매우 의존적이고 상호적으로 서로 서로 동작의 원천이 된다.

운동요법을 공부하면서 과학적인 지식을 축적하게 되었으며, 특히 발성기술에 관한 세미나에서 다양한 질문과 답변에 의해 이 분야에 대한 지식이 풍부해졌다. 나는 사람들이 신체작용 중에서 호흡에 대하여 가장 잘못된 생각을 가지고 있다는 것을 알게 되었다. 많은 사람들은 폐가 부풀어 오르면서 늑골을 확장시키고, 공기를 흡입할 때 늑골이 올라가고 심지어는 늑골이 내장을 위로 올린다고 생각한다. 거의 대부분의 사람들이 흡기는 마치 위쪽으로 향한 움직임으로 생각하고 있다.

또한 호흡영역에 대하여서는 한 호흡기술에서 다른 호흡기술로 변할 때, 거의 근거가 없는 확고부동한 규칙들이 통용된다. 여기서, 호기보다 흡기가 더 좋다는 등....... 다른 편에서는 완전히 반대의 경우가 옳다고 주장한다. 나는 최근에 T.V.에서 "어떻게 하면 호흡을 올바르게 할 수 있을까? 즉, 공기가 몸에서 더 잘 순환되기 위해 흉곽이 아니라 배로 숨을 쉬어야 한다"....... 라는 호흡을 가르치는 방송을 들었다. 다른 한편으로 반대로 늑골호흡을 절대적으로 발달시켜야 한다고 생각한다는 등등...

환경에 따라 호흡들 중 어떠한 호흡도 자신에게 해롭지 않고 어떠한 호흡도 유일하게 유익하지 않다는 것을 깨달았다. 그러므로 적합하게 호흡을 선택하는 것이 중요하다고 할 수 있다.

이러한 성찰에 의거하여, 나는 독자들이 이 책을 통해 호흡(동작)움직임을 좀 더 올바르게 이해하고 수련하길 바란다. 또한 독자들이 어떤 순간에, 왜 어떤 호흡을 하는지를 자연스럽게 이해하길 바란다. 그리고 반대로 어떤 신체기술에서, 어떠한 목적을 위해 혹은 어떠한 상황에서 왜 어떤 호흡을 해야 하는지를 잘 판단해서 선택하기 바란다.

---

*Ecole Anne-Marie Debatte, studio danse-creation(59700-Marcq en Baroeul-metropole lilloise)

이 책은 아래와 같이 호흡에 대하여 두 가지 목적을 가지고 있다.

첫째, 호흡움직임(동작)을 알아보고 이해한다.

- 우선 호흡움직임을 이해하지는 못하지만, 다양한 호흡의 움직임이 전개되는 것을 관찰한다.
- 호흡움직임에 작용하는 중요한 원칙들을 이해한다. 즉, 호흡에 관한 해부학적인 부분이다.
- 호흡움직임이 어떠한 방법으로 진행되는지, 그 작용하는 힘에 대하여 잘 인식해야 한다.
  몸 안에서 작용하는 어떤 힘들은 해부학적으로 연구되어지고,
  몸 밖에서 작용하는 다른 힘들은 별도로 연구되어진다.

둘째, 호흡의 움직임을 연습하고 체험한다(실기편)

- 호흡을 행하기 위해 준비운동을 연습한다.
- 가장 쉽게 측정할 수 있는 호흡을 연습한다.

역자 서문

우리 삶의 주위에 가까이 있는 것들을 우리는 쉽게 잘 알고 이해한다고 생각하지만, 사실은 이러한 우리의 판단이 틀리는 경우가 허다하다. 그 대표적인 사례가 바로 호흡법이라 생각한다. 호흡은 자율신경계의 작용에 의해 무의식적으로 이루어지고 있기에 우리는 호흡이 자연스럽고 당연한 것으로 여기고, 호흡에 대해서 별다른 신경을 쓰지 않는다. 그러나 호흡은 우리들의 생명유지와 직결되어 있을 뿐만 아니라 우리들의 신체와 의식을 연결시켜주는 매개체 역할을 하고 있다. 의식을 통한 신체의 조절, 신체움직임을 통해 의식의 각성이 일어나도록 해주는 역할을 하는 것은 바로 호흡법이다. 그러므로 호흡은 우리의 삶에서 중추적인 역할을 하고 있다. 하지만 막상 호흡이란 무엇이며 호흡하는 방법과 그 원리는 어떤 것인가에 대해 묻는다면, 원만한 전문가가 아니고는 쉽게 답하기가 어려울 것이다. 심지어는 전문가들조차도 호흡작용원리에 대해 이론적으로 자세히 설명하지 못하는 경우도 있다.

운동요법을 통해 인간의 건강증진, 질병치유와 재활운동에 관심을 가지거나 종사하고 있는 무술인 혹은 체육인, 그리고 건강관리인들은 아마 누구보다도 호흡의 중요성을 인식하였고 현장에 적용시켰으리라고 생각한다. 하지만 이 영역에 대해 호흡움직임과 그 작용과 호흡연습법을 체계적이고 해부학적으로 설명하고 그 기술들을 상세히 묘사한 저서를 쉽게 찾을 수 없었을 것이다.

본인은 인류학자로서 무술가로서 인간움직임에 대한 기술과 그 원리에 관심을 가지고 있었고, 이 분야에서 우리의 건강유지 및 증진 그리고 치유방법으로 활용할 수 있는 가능성을 보았다. 그래서 동양의학과 동양철학에 기반을 둔 이론들에 관심을 가지면서 동시에 서양의학에 의거한 해부 생리학적이고 신체 역학적인 접근방법으로 연구해왔다. 그러나 이러한 연구는 호흡법과 그 움직임에 대한 학문적 이론이 없이는 매우 힘들다.

그러던 중 다행스럽게도 영문출판사 박 병조 사장님께서 Blandine Calais Germain "Respiration anatomie - geste respiratoire"의 번역을 요청하였을 때 이 저서는 건강과 관련된 분야(무술, 스포츠, 건강관리, 물리치료 등)에서 귀중한 역할을 하게 될 것이라는 확신이 들었기에 매우 기뻤다.

왜냐하면, 본인이 Blandine Calais Germain을 알게 된 것은 프랑스 유학시절 "Anatomie des mouvements I, II"(움직임 해부학, 영문출판사)책을 통해서였다. Blandine Calais Germain의 저서는 본인에게 인간의 움직임을 이해하는데 많은 도움을 주었기에 Blandine Calais Germain의 저서는 본인에게 매우 친숙하고 호흡운동에 대하여 해부학적인 관점에서 잘 설명하고 있기 때문이다. 이 번역서는 우리가 소홀히 했던 호흡과 호흡작용, 호흡방법과 연습법 등에 대해 좋은 안내서가 될 것이라고 믿는다.

이 책은 가능한 저자의 의도를 충실하게 독자들에게 전달하도록 노력하였다. 8장(주요한 호흡에 대한 분석)부터는 저자가 사용했던 용어들 중에 우리들에게 생소한 경우가 있을 뿐만 아니라, 어느 정도 전문적인 호흡법에 대한 지식이 없으면 생소한 느낌이 들 수 있으므로 독자들이 시간을 가지고 천천히 상세하게 읽기를 바란다.

끝으로, 호흡이란 맑은 공기와 적당한 장소만 있다면 우리가 언제든지 활용할 수 있는 운동이다. 마치 무에서 유로 전환하는 것처럼, 우리의 신체와 정신 그리고 마음의 단련을 위하여 보이지 않은 것을 가시화 혹은 실현화해 주는 동력이라고도 할 수 있다. 정확하고 자신에게 알맞은 호흡운동을 하면서 변화하는 우리 신체를 발견한다면, 아마도 이러한 의미가 무엇을 나타내는지 쉽게 이해할 수 있을 것이다. 호흡운동이란 단어가 낯선 독자여러분들도 우주와 신체의 조화로운 세계를 한번 경험해 보시기를 권한다.

이 번역본이 완성될 때까지 물심양면으로 도와주신 영문출판사 박병조 사장님께 감사드리며 옆에서 말없이 항상 격려와 도움을 준 인생의 동반자인 오주연에게 고마움을 전한다.

차 례

제 1 장

호흡동작에 대한 첫 번째 관찰들 (Initial Observations About the Act of Breathing)

호흡동작(respiratory gesture) : 이 동작은 숨을 쉬기 위해 하는 행위이다. 하지만 이러한 명백한 사실을 흔히 인식하지 못한다. 왜냐하면 호흡동작은 생명과 아주 긴밀하게 연결되어 있지만, 일상생활 속에서 은밀하게 가려져 있기 때문이다. 특히 이러한 호흡동작은 걸을 때나, 말할 때, 먹을 때 등과 같이 행하는 여러 동작들과 섞여져 동시에 일어난다.

우리가 인식하지 못하는 동안, 우리 몸에서 모든 종류의 유기체적인 순환이 일어난다. 즉, 소화시킬 때나, 잠잘 때나 깨어있을 때, 기타, 혈액순환이나 림프순환 등이 지속적으로 이루어진다. 호흡은 이러한 유기체적인 (순환)리듬이지만, 심장의 박동과는 다르게 진행된다. 예를 들어, 호흡은 장기(viscera)에서 이루어지기도 하지만, 또한 근육, 골격부위, 관절들에서도 이루어진다. 호흡은 이 부위들과 분리될 수 없다. 그러므로 호흡동작은 *장기와 운동(부위)라는 두 영역사이에서 공유하는 영역*을 가진다. 게다가 두 영역을 관리하는 고유한 신경계통이 호흡동작을 조절한다. 비록 신경계통이 호흡동작에 미치는 영향이 제한적이기는 하지만.......

또한 마술 같은 이러한 호흡동작은 위에서 언급한 두 조직계통 사이에서 서로 상호작용을 한다. 호흡은 흔히 가장 무의식이고 거의 자동적으로 이루어지지만, 한편으로는 우리들이 우리의 감정이나 신체의 상태에 따라서 영향을 받는 것처럼 호흡이 우리의 행동과 감정에 영향을 주기도 한다. 그렇지만 우리는 의식적이고, 의지적인 방법으로 호흡을 아주 다양한 방법으로 변화시킬 수 있고, 또한 여러 단계로 나누어서 호흡을 조절할 수 있으며, 이 신체기능에 충분히 영향을 미칠 수 있도록 호흡할 수 있다.

첫 번째 장에서는 먼저, 독자들은 호흡동작이 진행되고 있을 때, 신체에서 호흡이 발생되는 위치와 호흡량 그리고 호흡속도가 어떻게 이루어지고 있는가를 관찰해야 할 것이다.

무엇보다도 우선, 지금은 "*호흡(respiration)*"이라는 단어에서 여러 의미들을 구별해야만 한다.

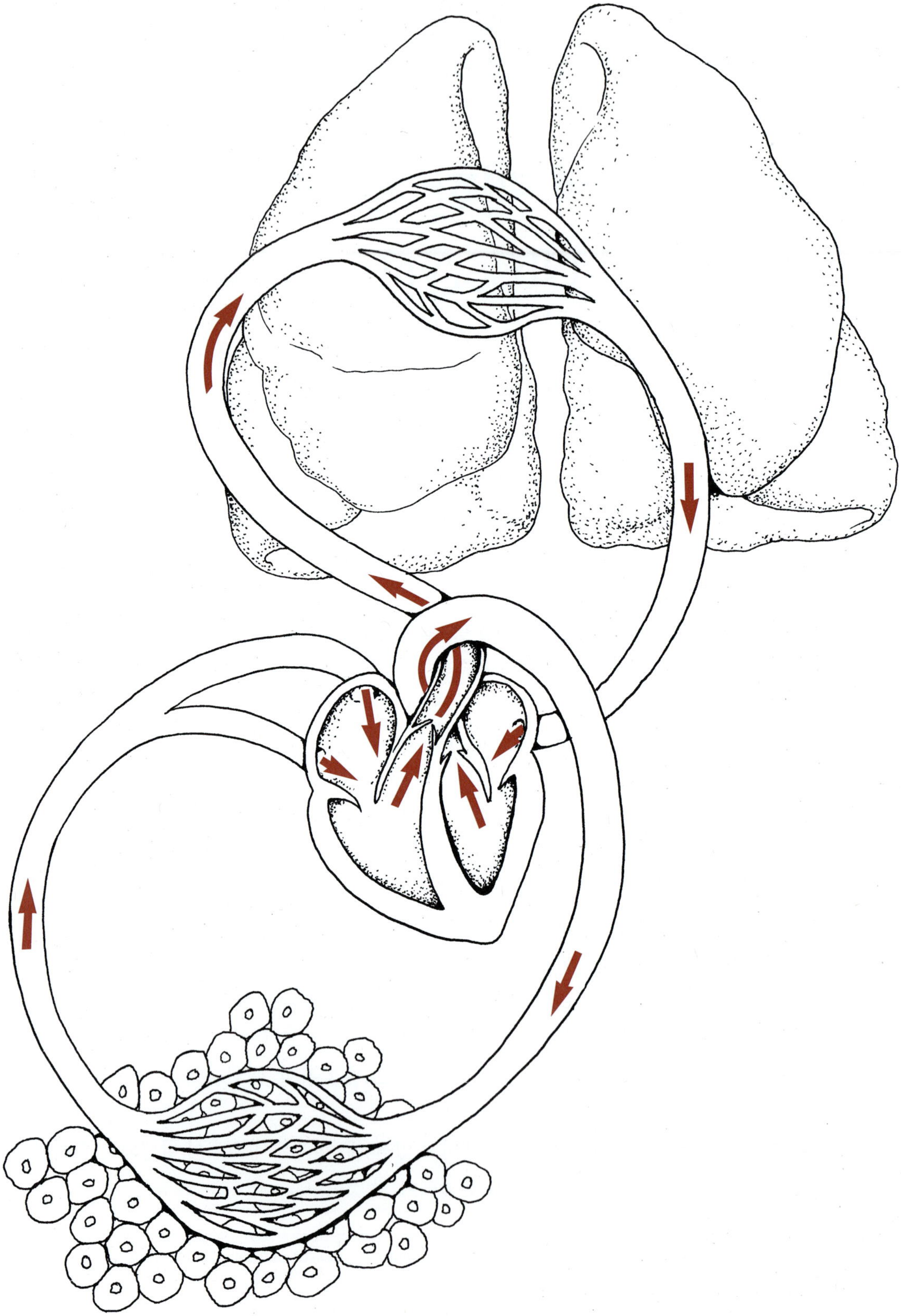

내호흡과 외호흡(Internal Respiration and External Respiration)

호흡동작의 유일하고 지속적인 목표는 폐내부에 있는 혈액을 산화(oxygenation)하는 것이다.

인체조직의 세포가 원활하게 기능을 유지하려면 산소가 필요한데, 이 산소는 폐와 심장에서 동맥혈을 통해 운반되어진다.

이러한 과정에서 세포는 이산화탄소라는 노폐물을 만들어 낸다. 이 이산화탄소는 정맥혈을 통해 심장과 폐로 운반되어진다.
이 현상을 ***내호흡****(internal respiration)****이라 부르며, 이 내호흡은 인체조직과 세포 안에서 일어난다.***

내호흡이 일어나기 위해서 폐의 내부에서 ***혈액의 산화***가 이루어져야 한다. 다시 말해, 정맥혈이 동맥혈로 변해야 한다. 이러한 작용은 산소와 이산화탄소의 교환에 의해 이루어진다.

- 인체외부로부터 많은 산소를 함유하고 있는 공기가 폐로 들어오고,
- 체내조직에서 생성된 이산화탄소를 내포하고 있는 피가 폐로 운송된다.

이산화탄소와 산소는 폐포모세혈관막을 통해 교환된다(60쪽 참조).

이러한 현상이 일어나려면 인체외부로부터 공기가 1분에 약 12~17회 정도 폐에서 순환되어야 한다.
이 현상을 외호흡*(external respiration)* ***혹은 환기****(ventilation)****라고 한다. 이 외호흡은 폐에서 이루어진다.***

이 책의 목적은 이러한 *외호흡이 이루어지기 위해서* 여러 형태로 변형된 외호흡 동작들을 고찰하는데 있다. 이를 또한 *환기동작* 혹은 *환기운동*이라고 부를 수 있다.

호흡동작과 호흡의 일치
(Accord between respiratory gesture and respiration)

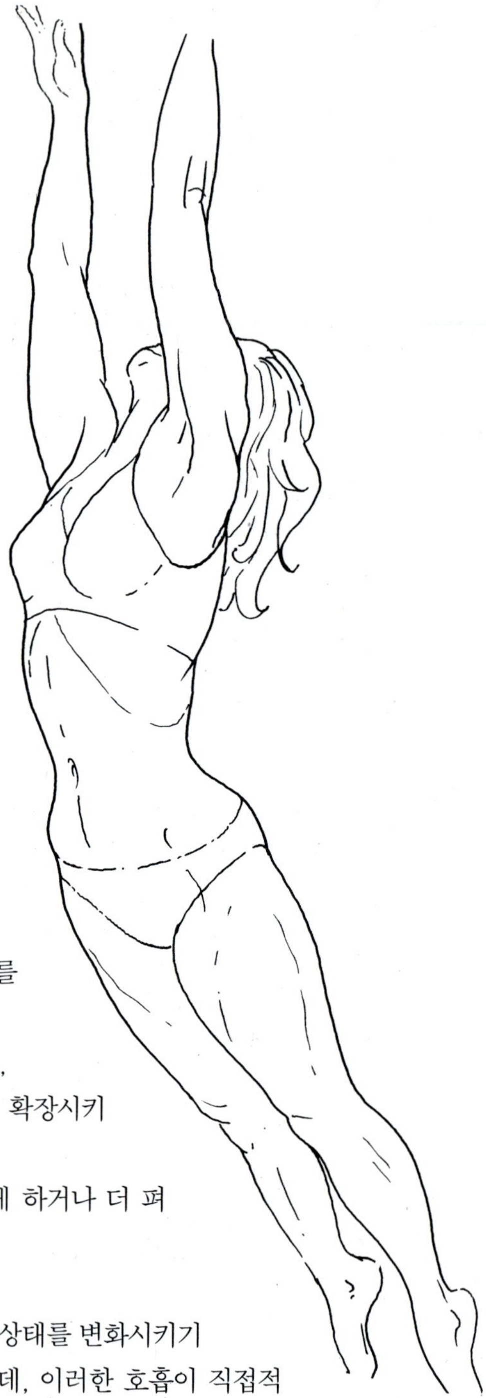

산소는 체내에서 저장되지 않기 때문에 밤낮으로 끊임없이 숨을 쉬어야만 한다.

그렇지만 반드시 호흡동작이 인체가 요구하는 산소의 양을 언제나 정확하게 공급하는 것은 아니다.

왜냐하면, *이러한 호흡동작은 여러 상황과 연관되어 있는 다른 호흡목적과 동시에 연결되어 있기 때문이다.*

몇 가지 예를 들어 언급하면,
호흡동작을 다음과 같이 사용할 수 있다.

- 뛰어오르는 동작을 하기 위해서,
- 감정을 변화시키기 위해,
- 신체의 긴장을 이완상태로 변화시키거나 긴장의 강도를 더 높이기 위해,
- 즐거움이나 고통을 수반하거나 변화시키기 위해,
- 말하거나 노래할 때 소리를 계속 지속시키기 위해,
- 장기를 움직이기 위해,
- 늑골의 간격을 좀 더 확장시키거나 줄이기 위해,
- 척추를 더 구부려지게 하거나 더 펴지게 하기 위해.

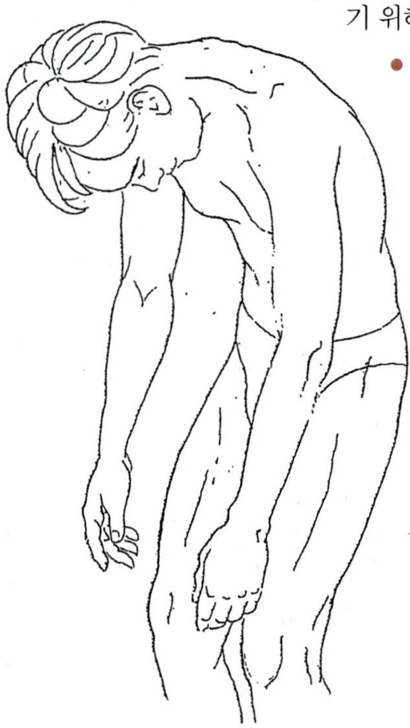

이렇게 다양하게 심신의 상태를 변화시키기 위해서 호흡을 하게 되는데, 이러한 호흡이 직접적으로 혈액의 산화와 관련되어 있지는 않다.

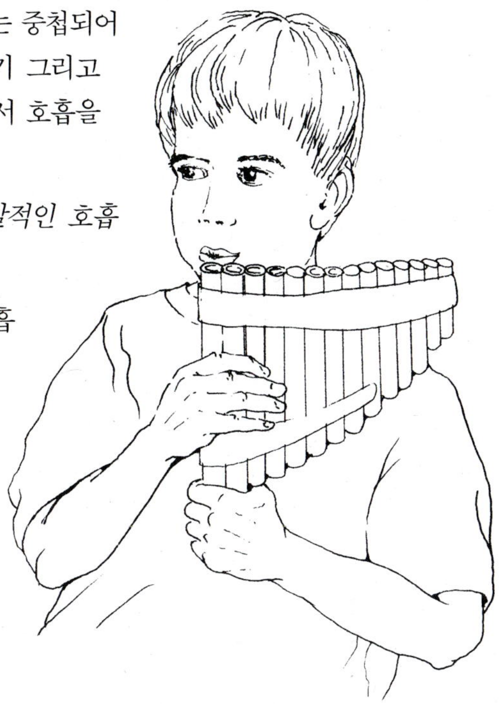

하지만 이러한 상황들 중에서 어떤 경우에는 동작들이 때로는 중첩되어 한꺼번에 일어날 수 있다. 예를 들어, 산소공급과, 플룻 불기 그리고 음률을 맞추기 등, 이 세 가지 목적을 동시에 실현하기 위해서 호흡을 할 수 있다.

그러므로 혈액의 산화와 호흡동작사이에는 의식적이고 자발적인 호흡의지에 의해서 다소간의 차이가 흔히 있을 수 있다.

반대로, *공기를 마시지 않고* 호흡운동을 할 수 있다. 이러한 호흡운동은 흉곽과 복부를 사용해서 이 부위들에 압력을 가하여 호흡하게 하는 것이다. 이러한 압력을 아주 다양하게 결합시키면서 여러 형태의 호흡법을 만들 수 있다(7장에서 제시된 여러 가지 예들 중에서 어떻게 압력을 결합시킬 수 있는지를 볼 수 있다).

호흡동작을 "배우는 것"이란?
("Learning" to breathe?)

"숨 쉬는 것은 학습하는 것이 아니다, 숨 쉬는 것을 배우지 않고 언제나 호흡한다."라는 말을 때때로 듣는다.

이와 같이 "오직 자연적으로 행하는 호흡만이 신체움직임과 잘 조화를 이룰 수 있다"라고 하는 사실에 입각하여, 가장 정교한 신체기술을 포함하여 어떤 신체기술에서는 운동할 때, 전혀 *호흡 기술에 대한 모든 지침을 이행하지 않는 경우*를 가끔 볼 수 있다.

하지만 이와 반대로, 다른 어떤 신체기술(예를 들어, 요가처럼)에서는 *호흡이 중요한 학습대상*이 되는 경우도 있다.

혈액의 산화를 위한 호흡은 학습 없이 이루어지는 자동적인 움직임이다. 아주 자연스럽게 계속 움직일 때 호흡이 자율적으로 이루어진다.

한편, 호흡할 때 *산소를 즉각적으로 필요로 하는 경우를 제외한다면,* 호흡기술에 의한 호흡동작들이 아주 다양하게 많이 존재한다는 것을 또한 알 수 있다. 호흡동작에 관한 풍부한 목록을 만들 수 있을 정도로 많은 호흡법이 있다. 하지만 이 호흡기술에 의한 모든 호흡동작들이 늘 자연스러운 것만은 아니다. 왜냐하면 대부분 전통적인 신체운동은 어떠한 호흡법에 의거하여 수련하고, 이러한 호흡에 관한 기술은 학습으로 터득되어 전수된다.

이 책에서 관찰하고자 하는 바는 위의 호흡법에서 변화된 다양한 호흡동작들을 살펴보는 것이다. 따라서 이미 기존에 있는 어떤 호흡기술에 대하여 고찰하고자 하는 것이 아니고, 모든 신체적 상황에서 일어날 수 있는 호흡동작 그 자체를 연구하고자 한다.

이 책을 읽는 동안, 동일한 공기량으로 매우 다른 여러 가지 방법으로 호흡할 수 있다는 것을 알 수 있을 것이다. 그리고 또한, 단순히 호흡하는 것과는 달리, 아주 다양한 목적을 실현하기 위해서 환기와 다른 여러 가지 호흡동작을 사용할 수 있다는 것을 알 수 있다.

호흡하기 : 처음 보기에는, 늘 같은 동작이지만...
(Breathing: At First Glance, Always the Same Movement)

자연적인 호흡은 매번 끊임없이 똑같이 반복되는 것처럼 보인다. 그러나 타인이 호흡하는 것을 보거나, 숨소리를 들어 보거나, 본인이 여러 다른 상황에서 본인 자신의 호흡을 관찰하거나 느껴보면, 주어진 상황에 맞게 호흡하는 것을 알아차릴 수가 있다. 이러한 사실에서 호흡동작은 *끊임없이 변한다*는 것을 아주 쉽게 이해할 수 있다.

호흡작용은 공기가 폐로 들어가기만 한다고 할지라도, 공기를 들어오게 하는 이 호흡동작자체가 늑골이나 복부나, 몸통의 여러 부위를 발달시킬 수 있다. 또한 호흡동작은 몸통과 거리가 먼 신체부위까지에도 영향을 미칠 수 있다.

또한 호흡동작에 대하여 다음과 같은 사실들을 알 수 있다.
즉, 우리가 호흡할 때, 거의 인지할 수 없을 정도로 아주 미미한 호흡동작도 있지만, 반대로 많은 호흡량을 요구하거나, 호흡하는데 힘이 많이 드는 호흡동작도 있다.
또한 호흡동작을 하면서 호흡속도와 리듬을 동시에 변화시킬 수 있으며 각기 호흡속도와 리듬을 따로 변화시킬 수도 있다.
호흡동작은 어느 정도 자발적으로 이루어지므로 같은 호흡동작을 차례차례 번갈아 가면서 능동적으로 또는 수동적으로 호흡할 수 있다.
호흡동작은 조용하게 할 수도 있으며 다소 소리가 나게 할 수도 있다.

*이러한 모든 호흡에는 공통점이 있는데, 그것은 공기가 끊임없이 들어갔다/나왔다 하면서 교환된다는 것이다. 이 공기의 교환은 흡기와 호기를 말하는데, 호흡이 멈출 때(**호흡정지**) 발생하게 되는 리듬(호흡정지의 길이)에 따라서 **흡기**(들이 마시기)와 **호기**(내쉬기)가 이루어지게 된다.*

이 책에서는 호흡동작에 대하여 가장 먼저 다룰 것이다.

흡기(Inspiration, Inhalation)

인간은 일상생활에서 대략 1분에 12회 정도 끊임없이 *공기를 들이마신다.*

흡기(inspiration)는 *외부에 있는 공기를 폐로 들이마시는 것*으로, 공기를 들이 마시는 순간(시간으로 표시함)을 말한다 — 이 책에 그려져 있는 인체그림에는 공기가 흡입되는 형태를 화살표로 표시하고 있다.

흡기가 이루어지는 동안에는 *몸통의 일부분(늑골, 복부)이 언제나 확장된다.*

흡입하는 공기의 양(흡기량; inspiratory volume)에 따라서 흡기하는 시간이 달라지므로 *공기의 양*이 많으면 흡기하는 시간이 길어지고, 적으면 짧아지게 된다. 따라서 흡기하는 시간의 길이는 흡기량에 따라 매우 다르다. 즉, 어느 정도 공기를 흡입할 수 있는가에 따라서 흡기하는 시간의 길이가 다르게 나타나게 된다 (25~29쪽 참조).

또한 호흡속도에 따라서 흡기하는 시간의 길이가 매우 다양하게 나타나게 된다. 즉, 공기를 천천히 흡입하거나, 빠르게 흡입하면서 호흡속도를 증가시키거나, 늦출 수 있다.

흡기를 조용하게 하거나, 소리나게 할 수 있으며, 시끄럽게 할 수도 있다.

인체가 휴식을 취하는 동안에는 대개 호흡이 활발하게 일어나지 않으며, 반면에 크게 심호흡을 하는 경우에는 매우 활동적인 경우이며 아주 강하게 호흡하게 된다.

또한 어떤 때에는 완전히 소극적으로 호흡할 수 있는데 (113, 117쪽 참조), 이는 긴장을 이완하기 위한 호흡기술로 긴장을 완화시킬 때 자주 사용한다.

흡기를 하는 동안, 인체의 늑골부위 또는 복부부위에서 주로 호흡동작이 일어난다.

이와 같이, 숨을 들이마시는 동안, 몸통은 주로 앞으로 향하여 움직이거나, 뒤로 움직이게 된다.

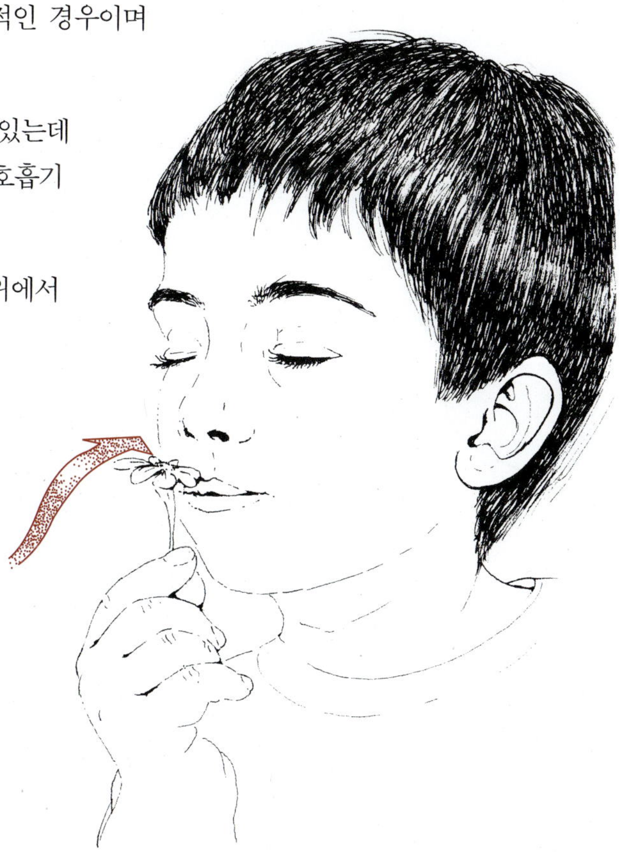

호기(Expiration, Exhalation)

호기(expiration)는 *폐안의 공기를 몸 밖으로 배출*하는 것으로, 공기를 배출하는 시간을 말한다. 공기가 배출되는 모양을 인체그림에서 화살표로 표시하고 있다.

호기 때에는 흔히 늑골, 배, 척추 등 몸통의 일부가 (축소되고) *닫히고* 접혀진다.

숨을 들이마실 때와 마찬가지로, 숨을 내쉬는 순간의 길이는 배출하는 *공기의 양*에 따라서 그 차이가 많이 난다. 이 때 폐안에 있는 공기를 어느 정도 비울 수 있다(26~28쪽 참조).

호기속도에 따라서 그 시간의 길이가 매우 다르다. 공기를 배출 할 때 호기동작을 빠르게 혹은 느리게 하여 호기속도를 조절할 수 있다.

호기는 어느 정도 소리가 날 수 있는데, 이는 종종 말할 때나 노래할 때처럼 의도적으로 소리를 내고자 할 경우에 발생한다.

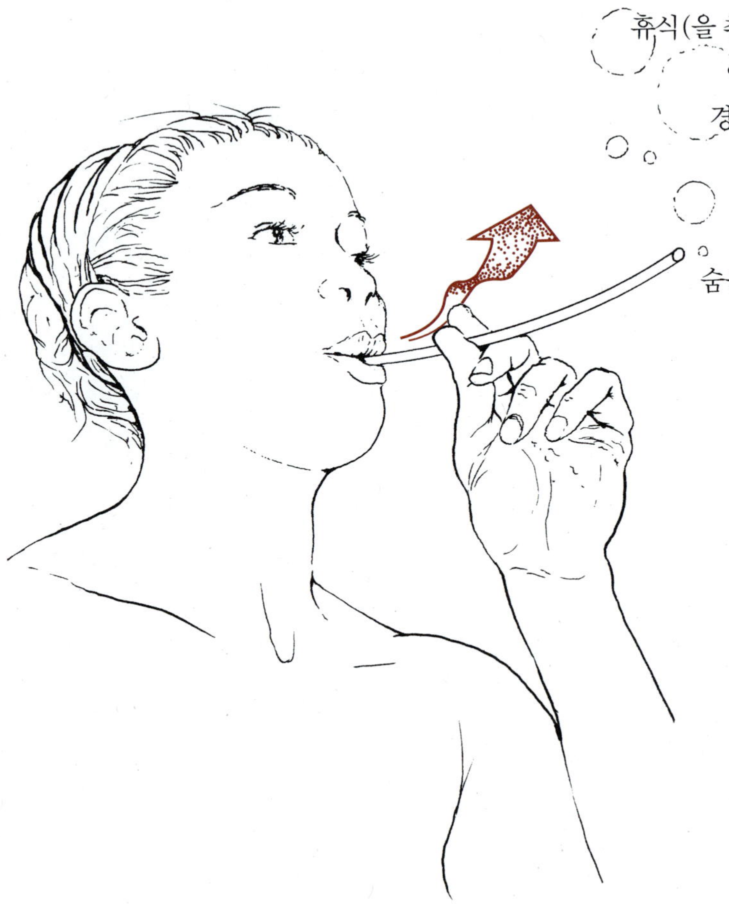

휴식(을 취할) 때에는 호흡이 가장 소극적으로 이루어지지만, 숨을 아주 크게 내쉬는 경우에는 호기동작이 매우 활동적이고, 왕성해 질 수 있다.

숨을 내쉴 때에는 주로 늑골부위(늑골은 내려간다)혹은 복부부위(복상부는 들어간다)가 움직인다.

그러므로 숨을 내쉬는 동안, 몸통은 주로 앞으로 향하여 움직이거나, 뒤로 움직이게 된다.

호흡정지[Apnea(cessation of Breathing)]

호흡정지는 (그리스어의 *a-pnein*의 합성어인데 *a*는 '박탈하는' 의미이고, *pnein*는 '숨을 쉬다' 라는 의미이다.) *호흡의 흐름이 멈추는 순간*을 말한다.
이러한 호흡정지의 순간은 호흡하는 중에 언제라도 발생할 수 있다.
호흡정지는 호흡과 관련된 몸통부위에서 자주 발생할 수 있다.

일상적으로 호흡할 때 이러한 정지는 호흡동작이 다른 호흡동작으로 진행되기 위해 자연스럽게 일어난다. 즉,

- 숨을 들이마신 이후와 숨을 내쉬기 직전 사이의 짧은 순간,
- 숨을 내쉰 이후, 공기를 다시 들이마시기 전 호흡이 없는 순간, 이 순간의 길이가 앞의 흡기 후 정지순간의 시간보다 더 길다.

일반적으로, 생리적인 호흡정지는 *신체기관이 산소와 이산화탄소가 교환되는 필요성*에 의해 *자동적으로 조절되는* 시간이다.

하지만 의식적이고 자발적으로 *호흡정지순간의 시간*을 조절할 수 있다. 다시 말해, 호흡정지순간의 시간을 줄이거나 늘일 수 있다(운동 할 때 실제로 이와 같은 방법으로 호흡한다).

그렇지만 이러한 호흡정지순간의 조절은 언제나 한계를 가지게 된다. 예를 들어, 호흡정지의 시간이 어느 정도 지나게 되면, 산소를 필요로 하는 생리적인 욕구가 극도에 이르게 되어 저절로 숨을 쉬게 된다는 것이다.

경우에 따라서는, 호흡정지순간이(휴식 시에 숨을 내쉰 후) 휴식의 순간이 될 수 있다. 이와는 반대로, 예를 들어, 숨을 크게 들이마신 후 호흡을 정지하려고 할 때는 호흡정지의 순간이 아주 역동적으로 될 수 있다.

끝으로, 호흡정지는, 몸통의 상부를 이용하여 늑골로 호흡하거나, 몸통의 하부를 이용하여 복부로 호흡하는 동안에 발생할 수 있다는 것을 명심해야 한다.

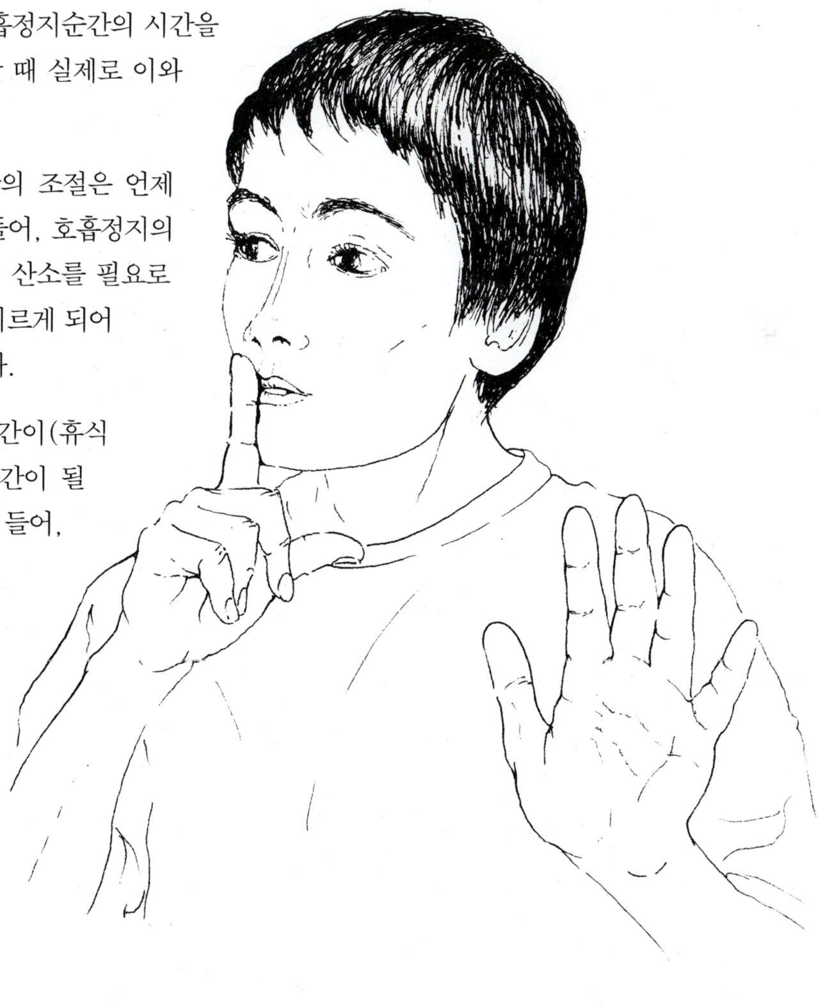

호흡은 몸통부위를 다 움직이게 할 수 있다.
(Breathing can cause movement in any part of the trunk)

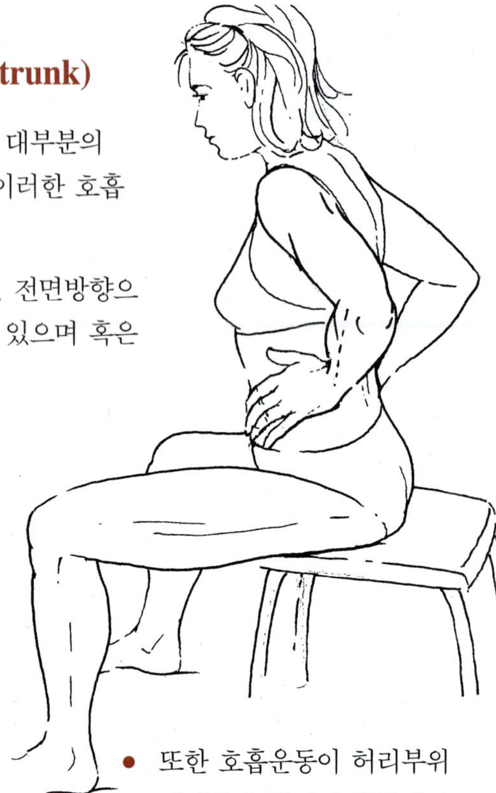

호흡운동이 늑골부위에서 혹은 복부부위에서 일어나더라도, 몸통 대부분의 부위에 영향을 줄 수 있다. 그러므로 숨을 들이마시고 내쉴 때, 이러한 호흡 운동이 진행되고 있음을 몸으로 느낄 수 있다. 예를 들어,

- 호흡운동이 늑골에서 시작하여 어느 정도 상부늑골위치에서, 전면방향으로 움직이고, 또한 역시 후면방향으로 움직이는 것을 느낄 수 있으며 혹은 측면방향으로 향하여 움직이는 것을 감지할 수 있고,

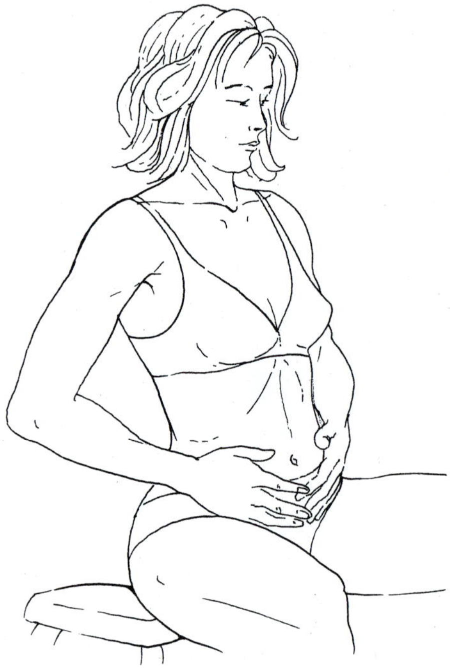

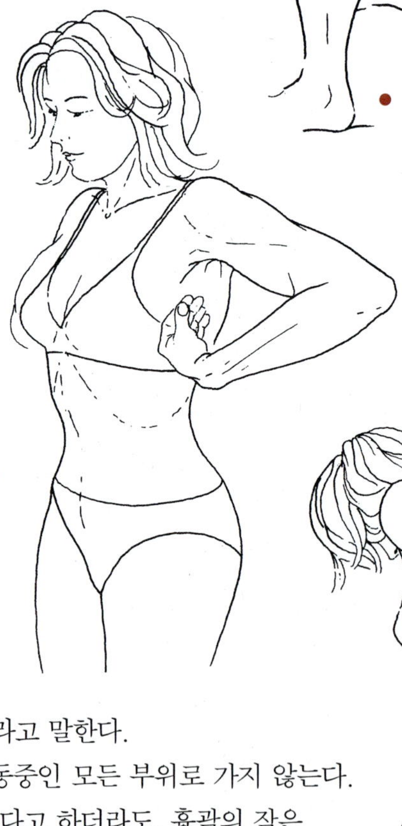

- 또한 호흡운동이 허리부위에서부터 허리전체 둘레로 향하여 진행되면서 어느 정도 복상부 부위에서 복부 전면으로 진행되고,

- 호흡운동이 더 아래에 있는 골반부위에서 시작하여 전면과 후면으로 진행되며, 회음부위에서도 근육을 호흡에 따라 움직이게 할 수 있다.

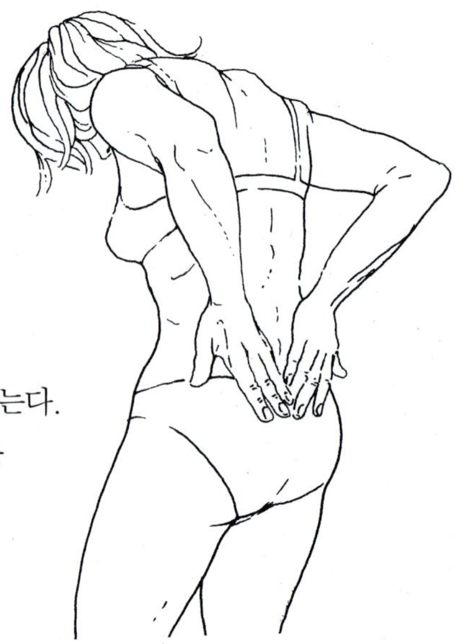

이와 같이, 호흡동작이 진행되는 부위에 따라서 "복부" "쇄골" "등" 등등의 호흡이라고 말한다.
그렇지만, 들이마신 공기는 몸 안에서 운동중인 모든 부위로 가지 않는다.
호흡할 때 아무리 강하게 공기를 들이마신다고 하더라도, 흉곽의 작은 부분만을 차지하고 있는 *폐안으로만 공기가 들어 갈 수 있다.*

…공기가 머무는 곳은 바로 폐이다.
but the air goes only into the lungs

하지만 특별한 방법으로 공기를 폐의 어떤 특정부위로 불어 넣을 수 있는 호흡법이 있다.

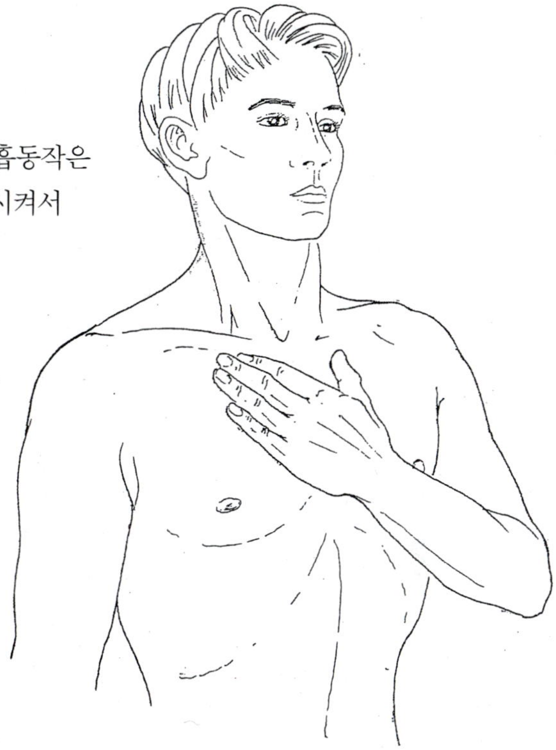

이를 테면, 가슴의 윗부분으로 호흡하는 것이다. 이 호흡동작은 쇄골 바로 아래 위치한 늑골들과 연결된 근육들을 운동시켜서 공기를 폐의 상부(상엽)부위로 보낼 수 있다.

이것을 "목으로 호흡한다"고 한다.

이와는 반대로 복식호흡(abdominal respiration)은 공기를 폐의 하부(하엽)쪽으로 모이게 할 수 있다.

"배를 풍선처럼 부풀린다." 라고 흔히 말한다.

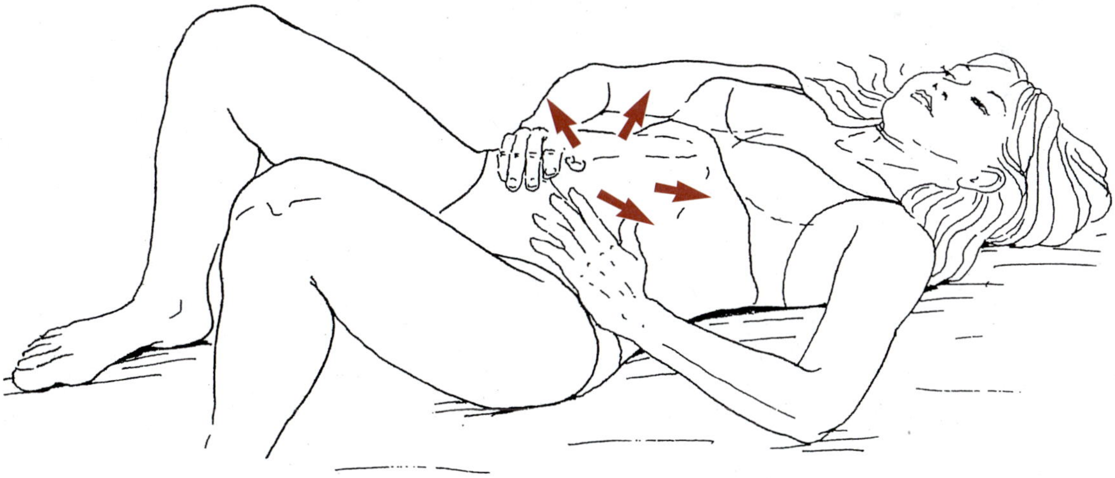

이처럼 배를 부풀리며 호흡한다고 하더라도, 공기는 결코 폐 외에 다른 부위로 들어가지 않는다.

따라서 호흡하거나, 어떤 호흡법을 실행할 때, 몸에서 호흡동작이 발생하는 부위와 흡입된 공기의 흐름이 나아가는 부위(공기의 흐름은 항상 폐로 향한다)가 다르다는 것을 혼돈해서는 안된다.

주요한 두 가지 유형의 호흡동작 (Two Types of Breathing)

여기에는 늑골(*ribs*)을 움직이는 호흡동작과 복강(*abdominal cavity*)을 움직이는 호흡동작이 있다.

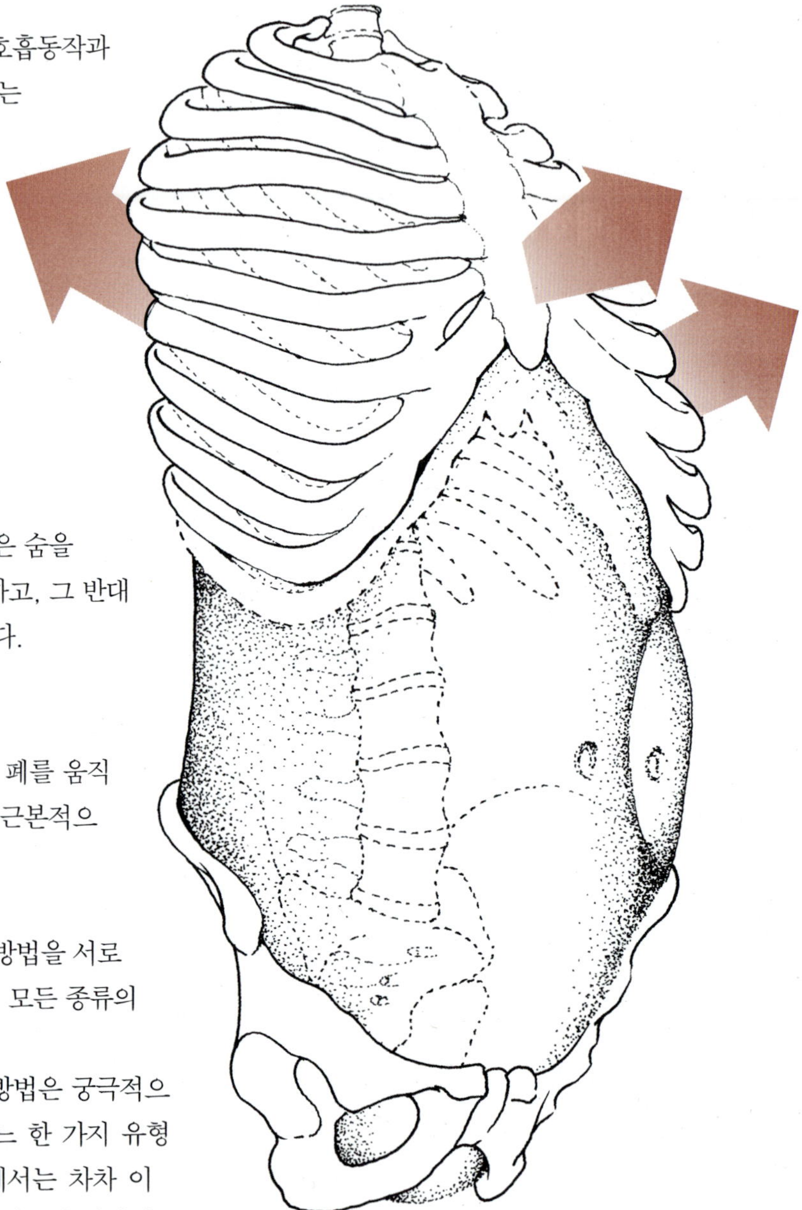

흉식(늑식)호흡(thoracic respiration)은 숨을 들이마실 때 늑골을 확장시키고, 숨을 내쉴 때 늑골을 축소시키는 것이고,

복식호흡(abdominal respiration)은 숨을 들이마실 때 복부를 부풀어지게 하고, 그 반대일 때 복부를 들어가게 하는 것이다.

이 두 가지 유형의 호흡법은 모두 폐를 움직이게 하지만, 이 두 호흡방법은 근본적으로 서로 다르다.

그래서 이 두 개의 기본적인 호흡방법을 서로 섞고 다양한 형태로 결합시키면서 모든 종류의 호흡법을 만들 수 있다.
그러나 이러한 모든 종류의 호흡방법은 궁극적으로 이 두 유형의 호흡동작 중 어느 한 가지 유형의 호흡방법에 귀착된다. 이 책에서는 차차 이 두 가지 유형의 호흡법에 대해서 연구할 것이다.

호흡법에는 여러 가지 방법들이 있지만 어떤 호흡법이 "좋고", 어떤 호흡법은 "나쁘다"라고 말할 수 없다. 왜냐하면 모든 호흡법은 (단순히) 제각기 다른 상황과 목적에 따라 알맞게 적용되어지기 때문이다. 그러므로 매우 다양한 방법으로 호흡하는 것이 중요하다. 특히 한 가지 호흡동작으로만 호흡하는 경향이 있을 때에는 더욱 더 그러하다.

호흡량(Respiratory Volumes)

공기를 흡입하거나 배출할 때, 호흡동작을 할 때, 호흡 폭이 다양하게 나타날 수 있다. 이렇게 호흡 폭이 차이가 나는 것은 호흡동작 시에 *호흡량(respiratory volume)*이 서로 각각 다르다는 것을 의미한다.

호흡을 할 때 공기량은 항상 일정하지 않다.
왜냐하면 때에 따라 사람의 활동량이 다르고, 이에 따라서 필요한 산소량이 다르기 때문이다. 산소량이 가장 규칙적일 때는 수면을 하는 동안이다. 하지만 이외에, 여러 가지 다른 특별한 호흡량들을 확인할 수 있다.

어떤 호흡방법을 정확하게 배우고자 하면, 먼저 그 호흡법에 알맞은 호흡량에 대하여 아주 명확하게 이해해야 한다. 또한 신체를 단련할 때에 어느 정도의 호흡량이 필요한지를 아는 것이 중요하다. 왜냐하면 *호흡방법과 호흡량에 따라서 호흡기능이 판이하게 다르고, 이에 따라 인체에 다른 결과를 가져오기 때문이다.* 그런데, 호흡동작을 행할 때, 흔히 같은 호흡에 서로 다른 호흡량들을 연결하거나 결합하기도 한다. 하지만 때로는 호흡법과 호흡량이 잘못 결합되어 있다는 것을 인식하고 못하고 호흡하기도 한다. 이것은 호흡법에 따른 정확한 호흡량을 이해하지 못한 채 호흡을 실행하기 때문이다.

따라서 호흡방법을 익히기 위해서는 먼저 각 호흡단계를 체계적으로 정확하게 이해하여야 한다. 그 다음에 각각의 단계들을 연결하고 호흡을 하나의 연속적인 동작으로 만들어서 연습해야 한다. 이 연습과정을 통하여 정확하게 호흡량을 기억하고 이해하는 것이 바람직하다.

그런 다음에, *각 호흡법에서 작용하고 있는 힘*을 이해하여야 한다. 이것은 이 책의 117~123쪽에서 다룰 것이다.

끝으로, 여기에 있는 모든 호흡법에 대한 설명을 잘 이해하려면, 각각의 *호흡법들에 따른 호흡운동을 실제로 이행*하면서 읽어야 될 것이다. 이렇게 함으로써, 하나의 호흡법을 정확히 인식하고 실행할 수 있다. 또한 그 호흡법에 알맞은 운동을 할 수 있고, 신체적이고 심리적인 다른 목적을 위하여 여러 호흡법을 적용할 수 있을 것이다. 이런 이유에서, 독자들은 이 책을 읽은 내내 호흡량에 대한 개념들을 지속적으로 참조하는 것이 좋을 것이다.

일상적인 호흡량 : "습관적인 호흡"
(Tidal Volume: "Normal" Breathing)

휴식을 취할 때나 운동량이 많지 않은 신체활동 시에는(예를 들어, 독서) 호흡의 *폭이 크지 않다.*
이 호흡은 가장 흔하게 이루어지는 호흡이다. 사람체격에 따라(체격이 좋은 사람은 더 많은 양을, 어린이는 좀 더 적은 양을)어느 정도 차이가 있지만, 매 호흡 시 약 1/2리터의 공기를 들이마신다.

이 일상적인 호흡량은 상황에 따라 약간 변할 수 있다. 오랫동안 이완상태를 유지하거나 깊이 수면을 취할 때는 호흡량이 최소가 된다. 천천히 걸을 때처럼 매우 완화된 활동을 할 시에는 앞의 경우보다 좀 더 많은 양의 공기를 흡입한다. 하지만 거의 항상 일상적인 호흡량으로 호흡을 한다. 그러므로 신체활동에 소비되는 에너지가 호흡량을 결정한다는 것을 알 수 있다(118~119쪽).

"일상적인" 호흡량으로 호흡을 할 때, 흡기량이나 호기량이 거의 일정하다.
또한 이 호흡량으로 호흡할 때, 흡기 혹은 호기 중 어느 순간에서나 호흡운동을 멈출 수 있고 호흡을 정지할 수 있다.

이 일상적인 호흡량으로 호흡하게 되면, 인체가 필요한 만큼 산소가 항상 보충되면서 호흡동작은 계속 자동적으로 조절된다. 이 호흡은 전혀 의식적이거나 의지적으로 이루어지는 것은 아니다. 가장 자연스러운 호흡이다.

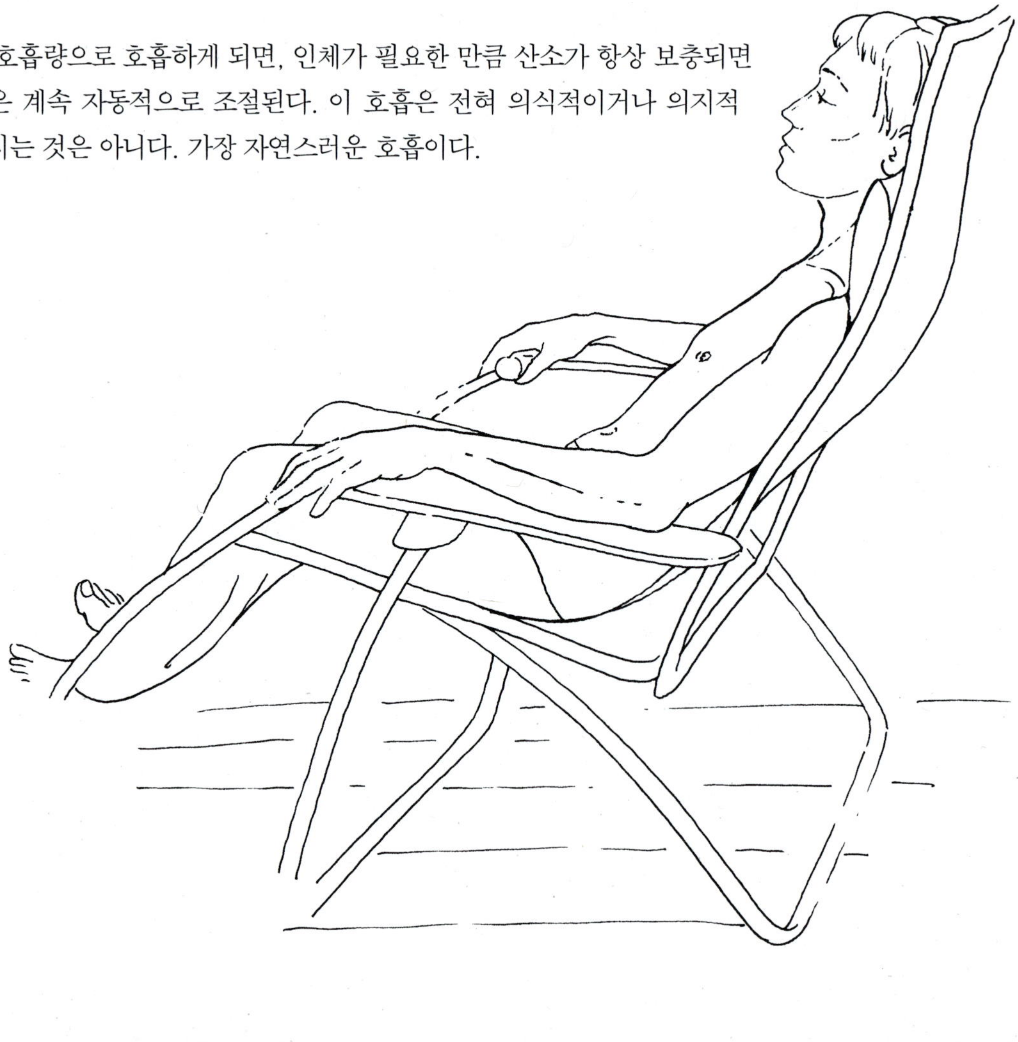

더 많은 공기를 흡입 : 흡기예비량
[Increasing Your Air Intake: Inspiratory Reserve Volume (IRV)]

흡기 시 공기량을 증가시킬 수 있다. 이와 같은 흡기 시에 공기량이 더 많아지는데 이를 흡기예비량(inspiratory reserve volume: IRV)이라 부른다.

흡기예비량은(키, 신체적 능력 등) 사람에 따라 2~3.5리터 정도가 된다.

이 호흡량으로 어느 정도 완전한 호흡을 할 수 있다. 예를 들어, 약간의 여분의 공기를 더 흡입하거나, 가능한 최대로 많이 공기를 흡입 할 수 있다(206~207쪽 참조).

흡기예비량으로 공기를 들이마실 수 있지만, 또한 공기를 내쉴 수 있다. 예를 들어, 일상적인 호흡량까지 공기를 배출할 수 있다. 바로 "흡기예비량에서 호기"이다.

흡기예비량에서 흡기 때나 호기 때에 호흡동작을 멈추어 호흡정지를 할 수 있다. 이것을 "흡기예비량에서 호흡정지"라고 한다.

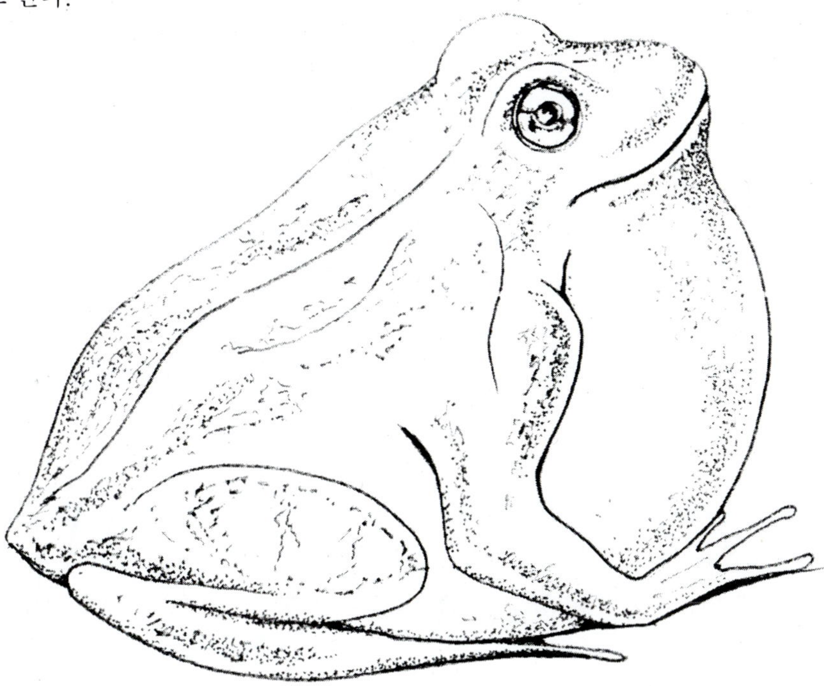

공기를 더 많이 배출 : 호기예비량
[Increasing Your Air Output: Expiratory Reserve Volume (ERV)]

일상적인 호기 때보다 더 많이 공기를 배출하고 싶을 때가 있다 (흔히 "과도한 호기"이라 부른다).

휴식 시 공기를 단순히 배출하는 것보다 더 많은 호흡량으로 공기를 배출할 때, "호기예비량"(expiratory reserve volume: ERV)이라고 한다. 호기예비량은(키, 신체적 능력, 운동, 병적인 상태 등)사람에 따라 1~1.2리터의 공기를 배출한다.

호기예비량에서, 어느 정도까지는 완전히 폐에서 공기를 배출할 수 있다. 예를 들어, 일상적인 호흡량의 호기 시보다 좀 더 많은 공기를 배출하거나, 가능한 최대로 공기를 배출할 수 있다. 예를 들어, 코를 풀거나 기침을 하는 경우이다(208쪽 참조).

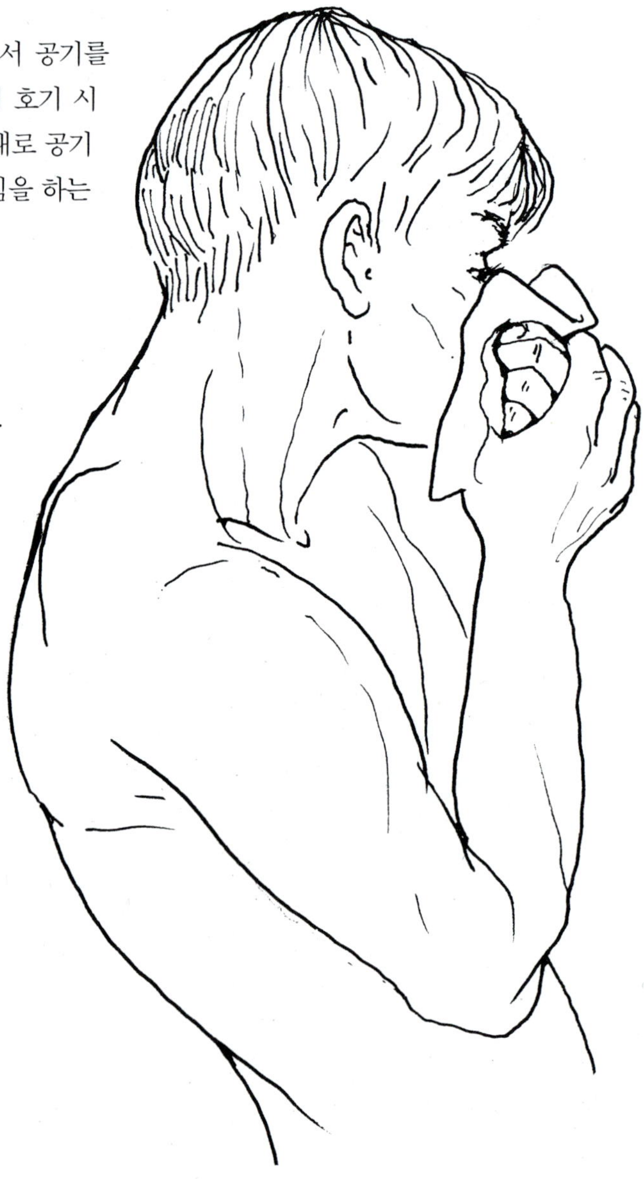

호기예비량에서, 물론 공기를 배출할 수 있다. 하지만 또한 공기를 흡입할 수 있다(예를 들어, 일상적인 호흡량까지 공기를 흡입할 수 있다. 바로 "호기예비량에서 흡기"이다).

또한 항상 흡기 때나 호기 때처럼 호흡동작 없이 호기예비량에서 호흡을 멈출 수 있고 호흡을 정지할 수 있는데 이를 "호기예비량에서 호흡정지"라고 한다.

호흡량(Respiratory volumes)

호흡동작에서 흡기 시와 같이 호기 시에서도, *서로 다른 호흡 폭*을 갖게 된다. 이러한 여러 형태의 호흡 폭은 각각의 *호흡량*으로 나타나게 된다.

호흡을 할 때 공기량은 항상 일정하지 않다. 이는 때에 따라서 사람의 활동과 필요산소량의 정도에 따라 변화하기 때문이다. 가장 규칙적인 호흡량은 수면을 취하는 동안이다. 하지만 이외에 특징적인 호흡량이 발생 할 수 있는 호흡들이 있다.

4쪽의 분량으로 설명되어진 이 모든 호흡량은 사람의 신체적인 조건이나 건강상태에 따라서 놀라울 만큼 그 폭이 다르게 변화 될 수 있다. 또한 동일인이라고 할지라도, 운동을 한다거나 그 반대로 병적인 상태에 있다면, 이러한 호흡량은 다른 호흡의 폭으로 나타날 수 있다.

그 사례들 :

- 흉곽의 유연성은 흡기예비량의 상태에서 흡기의 폭(흡기하는 시간을 늘릴 수 있다)을 증가시킬 수 있다.
- 호기근력이 증가하면 호기예비량의 폭을 증가시킬 수 있다.
- 폐의 유연성에 대한 병적인 증상은(폐기종) 호기예비량을 감소시키고, 공기의 잔류량(residual volume : RV)이 보통 때보다 증가될 수 있다.

이 모든 호흡량은 서로 결합할 수 있다.
(As your breathe, respiratory volumes can combine in different ways)

예를 들어, 말을 하거나 노래를 부르기 위해 호흡 할 때는 우선 공기를 많이 흡입하게 된다. 이는 흡기예비량으로 많은 공기를 흡입하는 것을 의미한다.
그 다음 호기 후, 계속해서 다음과 같은 호흡량으로 호흡 할 수 있다.

- 흡기예비량으로 흡입하고,
- 일상적인 호흡량으로 배출하고,
- 호기예비량으로 배출한다.

실기 편에서 이와 같이 다양한 호흡량을 연결시키고, 그 과정에 대한 몇몇 사례들에 대하여 살펴 볼 것이다.

흔히 두 가지 방법으로 호흡량을 나타낸다.
(Two ways of representing respiratory volumes)

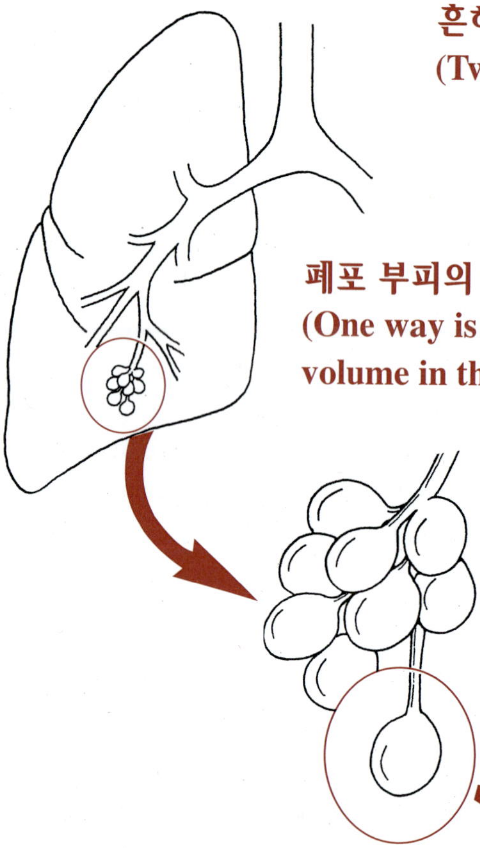

폐포 부피의 변화로 나타낼 수도 있다.*
(One way is by looking at the change of volume in the alveoli of the lungs*).

짙고 검은 선은 일상적인 호흡량으로 공기를 흡입하기 전의 폐포(alveolus)의 크기를 나타낸다. 즉, 폐의 탄성으로 폐의 원래 모습으로 되돌아 온 것을 나타낸다.

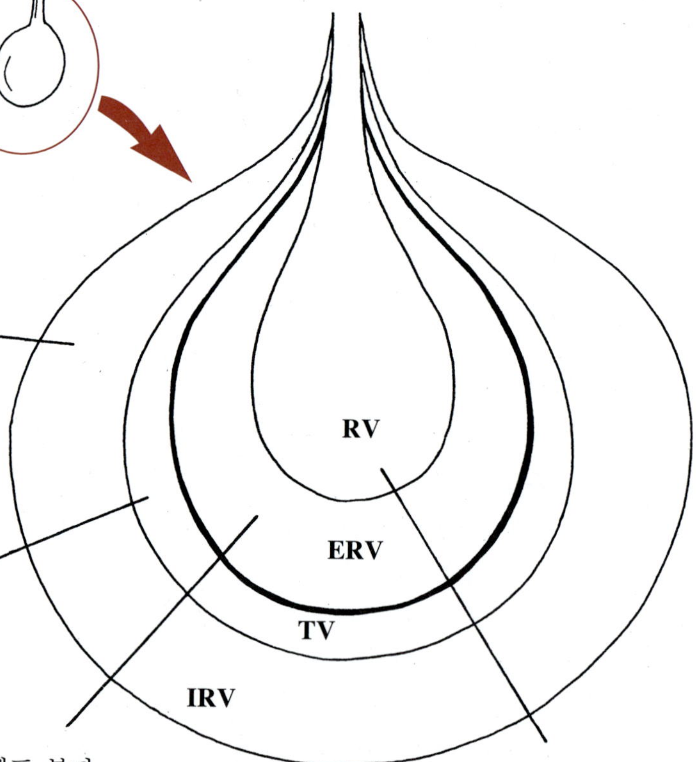

흡기예비량에서 공기를 많이 흡입하면 폐포 부피가 최대로 증가한다.

일상적인 호흡량에서 공기를 흡입하면 폐포 부피가 증가하지만, 경미하게 증가한 상태에 머무른다.

호기예비량에서 공기를 배출하면 폐포 부피가 훨씬 더 줄어들게 된다.*

공기를 완전히 내 쉰 후에 폐의 부피가 가장 작게 되지만 그래도 공기가 남아있게 된다. 이를 잔류량이라 한다.

* 60쪽에서 폐포를 참조.

...스피로그래프(호흡측정기) 기록으로 나타낸다.
(Another way is by measuring it on a spirometer)

흡기동작은 상승곡선으로 나타내고, 호기동작은 하강곡선으로 나타난다.

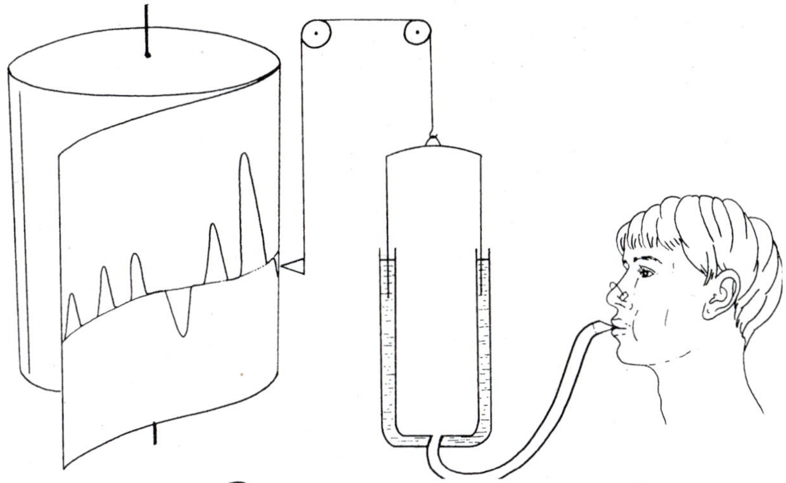

폐는 확장된 후 폐의 탄성에 의해 다시 원래 크기로 되돌아오면서 휴식상태에 놓이게 되는데, 수평선은 이 휴식 때의 폐의 부피를 나타낸다.

일상적인 호흡량으로 호흡하면 상승곡선과 하강곡선이 작게 나타난다. 공기를 들이마실 때 상승했다가, 공기를 내쉴 때 수평선으로 되돌아온다.

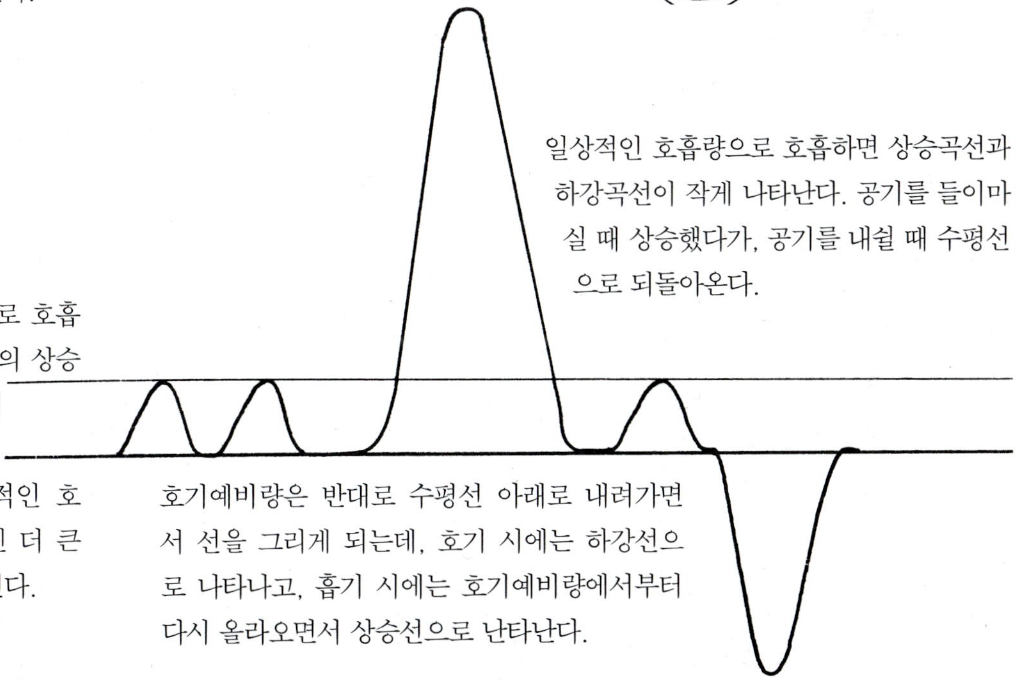

흡기예비량으로 호흡하면, 흡기 시의 상승곡선이나 호기 시의 하강곡선이 일상적인 호흡량보다 훨씬 더 큰 곡선이 그려진다.

호기예비량은 반대로 수평선 아래로 내려가면서 선을 그리게 되는데, 호기 시에는 하강선으로 나타나고, 흡기 시에는 호기예비량에서부터 다시 올라오면서 상승선으로 난타난다.

이 그래프는 여러 가지 장점이 있다.

각각의 다른 호흡량으로 호흡할 때, 호흡의 세기를 명확하게 보여주면서 흡기와 호기를 잘 측정할 수 있게 한다. 이 그래프는 또한 음악 악보처럼 여러 호흡동작을 연속적으로 묘사할 수 있게 한다.

하지만 이 그래프에는 아주 불편한 점도 있다.

상승 곡선을 보면서, 마치 ***공기를 흡입할 때 호흡동작자체가 상승***하는 것처럼 볼 수 있는데, 사실은 흡기동작은 대부분 횡격막이 아래로 내려가면서 흡기를 하게 된다. ***그러므로 이 그래프 상에 나타난 곡선이 호흡동작을 올바르게 표현한 것이라고 흔히 잘못 생각할 수 있다.***

호흡 동작들은 다양한 속도로 진행될 수 있다.
(Rates of Breathing)

정상적으로 호흡할 때는 일상적인 호흡량 상태로 1분에 약 12~15회 정도 숨을 쉰다. 그러므로 공기호름의 속도는 일상적인 속도를 유지한다.

여러 가지 호흡법으로 이 속도를 변화시킬 수 있다.

- *호흡 빈도수*를 증가시키거나 감소시킬 수 있다.
- *단 한 가지 호흡동작으로 공기흐름의 속도를 변화*시킬 수 있다.
  예를 들어, 매우 느리게 공기를 흡입한 후 일상적인 속도로 호흡을 다시 할 수 있다.
- *계속 연속되는 여러 호흡동작에서 이 속도를 변화*시킬 수 있다.
  예를 들어, 가능한 최대로 빠르게 공기를 흡입하고 가능한 최대로 느리게 공기를 배출한다.
- 또한 같은 호흡동작 중에서 공기흐름의 속도를 빠르게 하거나 느리게 할 수 있다.
  예를 들어, 처음에는 느리게 공기를 흡입한 후 속도를 늘려(폭발적으로) 매우 빠르게 공기를 흡입한다.

호흡동작의 속도는 여러 가지 근거에 기인하여 변할 수 있다.

- 병적인 증세(이 책에서는 다루지 않을 것이다)로 인해,
- 힘을 쓰면서 몸에 무리를 주지 않게 위해,
- 다른 여러 가지 원인에 의해서. 예를 들어, 감정 상태에 따라서 호흡동작의 속도는 무의식적으로 자주 변화하게 된다.

또한 의식적으로 호흡속도를 변화시킬 수 있다. 예를 들어, 말을 하거나 노래를 부를 때와 같이 발성연습을 할 때 의식적으로 호흡을 중단하거나 빠르게 혹은 느리게 한다(발성기법에 따라서 호흡속도가 조절된다).

하지만, 공기흐름의 속도는 항상 산소를 필요로 하는 신체의 한계성을 벗어나지 못한다.

스피로그래프 상에 나타나 있는 곡선에서 수직적으로(완전한 수직은 아니지만) 혹은 (완전한 수평은 아니지만)수평적으로 그려진 선은 진행 중인 호흡동작의 속도를 나타낸다.

해부학의 장(Anatomical Pages)

다음 장에서는(34~105쪽) 아래와 같이 호흡과 관련되어 있는 인체부위의 해부학적인 구조를 이루는

- 골격과 관절,
- 장기,
- 흡기근과 호기근 등에 대하여 설명할 것이다.

이 부위의 구조들은 서로 인접한 해부학적 부위와 작용하는 힘, 그리고 호흡량에 따라서 아주 다양한 방식으로 작용한다. 이 분야는 107~157쪽에서 다루어 질 것이다.

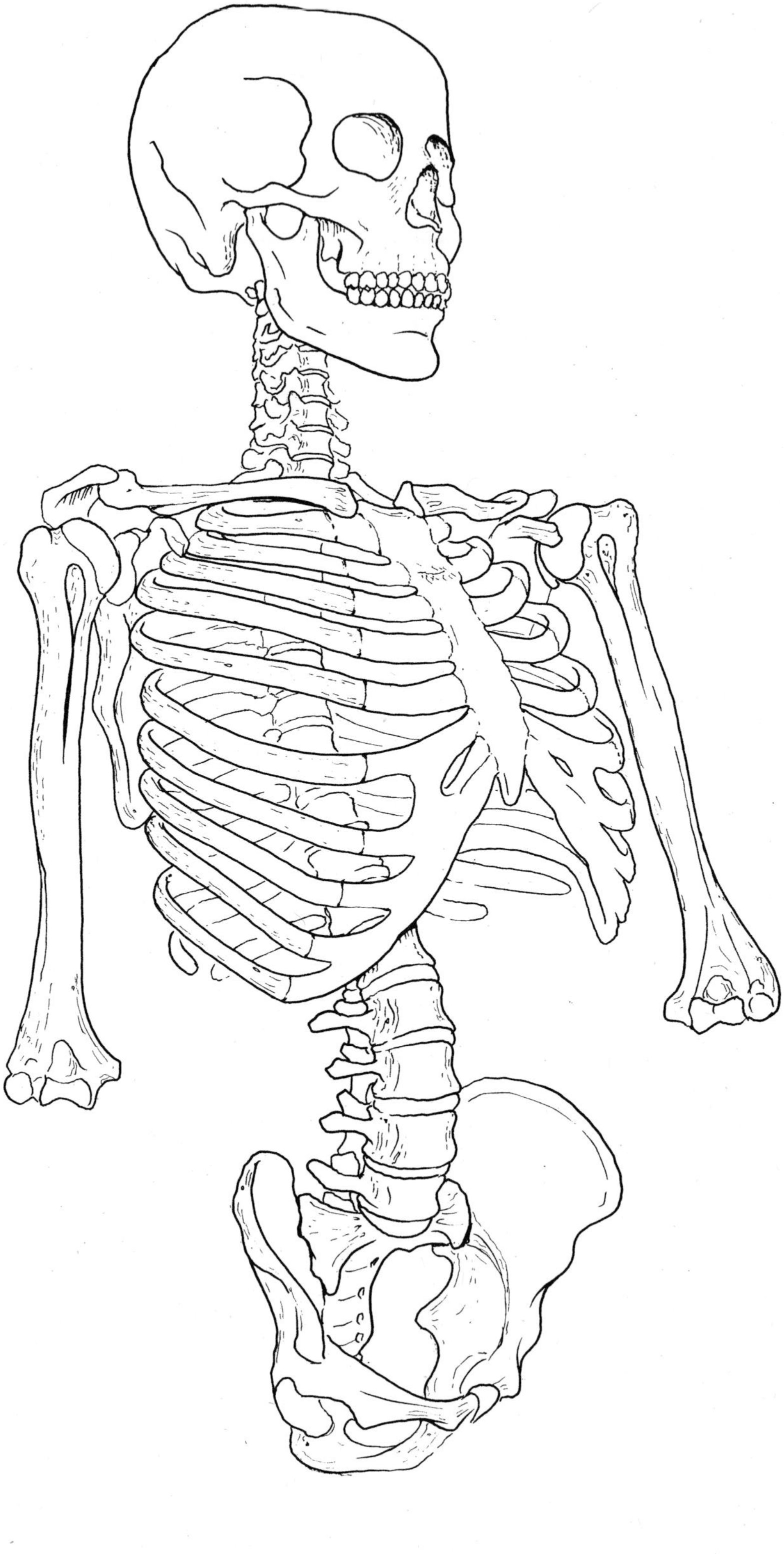

제 2 장

호흡골격
(The Skeleton's Role in Breathing)

호흡행위는 —공기—와 함께 작용하는 유동성의 행위라고 하지만, 호흡을 담당하는 기관들은 *골격*에 의해 지지된다. 골격은 *딱딱하기* 때문에 호흡동작에 정확한 형태를 부여하고, 어떤 호흡동작행위에 안정성을 유지시켜 준다.

뼈와 그리고 이에 관련된 연골조직은 매우 많은데, 이 조직들은 많은 관절에 의해 연결되어있다. 이러한 구조들로 인해 호흡골격은 전체적으로 *큰 움직임*이 가능하다.

이 장에서는 뼈와 관절에 대하여 다음과 같이 살펴볼 것이다.

- 호흡하는데 직접적으로 움직이는 뼈와 관절,
- 호흡동작에 관련된 근육과 구조에 대한 뼈대와 지지대 역할을 하는 뼈와 관절.

폐를 둘러싼 뼈들
(BONES SURROUNDING THE LUNGS)

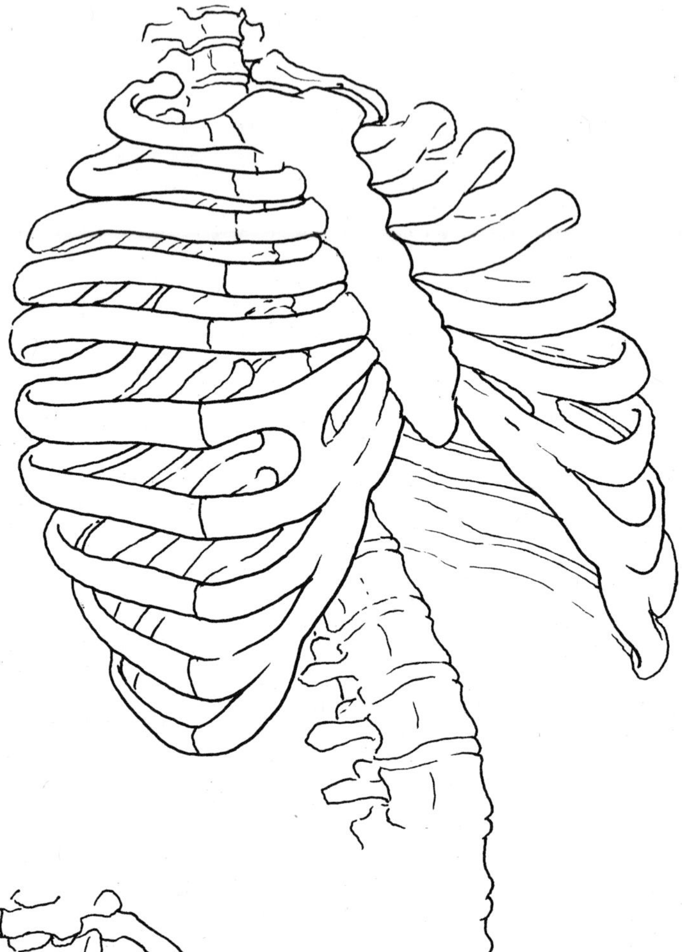

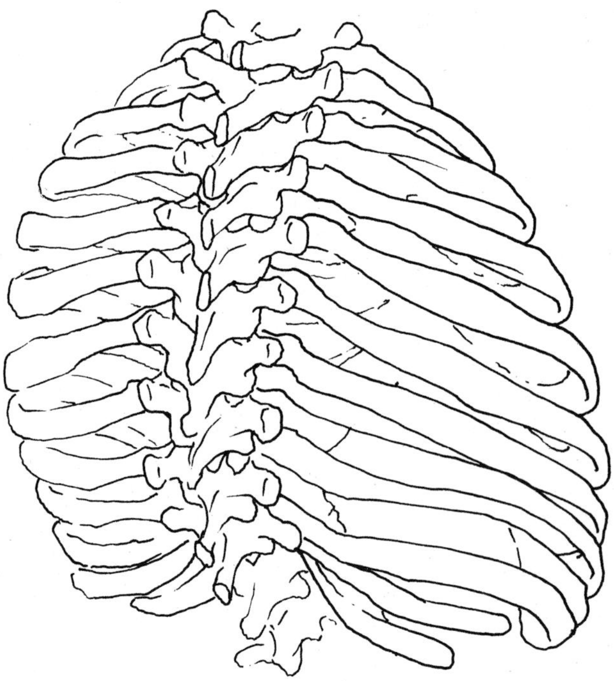

폐 골격: "흉곽"(Thoracic "cage": A flexible structure)

호흡을 연상할 때 흔히 떠올릴 수 있는 첫 번째 인체부위는 바로 골격부위인 흉곽(thorax)이다. 많은 호흡이 흉곽 안에서 흉곽을 움직이지 않고 이루어진다.
흉곽은 때로는 장기부위인 흉부와 혼동된다. 흉곽은 다음과 같은 유일한 특징들을 가진 골격으로, 매우 독특한 부위이다.

... 흉곽은 *80개 이상의 접합부로 형성되는데, 그 중 40개 이상의 관절이 움직인다.* 흉곽의 관절이 이러한 구조로 배치되어 있기 때문에 마치 발과 손 혹은 심지어는 척주처럼, 몸의 동작에 매우 잘 적응할 수 있다.

... 게다가, 이 유연성은 *늑골만이 지니는 특성*인데, *전체골격 중에서 유일하게 자신의 주변 부위를 늘일 수 있다.* 늑골은 사실, *변형될 수도 있고* 심지어는 *휘어져 있는* 늑골도 탄성을 지니고 있다.

- 늑골은 변형될 수 있다. 늑골은 어느 정도 휘어져 있으며, 늑골은 자체적으로 어느 정도 심하게 휘어질 수 있다.
- 또한 늑골은 탄력적이다. 늑골이 구부려지면 원래모습으로 돌아오려는 탄성을 가진다.

... 게다가, 몸의 전면에서 *흉골과 늑골을 연결시키*는 늑연골은 늑골보다 더 유연한 부위이다.

...흉곽은 유연한 골격이다.

전체적으로 본 흉곽(Thoracic cage as a whole)

흉곽은 많은 요소로 결합되어 있다:

- 등 쪽에는 ***흉추**(thoracic vertebra)* ***12개와 추간판**(intervertebral discs)*이 있고,
- 가슴 쪽에는 **늑연골** *(costal cartilage)*,
- 등과 옆구리 쪽에는 **늑골***(ribs)*,
- 그리고 가슴과 가슴중앙에는 ***흉골**(sternum)* 이 있다.

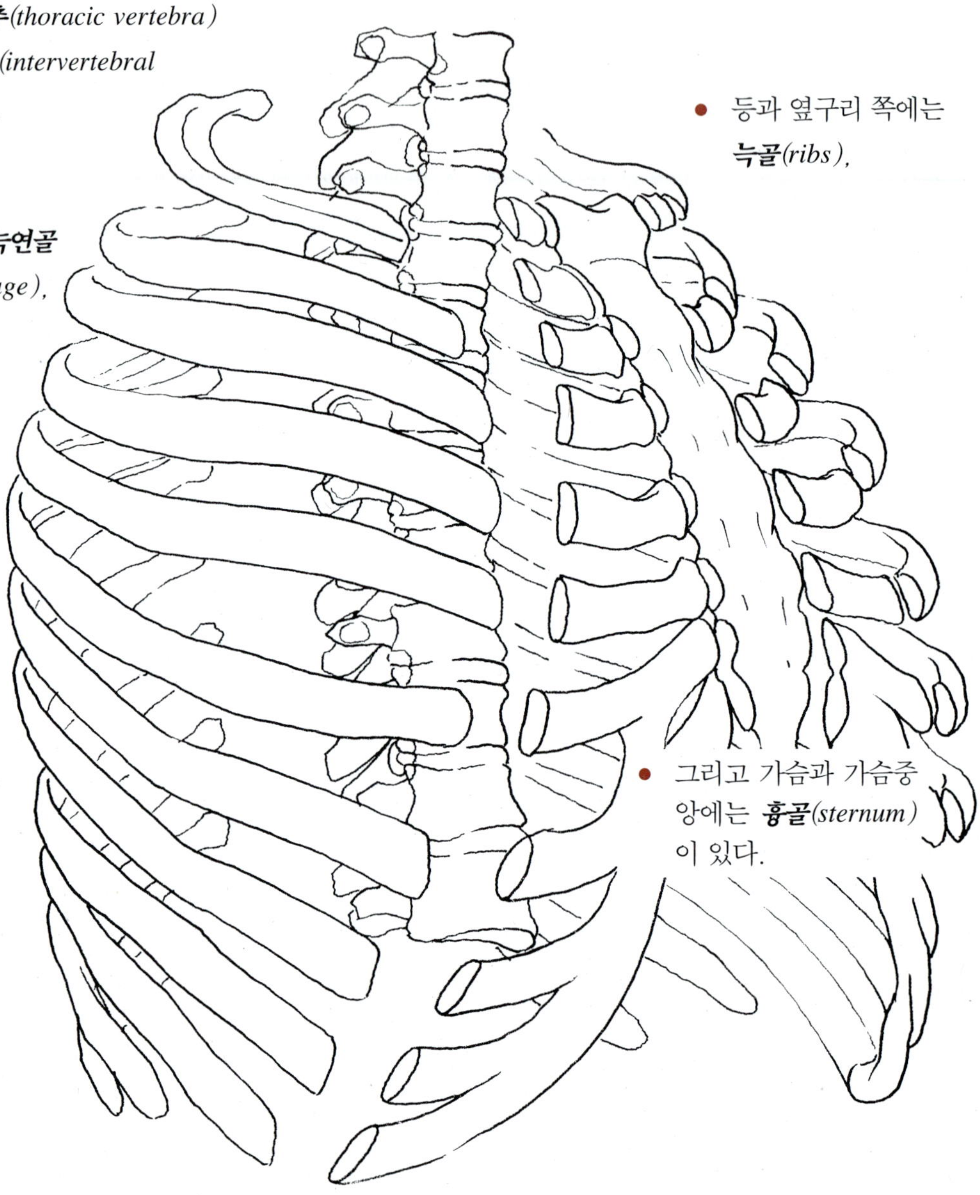

- 이 모든 요소들은 모두 뼈로 구성되어 있지 않다.
- 어떤 요소들은 다른 기능적인 영역에 속한다.

예를 들어, 흉추는 척추의 일부분이고 흉골은 견대의 일부분이다.

늑골궁과 관절(Costal arc and its articulations)

호흡을 연구하게 되면, 자주 ***늑골궁****(costal arch)*에 대하여 말한다.
늑골궁은 늑골과 다르다.
늑골궁을 완전히 묘사하려면 다음과 같은 요소들에 대해 언급해야 한다.

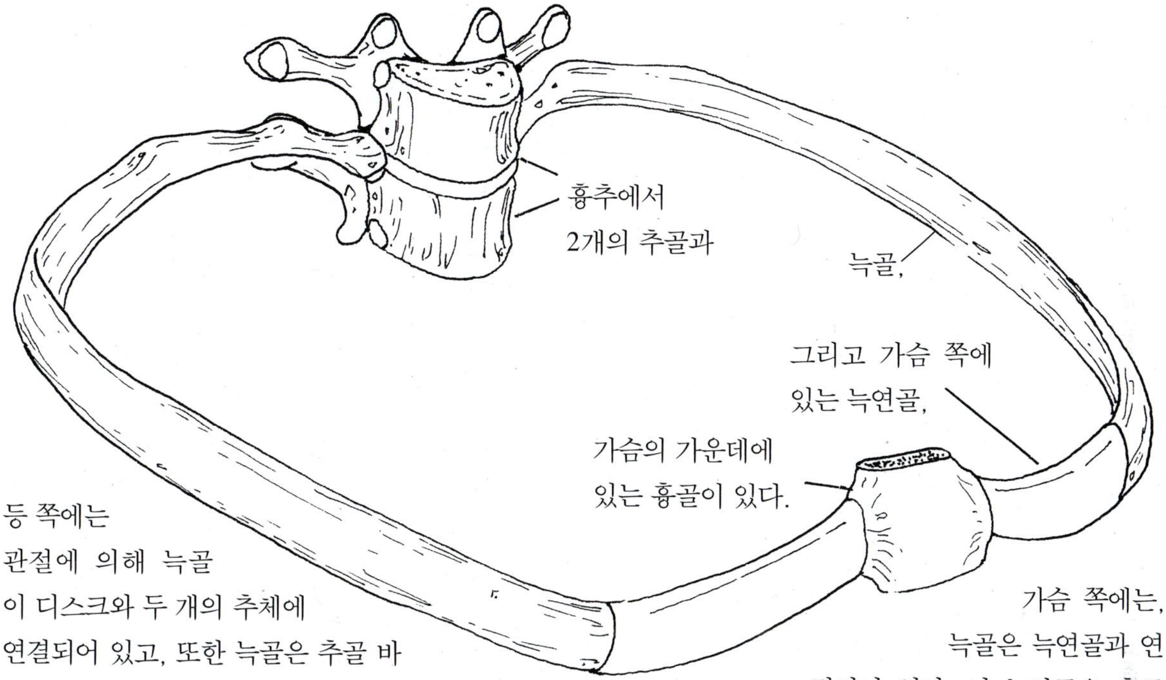

등 쪽에는 관절에 의해 늑골이 디스크와 두 개의 추체에 연결되어 있고, 또한 늑골은 추골 바로 밑에 있는 횡돌기(transverse process)와 관절로 연결된다.
이 관절들은 *놀라울 정도로 유연하게* 움직인다.

가슴 쪽에는, 늑골은 늑연골과 연결되어 있다. 이 늑연골은 흉골과 연결되어 있다. 이는 여러 구조물들을 *단순히 연결하는 접합부*이다.

이 늑골궁은 위치에 따라 변화할 수 있다.

제1늑골은 특히 작다(오른쪽과 왼쪽). 두 개의 궁은 상부흉골과 함께 *목 바로 아래에서 원형모양*과 경계 짓는다.
제8~10궁은 늑골과 늑연골이 가장 길고 가장 유연하다.
맨 아래에 있는 2개의 궁은 늑연골이 없기 때문에 완전하지 않다.

이 늑골궁은 유동적이다.

유동적인 늑골궁은 각기 다른 주변 부위들이 더욱 잘 움직일 수 있게 한다. 왜냐하면 늑골과 늑연골은 특성적으로 유연(41~42쪽 참조)하다. 또한 그 주변에 있는 늑추관절들(costovertebral joints)과 (47~48쪽 참조) 추골간(45~46쪽 참조)관절들도 매우 유동적이다. 늑골궁이 유동적인 것은 이 모든 요소들과 관련되어 있다(162~165쪽 실기편 참조).

늑골(Ribs)

흉곽에는 *12쌍의* 늑골이 있어 흉곽의 형태를 형성한다.

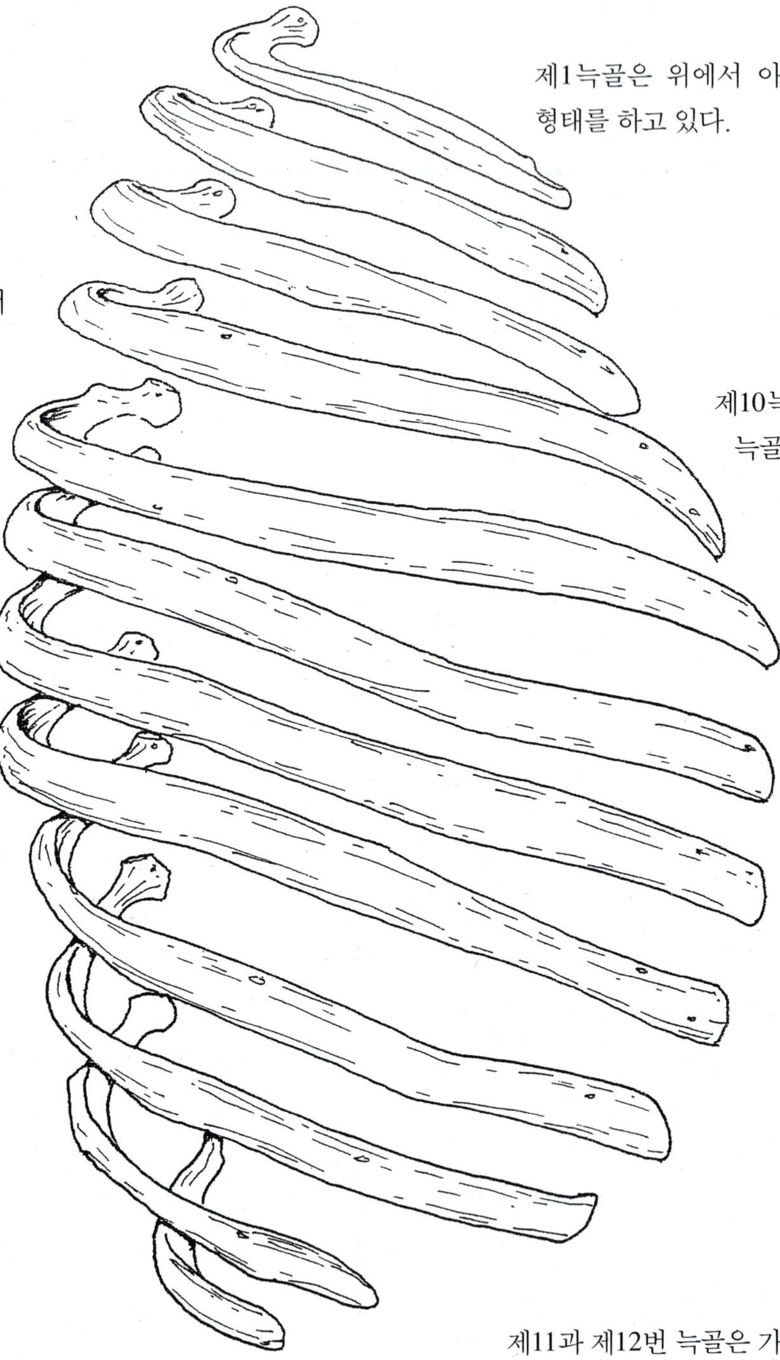

제1늑골은 위에서 아래로 납작한 형태를 하고 있다.

다른 늑골은 안쪽에서 바깥쪽으로 납작하다.

제1늑골에서 제10늑골로 갈수록 늑골이 길어진다.

그 후 제11과 제12늑골은 갈수록 길이가 짧아진다.

제11과 제12번 늑골은 가슴 쪽에 있는 늑연골과 연결되어 있지 않는데 이를 "부유"늑골(floating ribs)이라 한다.

한 개의 늑골(The individual rib)

한 개의 늑골은 여러 부분을 포함하고 있는 납작하고, 유연한 하나의 뼈이다.

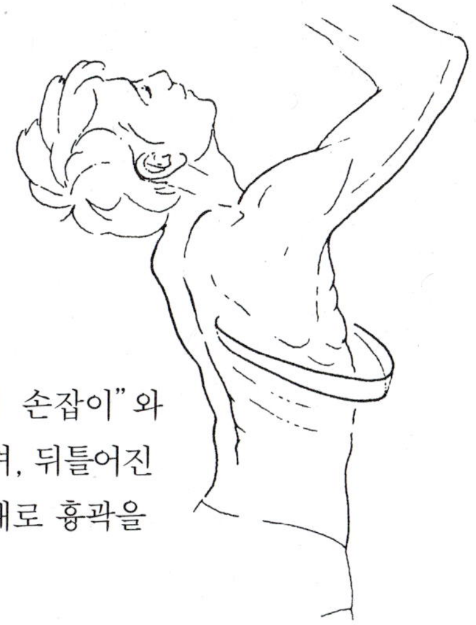

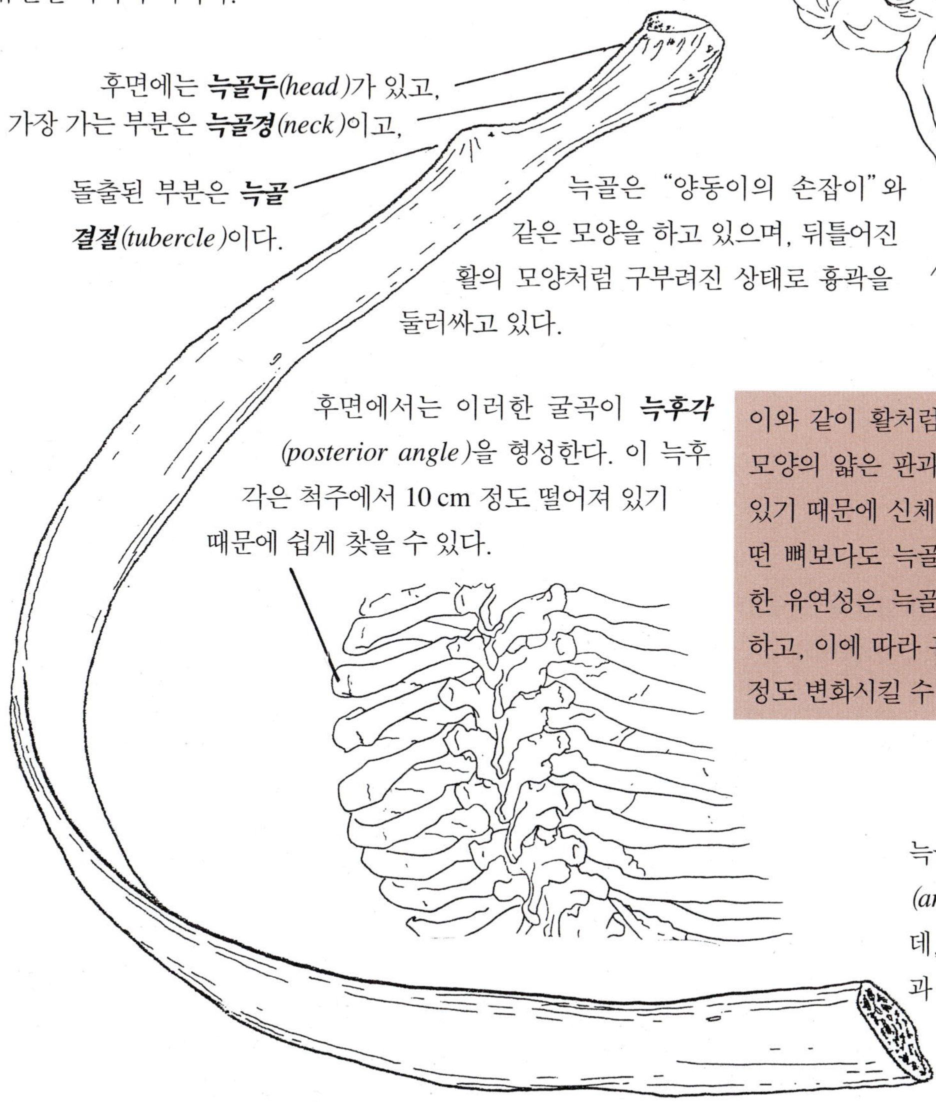

후면에는 **늑골두**(*head*)가 있고, 가장 가는 부분은 **늑골경**(*neck*)이고,

돌출된 부분은 ***늑골 결절***(*tubercle*)이다.

늑골은 "양동이의 손잡이"와 같은 모양을 하고 있으며, 뒤틀어진 활의 모양처럼 구부러진 상태로 흉곽을 둘러싸고 있다.

후면에서는 이러한 굴곡이 ***늑후각***(*posterior angle*)을 형성한다. 이 늑후각은 척주에서 10 cm 정도 떨어져 있기 때문에 쉽게 찾을 수 있다.

이와 같이 활처럼 구부러지고, 나선 모양의 얇은 판과 같은 모양을 하고 있기 때문에 신체 골격 중에서 그 어떤 뼈보다도 늑골이 유연하다. 이러한 유연성은 늑골을 어느 정도 휘게 하고, 이에 따라 흉곽의 형태를 어느 정도 변화시킬 수 있다.

늑골의 전면에는 ***관절면***(*articular facet*)이 있는데, 이 관절면은 늑연골과 연결되어 있다.

늑골 역시 어느 정도 ***탄성***을 가진다. 즉, 늑골은 휘어진 후 원래 위치로 돌아온다. 이러한 늑골의 탄성은 때로는 흡기 시나 호기 시에 호흡동작이 원활하게 작용 할 수 있는 힘이 될 수 있다.

늑골의 탄성과 유연성은 특히 호흡움직임에 의해 유지된다. 하지만 유일하게 호흡운동에만 적용되는 것은 아니다. 수동적이든 능동적이든 호흡이 없이도 늑골을 움직이게 할 수 있다[***이 늑골의 유연성을 유지하기 위한 운동에 대한 실기(162~164쪽) 참조***].

흉곽전면에 있는 유연한 부위인 늑연골
(The Costal Cartilages: the flexible zone of the anterior thorax)

몸의 앞면에 있는 **늑연골**은 늑골과 흉골 사이에 있어서 늑골을 흉골에 연결시켜준다. 늑연골은 늑골과 같은 모습을 하고 있지만, 유리처럼 투명한 연골조직으로 구성되어있기 때문에 보통 다른 뼈보다 훨씬 더 유연하고 더 탄력적이다.

그러므로 호흡동작 때 가슴의 폭을 아주 크게 넓힐 수 있다. 특히 더 넓게 펴질 수 있도록, 흉곽전면과 흉골 양옆에 ***잘 휘어질 수 있는 유연***

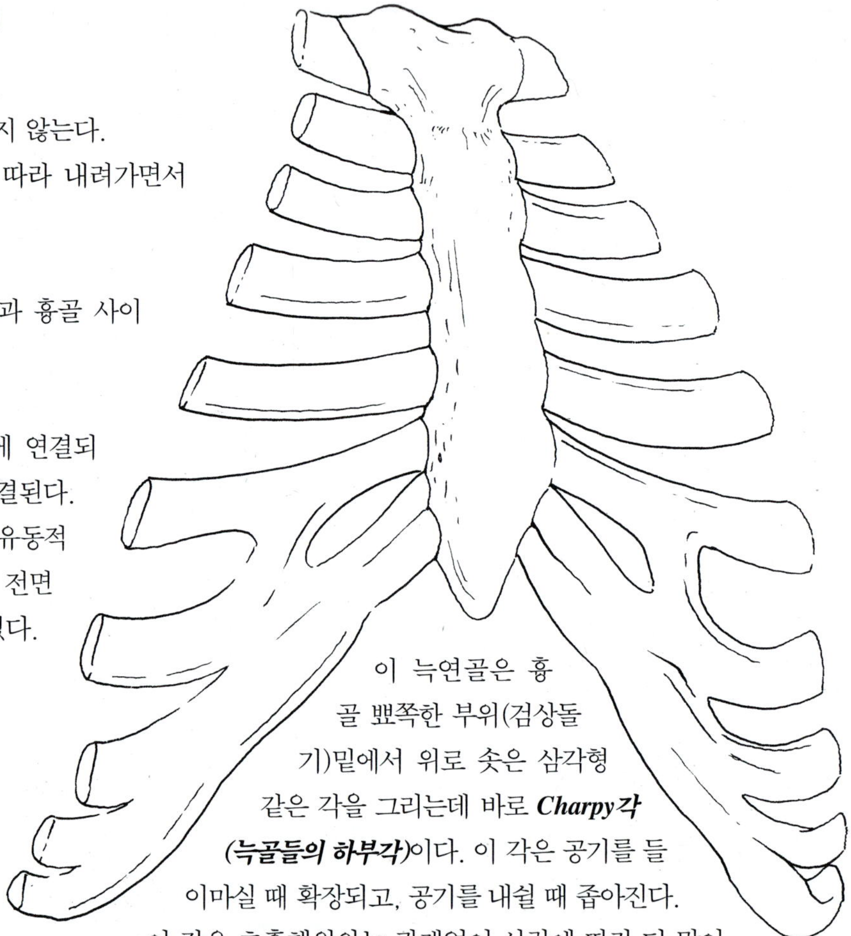

제1늑연골은 1 cm를 넘지 않는다.
제2늑연골부터 늑골을 따라 내려가면서 길어진다.

제7늑골까지 각 연골은 늑골과 흉골 사이에서 연결되어 있다.

제8~10늑연골은 직접 흉골에 연결되어 있지 않고 제7늑연골과 연결된다.
이 늑연골들은 훨씬 더 길고 유동적이어서 흉곽을 아래로 혹은 전면으로 움직이며 변형시킬 수 있다.

이 늑연골은 흉골 뾰쪽한 부위(검상돌기)밑에서 위로 솟은 삼각형 같은 각을 그리는데 바로 ***Charpy각*** **(*늑골들의 하부각*)**이다. 이 각은 공기를 들이마실 때 확장되고, 공기를 내쉴 때 좁아진다.
이 각은 호흡행위와는 관계없이 사람에 따라 더 많이 확장되거나, 더 좁아지기도 한다.
이는 개인의 호흡유형을 알 수 있게 한다.

늑연골의 유연성은 늑골의 유연성과 늑추관절의 유동성에 의해 증가된다. 이 유연성은 호흡동작을 할 때 호흡의 깊이와 호흡의 정확함을 결정하기 때문에 매우 중요하다. 나이가 들어감에 따라 이 유연성이 떨어지므로 흉곽의 운동능력이 감소되는 경향이 있다.
반대로, 호흡동작을 지속적으로 훈련하면 이 부위의 유연성을 유지할 수 있다(162~164쪽 참조).

흉골(Sternum)

상부흉곽과 흉곽중앙에 위치한 흉골은 편평골로서 사람이 서 있을 때 보면 수직으로 세워져 있는 검의 형태를 하고 있다. 흉골은 3등분으로 나누어서 설명할 수 있다.

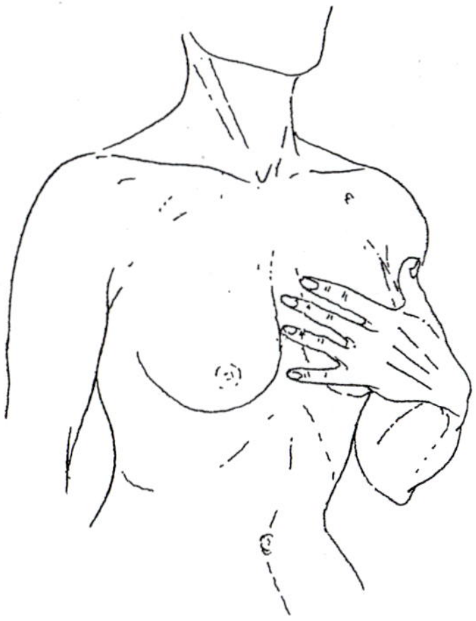

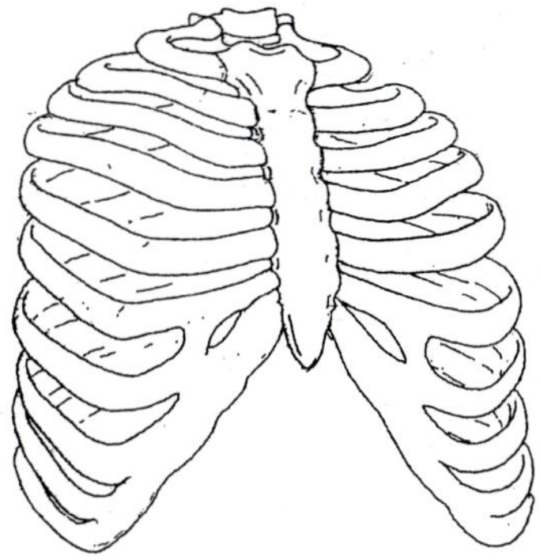

흉골의 가장자리는 늑연골과 연결된다. 이 부위에 홈이 약간 패여 있다.

- 상부 ***흉골병****(manubrium)*이라고 부르며, 제1~2늑골궁과 연결되어있다.

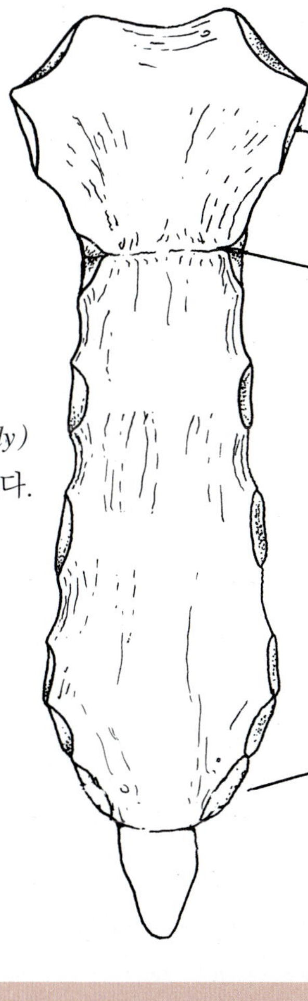

첫 번째 홈은 쇄골 바로 밑에 있다.

두 번째 홈은 ***흉골각****〔sternal (Louis) angle〕*이라고 하는 튀어나온 부위에, 흉골병과 흉골체가 연결되어 있는 부분이다.

- 가장 긴 부분인 ***흉골체****(body)*는 제3~7늑골궁과 연결된다.

일곱 번째 홈은 약간 넓다. 왜냐하면 제8~10늑연골은 제7늑연골과 같이 연결되기 때문이다.

- 뾰족한 부분은 ***검상돌기****(xiphoid process)*이다.

흉골은 호흡동작을 할 때, 관찰하고 손으로 촉진하면서 판단할 수 있는 매우 중요한 기준이 된다. 흉골은 어느 정도 아래 위로 수직적으로 움직이거나, 비스듬하게 움직인다. 이러한 흉골의 움직임으로 횡격막이 작용하여 흉곽의 활동에 영향을 끼친다. 또한 늑골흡기근(늑골의 흡기근육)이 작용한다(190,198, 201쪽 실기편 참조).

척주와 호흡
(Spinal column during breathing)

척주(vertebral column)는 호흡에 관련되어 있는 각기 다른 부위들을 서로 연결하는 골격이다. 이 책에서는 척주에 대하여 설명할 때 호흡동작과 관련되어 있지 않은 사항은 다루지 않을 것이다.

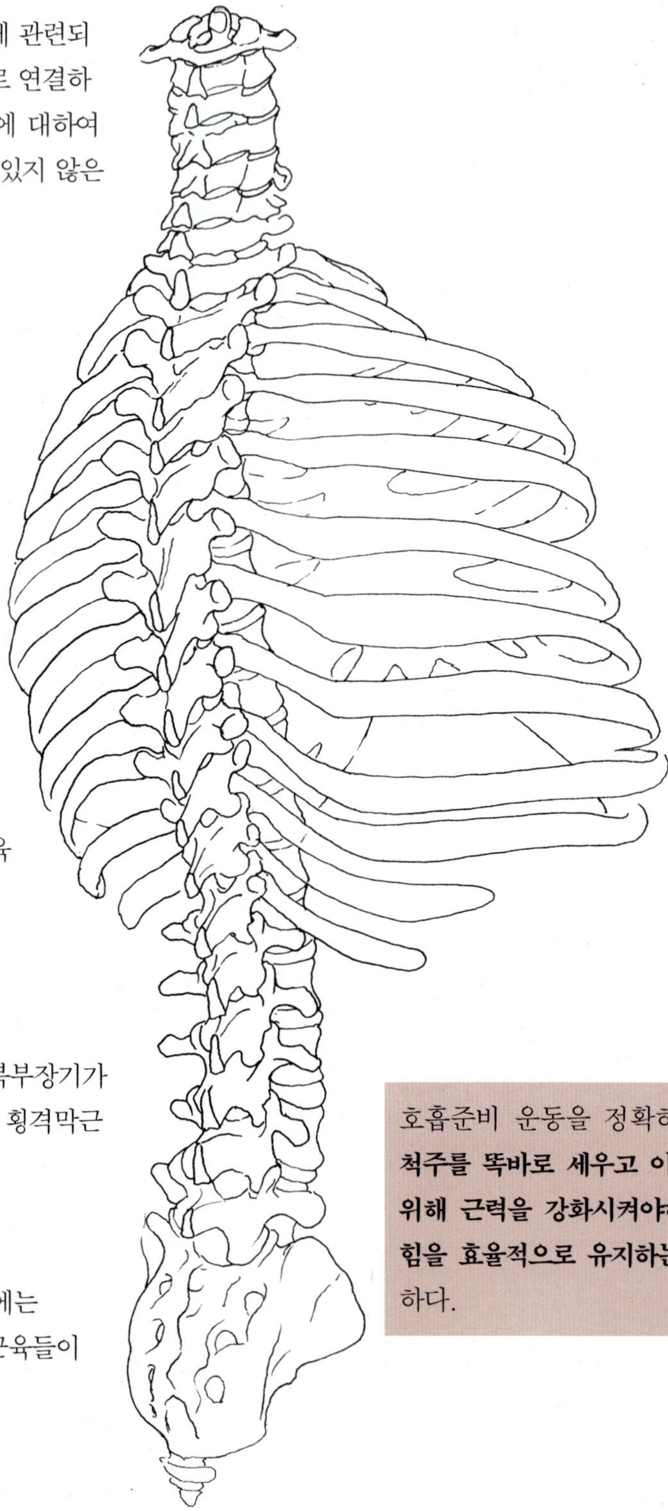

몸의 기둥으로서 척주

목과 머리에는, 흡기근인 흉쇄유돌근(sternocleidomastoid), 사각근(scalenus), 상후거근(serratus posterior superior)이 연결되어 있다.

흉곽은 약 40여개의 관절과 많은 근육들에 의해서 척주에 연결되어 있다. 이 관절들과 근육들은 척주부위에서 고정되거나 움직이면서 작용한다.

요추(lumbar vertebra)부위는 복부장기가 있는 곳에 있다. 이 복부장기는 횡격막근과 복근에 의해 영향을 받는다.

골반 후반부위인 천골(sacrum)에는 골반격막(pelvic diaphragm) 근육들이 붙어있다.

호흡준비 운동을 정확하게 하려면, **척주를 똑바로 세우고 이를 지탱하기 위해 근력을 강화시켜야하며, 근육의 힘을 효율적으로 유지하는 것**이 중요하다.

척주의 유연성(The spine of flexible)

척주는 유연한 식물의 줄기와도 같다. 때문에 척주는 등을 움직일 때, 등 부위에 있는 늑골이 잘 움직이도록 하고, 또한 늑골의 운동을 보충하기도 한다.

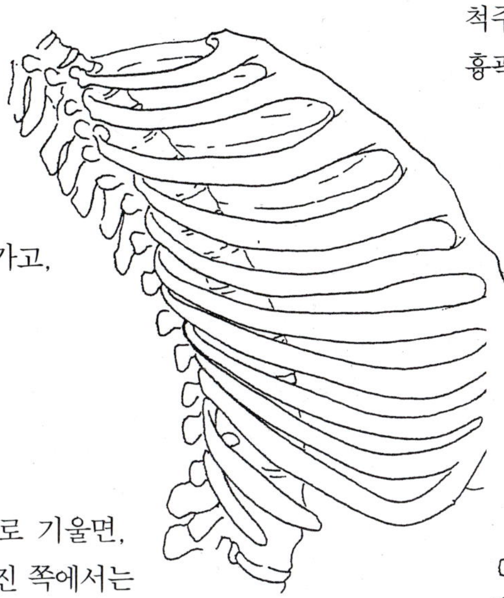

척주를 굽히면 흉골이 하강하고, 흉곽은 호기자세가 된다.

척주를 늘이면 흉골이 위로 올라가고, 흉곽은 흡기자세가 된다.

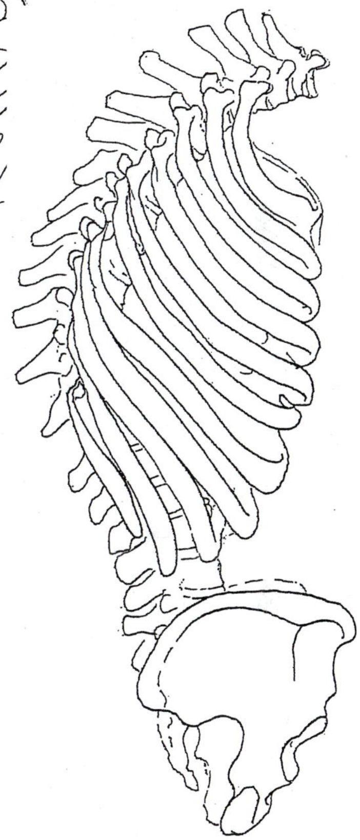

척주를 측면으로 기울면, 척주가 기울어진 쪽에서는 늑골이 서로 접근하고, 그 반대편에서는 늑골이 서로 벌어지게 된다.

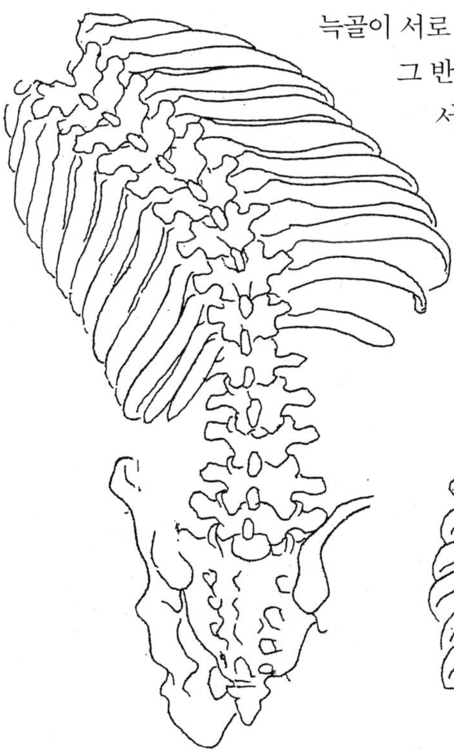

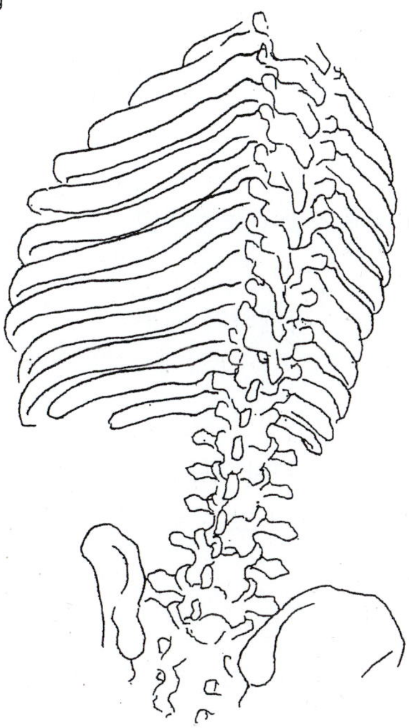

등 부위에서 척주가 뒤틀리면, 늑골과 폐가 비대칭적으로 변형된다.

본격적인 호흡운동을 하기 전에 호흡준비운동으로서, 척주의 **움직임, 특히 등 부위에 대한 움직임을 연습하는 것**이 중요하다.

호흡준비운동에 대한 기술들을 165~169쪽에서 참조.

흉추(Thoracic spine)

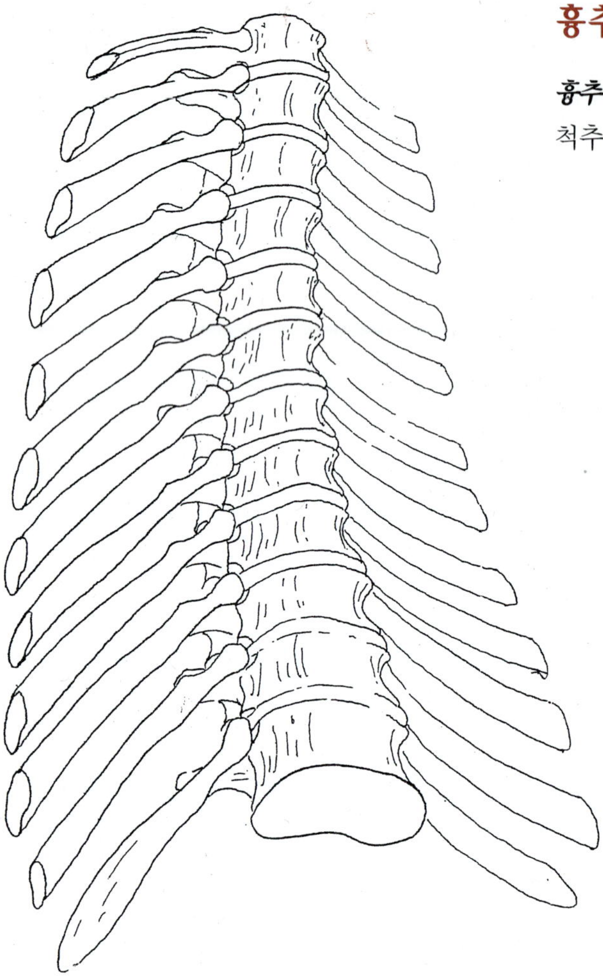

흉추(*thoracic vertebra*)는 ***흉곽에 연결되어 있는*** 척추 부위이다.

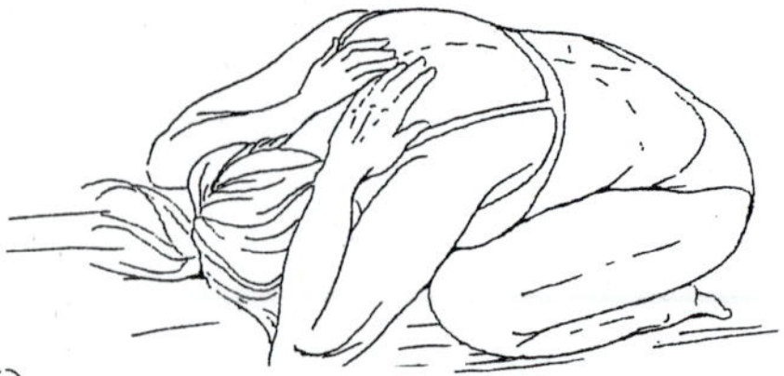

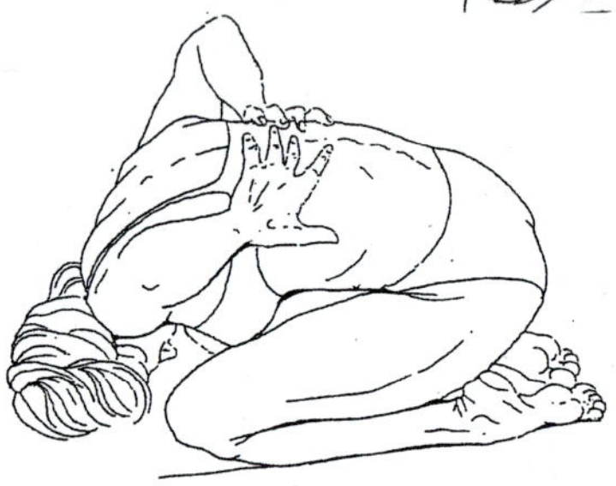

척추 부위에서 추골은 늑골과 관절로 연결되어 있다.

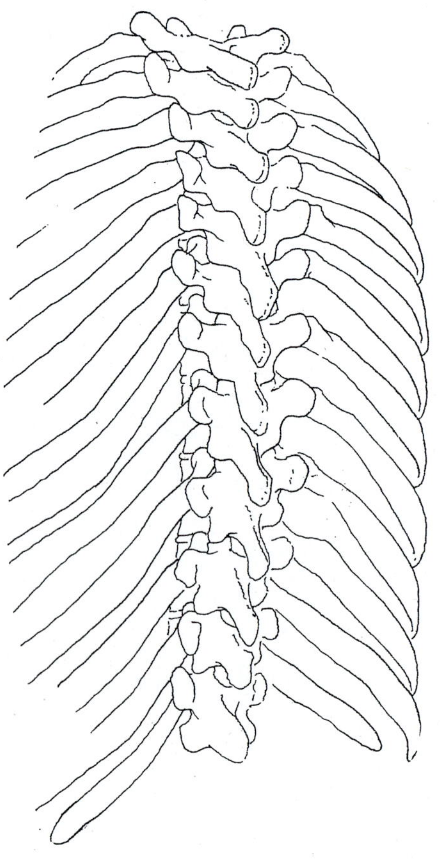

흉추를 살펴보면, 추체의 측면과 그리고 횡돌기(transverse process)의 전면에는 많은 관절표면들이 연골로 감싸여져 있다. 전체적으로 볼 때 ***척주에서 가장 유동성이 없는 부위***이다.

이것은 흉골에 연결된 늑골자체가 운동을 방해하기 때문이다.

특히, 제1~7흉추의 경우는 그러하다. 좀 더 밑에 위치한 늑골은 더 긴 늑연골에 의해 흉골에 연결되거나 혹은 연결되지 있지 않다. 사실, 이 늑연골에 연결되어 있는 추골은 훨씬 더 유동적이다.

늑추관절에 의해 흉추와 연결되어 있는 늑골
(The ribs are attached to the thoracic spine by costovertebral articulations)

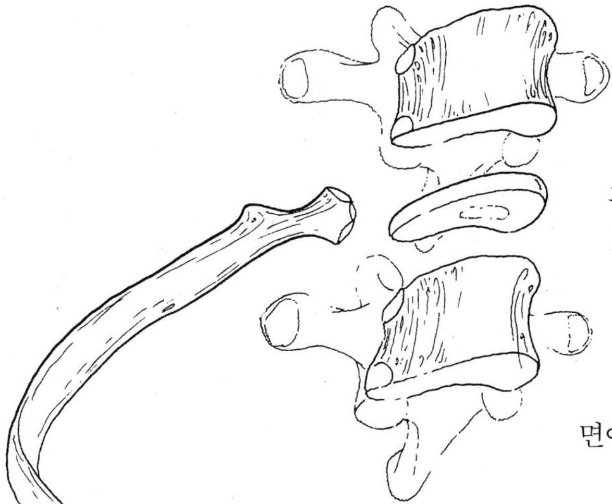

흉추의 추체를 뒤에서 보면, 작은 관절이 아래위로 하나씩 있다. 그 사이에 추간연골이 있다. 즉, 각 관절 층마다 두 개로 겹쳐져 있는 추골이 있다. 두 개의 추골 사이에는 추간연골인 추간판이 이들을 결합시켜 하나의 관절을 형성하게 된다.

이 관절부위에는 늑골의 후극단부위(“늑골두”)가 끼워져 있다. 이 늑골두에는 연골로 된 작은 관절면이 있다.

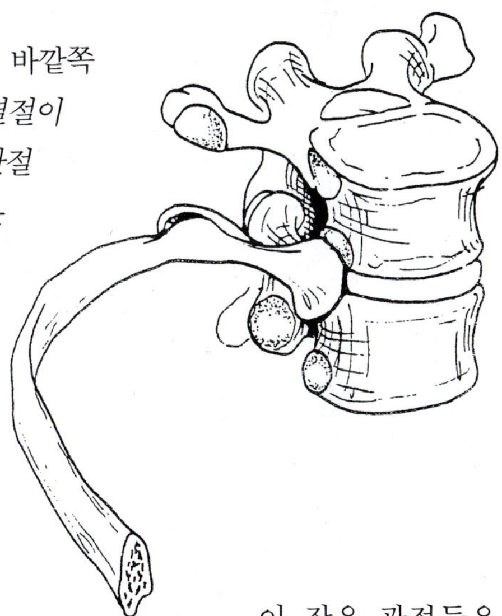

약간 더 뒤쪽 그리고 바깥쪽에서 관절을 살펴보면, *늑골결절이 가장 아래에 있는 추골 횡돌기와 관절로 연결되어 있다는 것을 알게 된다.* 관절에 나있는 작은 면들은 관절들을 연결하기 위해서이다.
이 횡돌기는 늑골과 또 다시 한 번 더 연결된다. 이와 같이 ***각 늑골은 척주에 이중으로 결합되어 있다***. 늑골이 이렇게 이중으로 결합되어 있기 때문에 늑골의 각 관절들이 종단축을 중심으로 회전할 수 있고, 관절들을 세우거나 굽힐 수 있다.

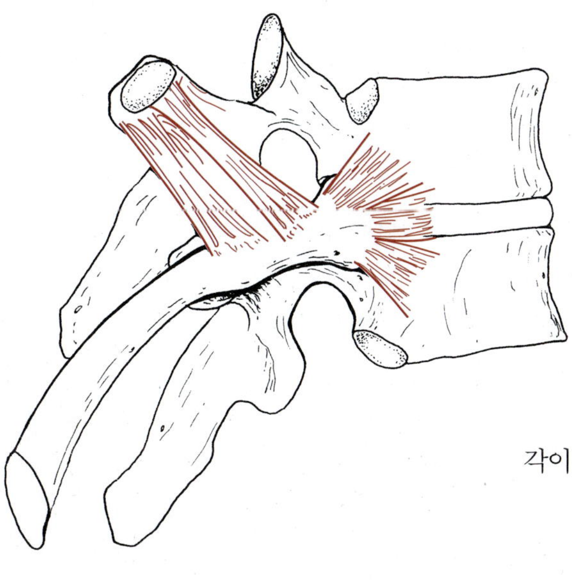

이 작은 관절들은 인대에 의해서 유지된다. 모든 인대처럼, 이 인대들은 관절들을 유지시키는 역할을 하고, 또한 여기에는 아주 많은 신경말단들이 있다. 이 인대들은 관절의 움직임을 인지하는 특별한 곳이다.

이와 같이 이 관절들을 움직이게 되면, 늑골호흡의 동작을 점점 더 섬세하게 감지할 수 있도록 감각이 예민하게 된다.

늑골운동의 축은 늑골 층에 따라 다르기 때문에 쉽게 움직일 수 있다 (Variations in the axis of rib movement)

위에 위치한 관절(제1~5흉추)에서 늑골운동의 축은 안에서 바깥쪽으로 향한다. 이는 늑골들이 앞으로 향하는 동작을 용이하게 한다.

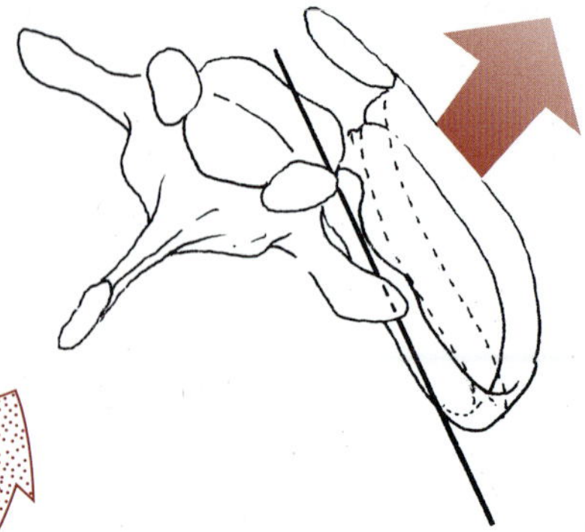

그러므로 상부흉곽에서, 늑골의 움직임은 오히려 *앞/뒤*로 진행된다. 따라서 흉골은 펌프손잡이처럼 흉추에서 서로서로 멀어지고, 가까워지면서 움직인다.

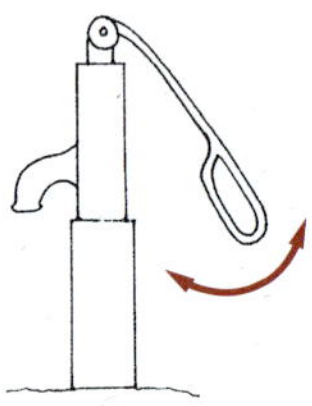

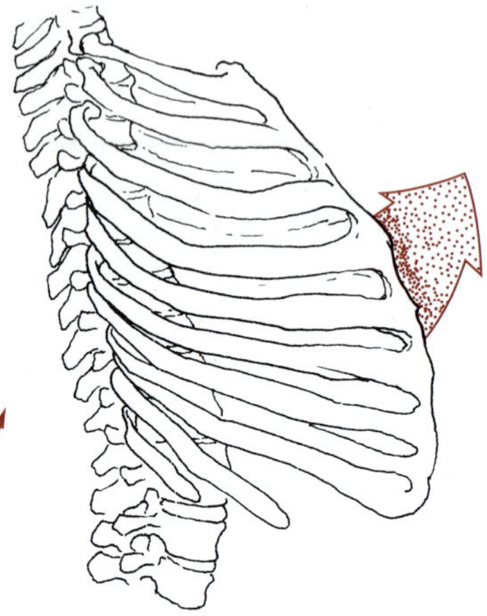

더 아래에 있는 관절 (**제6~12흉추**)에서는 늑골운동의 축이 오히려 앞에서 뒤로 향한다.

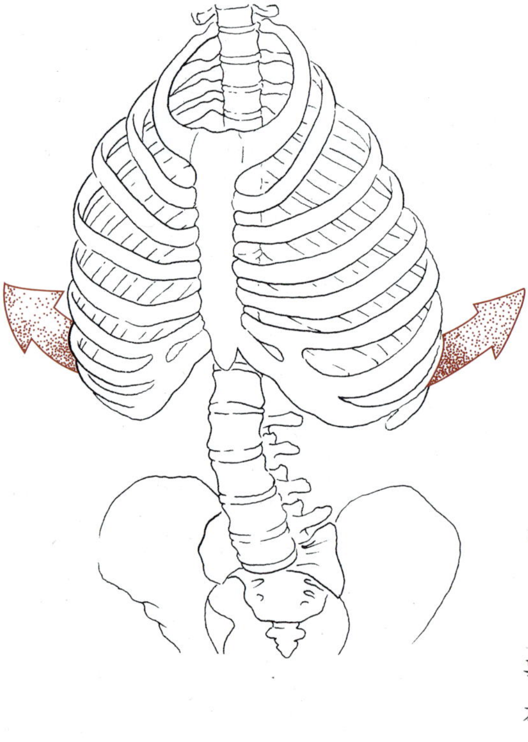

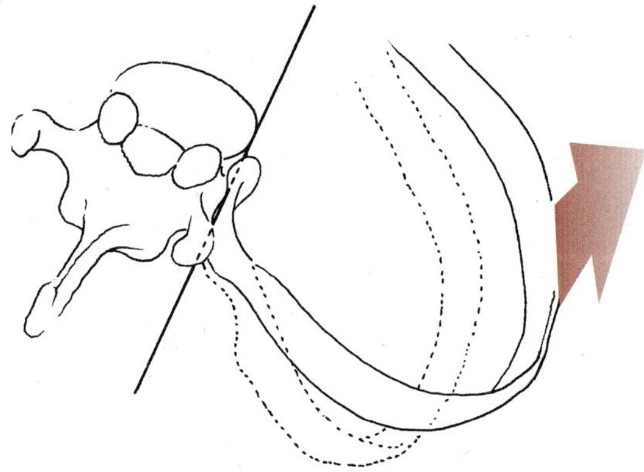

이는 오히려 늑골이 몸통 *에서 양옆으로 움직이는 것*을 용이하게 한다. 흉골에 비해서, 늑골의 각 측면은 "양동이 손잡이"처럼 위로 들려진다. 하부흉곽에서, 늑골의 움직임은 더 용이하고, 폭이 옆으로 더 커진다.

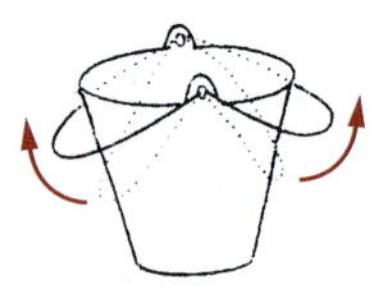

늑골과 늑연골의 유연성으로 늑골이 각 층의 단계에 따라서 움직일 수 있으므로 모든 흉곽이 두 방향으로 움직일 수 있게 한다.

어떤 사람들은 습관적으로 두 유형의 호흡 중 한 유형의 호흡을 특별히 많이 하는데, 첫 번째 경우는 좁고 깊은 흉곽이 되고, 두 번째 경우에는 편평하고 큰 흉곽이 된다. 늑골을 움직이는 운동을 할 때, 특히 한 가지 호흡동작유형으로만 늑골을 움직이는 경우에는, 늑골을 두 방향으로 향하도록 연습하는 것이 좋다.

늑골을 위로 올리는 동작은 흉곽직경을 크게 늘인다
(A movement that elevates the ribs increases the diameter of the thorax).

늑골을 양옆으로 올리면, 흉곽 전면직경이 늘어난다.

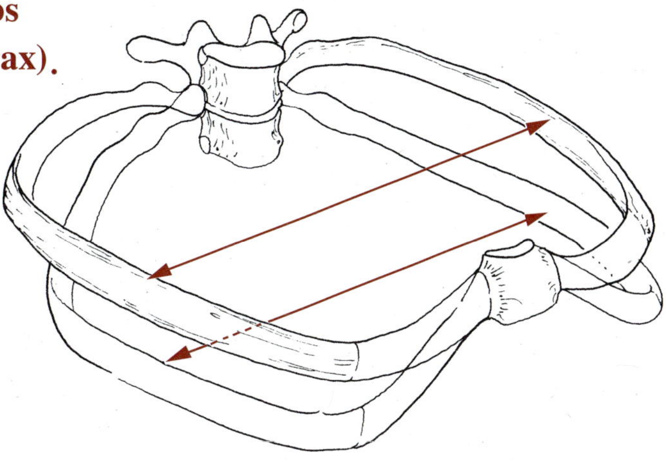

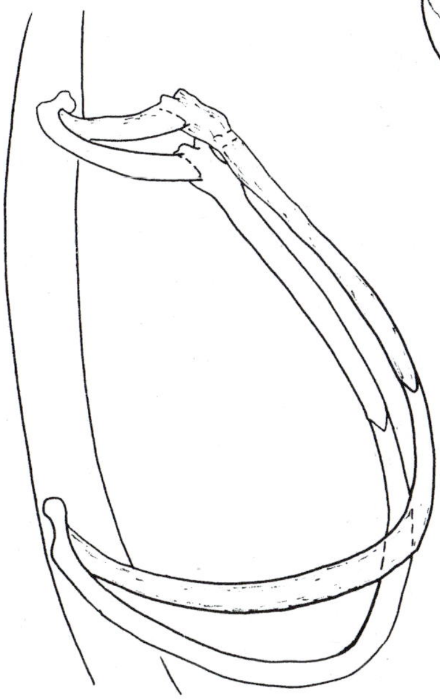

펌프 손잡이처럼 늑골을 사선위치에서 수평위치로 올리면 흉골과 흉추사이가 벌어지고, 흉곽의 시상직경이 늘어난다.

주의 : 흉골에 비해서 흉추가 뒤로 가게 되면 또한 흉곽의 직경이 늘어난다.

이것이 바로 ***늑골흡기(흉식호흡)의 중요한 구조이다***(141쪽 참조).

또한 이것은 ***횡격막***(*diaphragm*)***이 흉곽 안에 있음에도 불구하고 어떻게 늑골을 확장시킬 수 있는 지***를 설명해 줄 수 있다(138쪽 참조).

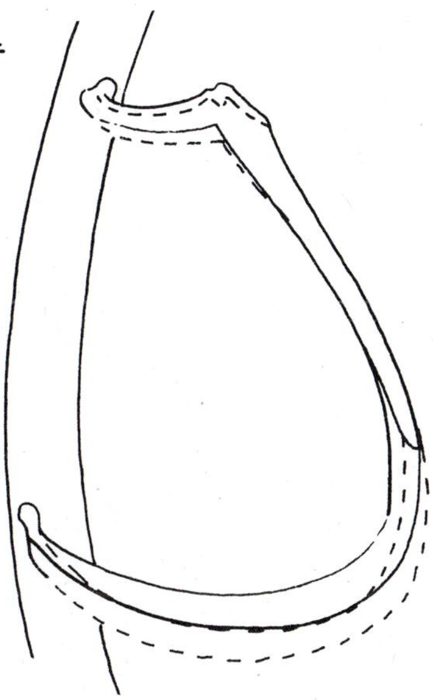

하지만 이는 단지 늑골이 낮은 위치에 있을 때에만 해당된다. 늑골이 수평면 이상을 넘어가게 되면, 이 효과는 더 이상 지속되지 않는다. 늑골의 상승은 더 이상의 늑골직경의 증가를 가져오지 않는다. 수평면을 넘어서면 반대로 직경이 감소하기 시작한다.

일반적으로 사람들이 생각하는 것과는 다르게, 공기를 들이마시기 시작할 때 늑골을 과도하게 확장시키게 되면, 늑골흡기를 효율적으로 할 수 없게 된다(135쪽 참조).

골반(Pelvis)

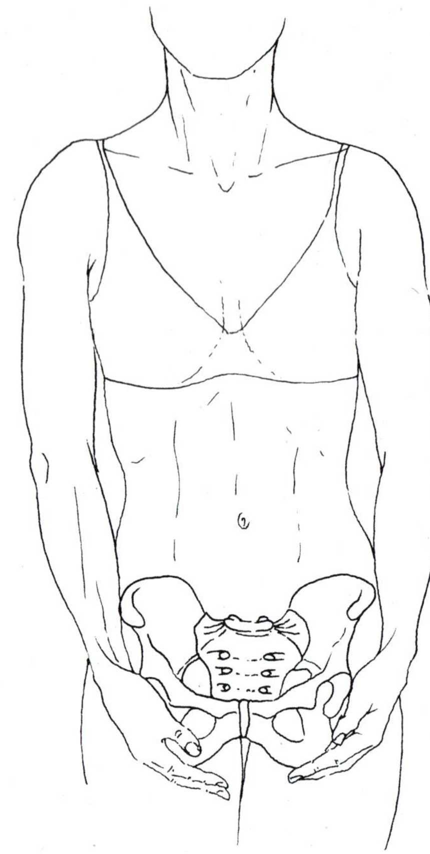

골반(pelvis)은 복강의 하부에 위치하며 호흡에 관여한다. 이 책에서는 골반의 해부학적 연구에 대하여 호흡동작과 관계되지 않은 부분은 상세하게 다루지 않을 것이다.

골반은 몸통 하부에 있는 여러 개의 뼈가 함께 하나로 연결되어 있는 뼈로, 장기를 담고 있는 용기의 형태를 하고 있다. 또한 동시에 하체와 몸통을 연결하는 단단한 둥근 테의 형태를 한다.

골반은 두 개의 ***장골****(ilium)*과 ***천골****(sacrum)*, 그리고 ***미골****(coccyx)*을 포함하여 4 개의 뼈로 구성된다.

골반 뼈를 알아보는 법

장골릉*(iliac crest, 1)*은 "엉덩이에 손을 대는 부위이고",

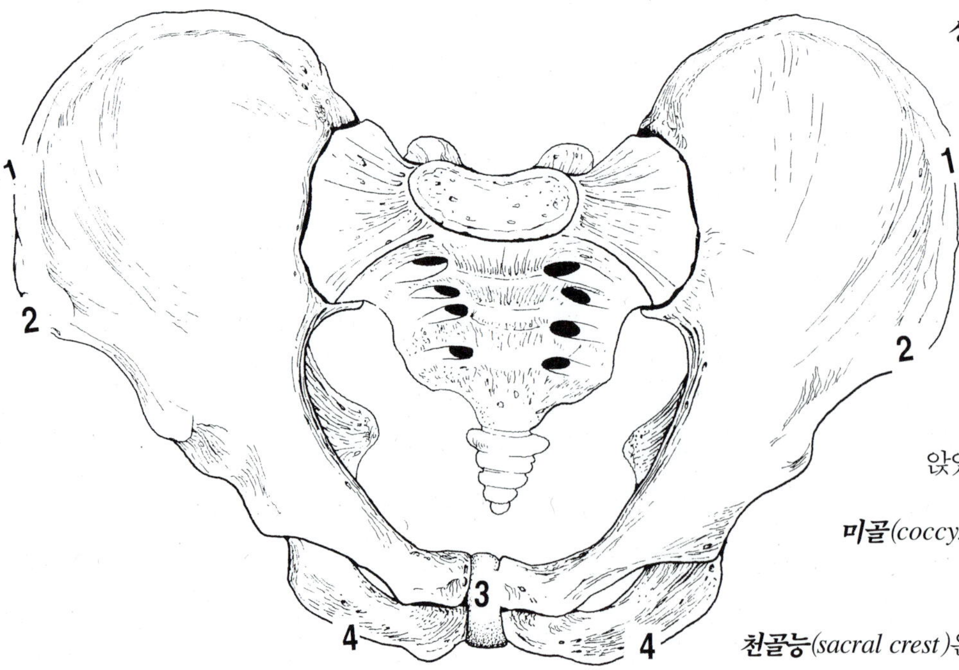

맨 앞에 위치한 부위는 ***상전장골극****(ant. sup. iliac spine, 2)*이며

치골*(pubis, 3)*, 혹은 치골결합 관절이며

좌골*(ischium, 4)*은 앉았을 때 튀어나오며,

미골*(coccyx)*은 척주 최하단에 있고,

천골능*(sacral crest)*은 천골 뒤에 있으며, 천골 중앙에 있다(등에서 볼 수 있다)

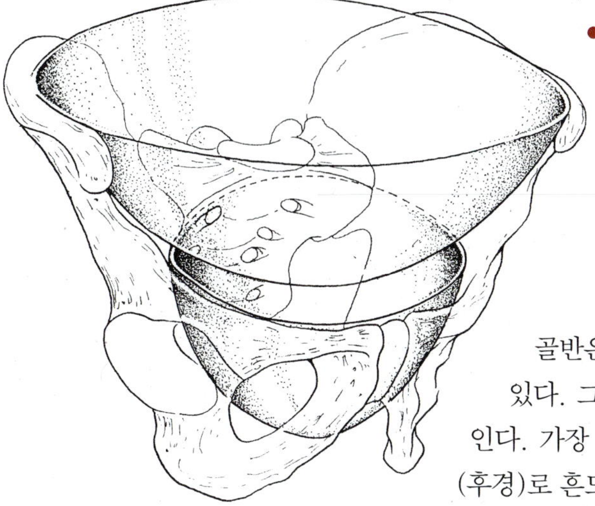

골반의 내부는 두 부분으로 구별된다.

- ***대 골반***(the greater pelvis), 넓고 앞으로 트여 있고, 복부의 근육들이 부착되어 있으며, 하복부 장기를 받치고 있다.
- ***소 골반***(the lesser pelvis), 하부에 있고, 골반 격막근으로 보충되어 있으며, 골반 내장을 담고 있다.

골반은 ***엉덩이*** 관절에 의해서 대퇴골(femur)과 연결되어 있다. 그러므로 골반은 허벅지 위에서 모든 방향으로 움직인다. 가장 잘 알려진 동작은 장골극을 앞(전경)으로 혹은 뒤(후경)로 흔드는 것이다.

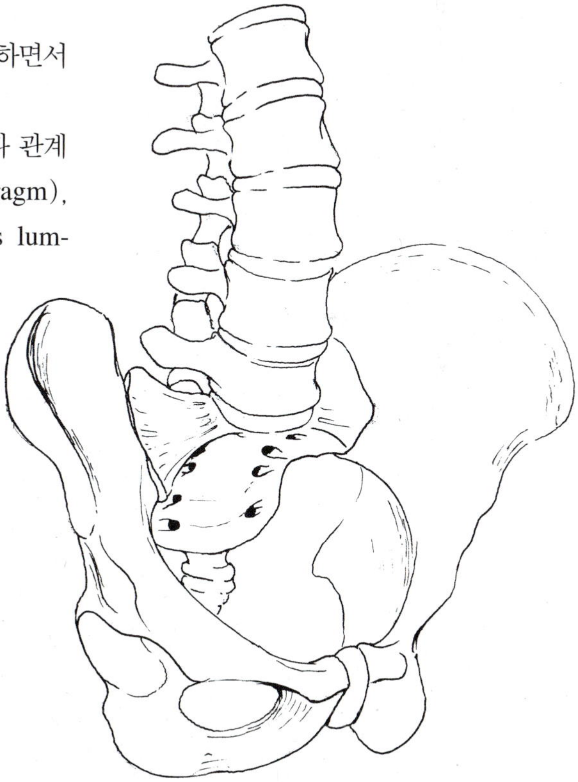

요추는 골반을 위로 연장시키며, 골반을 흉곽과 연결하면서 **복강**의 후면골격을 형성한다.

요추는 5개의 추골로 이루어져 있는데, 여기에 호흡과 관계되는 많은 근육들이 부착되어 있다 : 횡격막(diaphragm), 복횡근(transversus abdominis), 요방형근(quadratus lumborum), 하후거근(serratus posterior inferior) 등등.

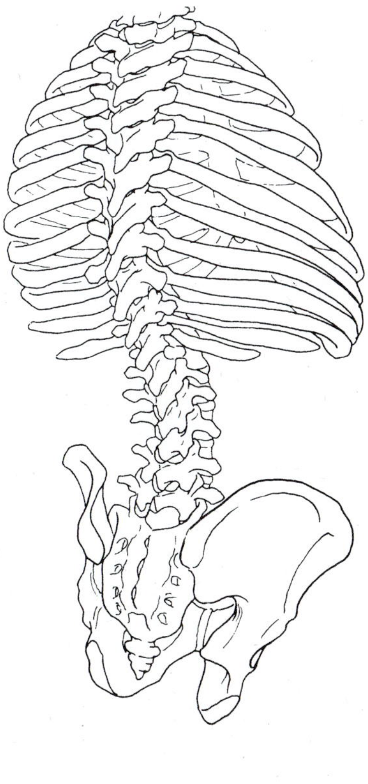

요추에 의해 연결되어 있는 골반과 흉곽은 마치 상호의존적인 두 개의 그릇과 같은 역할을 한다.

골반과 흉곽의 움직임은 장기에 영향을 주며, 장기는 이 두 골격의 움직임에 따라 변형된다. 또한 골반과 흉곽의 움직임은 호흡 동작에 영향을 미친다(115, 127, 128, 147쪽 참조).

상지대[shoulder(pectoral) girdle]

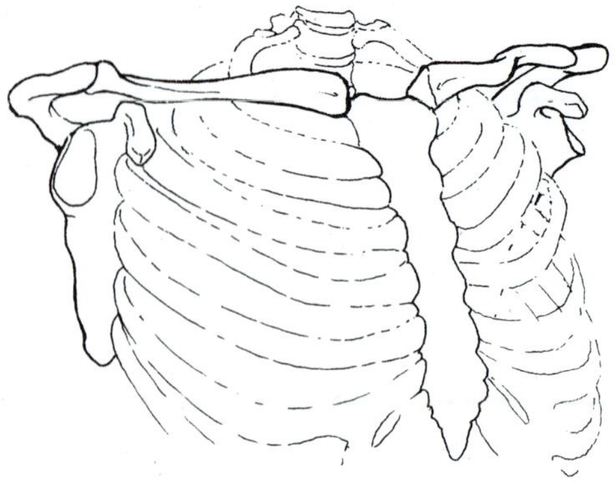

두 팔을 몸통에 연결시켜주는 뼈와 관절을 상지"대" [shoulder(pectoral) girdle]라 부른다.

상지대에 대한 해부학적 연구에서 호흡움직임과 관계되지 않은 부분에 대해서는 여기서는 상세히 다루지 않을 것이다.

이 상지대의 구조는 다음과 같이 호흡과 관계되어 있다.

- 많은 늑골흡기근이 연결되어 있고,
- 상지대의 위치와 움직임은 흉곽에 영향을 주며, 흉곽이 공기를 배출하거나 흡입할 수 있도록 한다.

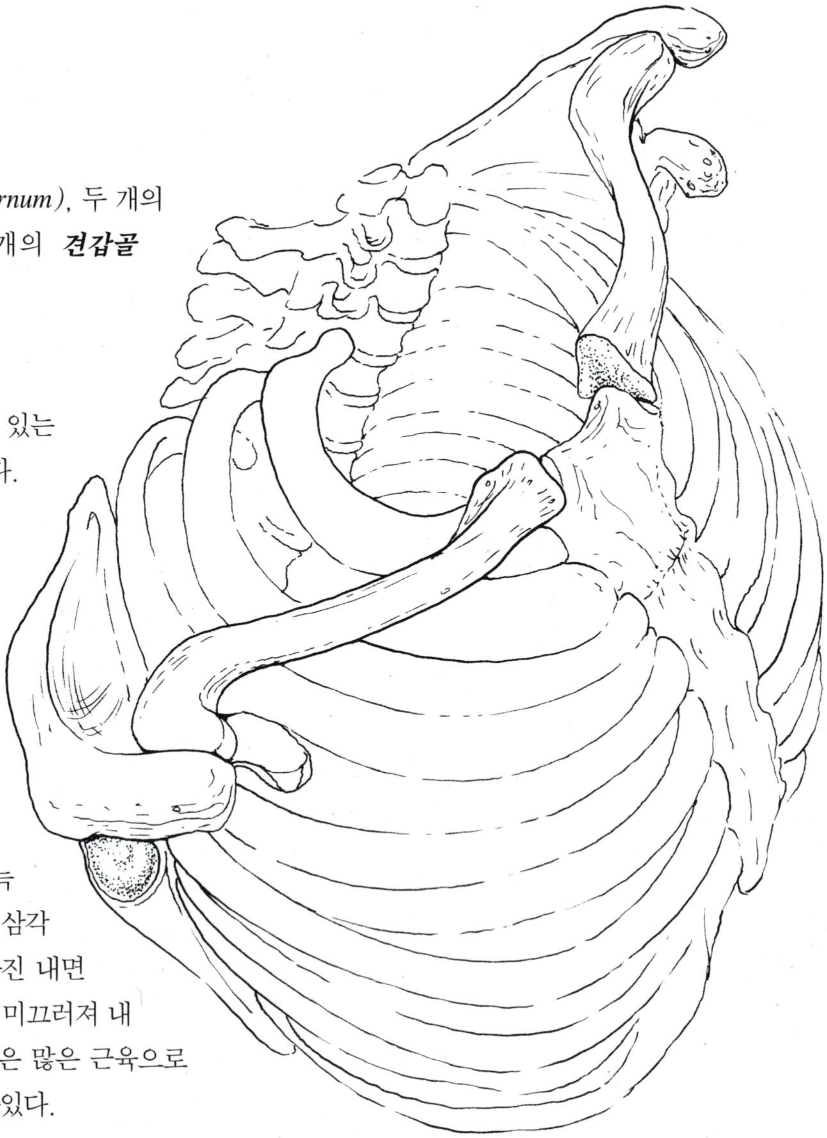

이 상지대는 전면에는 ***흉골****(sternum)*, 두 개의 ***쇄골****(clavicle)* 그리고 두 개의 ***견갑골*** *(scapula)*로 형성되어 있다.

쇄골은 흉골과 견갑골 사이에 있는 흉곽의 전면에 있는 작은 뼈이다. 정면에서 보았을 때 쇄골은 거의 직선모양을 하고 있고, 밑에서 보았을 때 S 모양을 하고 있는데 이는 상부늑골을 부분적으로 우회하기 때문이다.

견갑골은 가장 윗부분에 있는 늑골들의 측면과 뒷면에 위치한 삼각형모양의 평편골이다. 깊게 파진 내면은 흉곽에 붙어있고, 흉곽으로 미끄러져 내려가듯이 연결되어 있다. 외면은 많은 근육으로 덮여 있고, 일부는 피부에 닿아있다.

상지대 관절(Articulations of the shoulder girdle)

이 뼈들은 흉골과 쇄골 그리고 쇄골과 견갑골 사이에서 거의 잘 맞추어지지 않으면서 또한 부피가 거의 크지 않는 관절로 연결되어 있다.

- 흉골과 쇄골사이에서,: ***흉쇄관절***(*sternoclavicular joint*)의 연골 면들은 말안장 모양으로 서로 끼워진다. 흉쇄관절은 어깨를 올리고, 내리고, 앞으로 내밀고, 뒤로 젖히는 것처럼 쇄골이 흉골에서 모든 방향으로 움직일 수 있도록 한다.

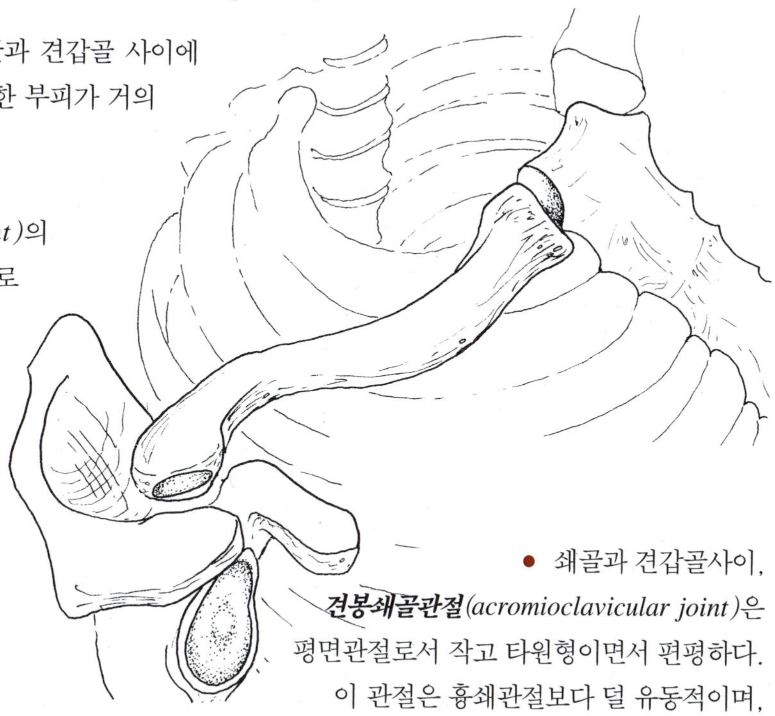

- 쇄골과 견갑골사이, ***견봉쇄골관절***(*acromioclavicular joint*)은 평면관절로서 작고 타원형이면서 편평하다. 이 관절은 흉쇄관절보다 덜 유동적이며, 특히 이 관절로 인하여 견갑골이 쇄골의 움직임을 원활하게 한다.

많이 움직이면, 이 관절들은 어깨가 더 폭 넓게 움직이도록 한다. 이것은 팔이 더 넓은 폭으로 움직이도록 한다.

흔히, 호흡을 할 때, 어깨와 흉곽의 움직임이 서로 섞이게 된다. 즉, 어깨를 올리면서 공기를 흡입하는 경우이다.

상완골(Humerus)

상완골(humerus)은 팔의 뼈이다.
그런데 이 상완골은 호흡과 관련되어 있다. 왜냐하면 늑골흡기근의 중요한 근육 중 하나인 *대흉근*(*pectoralis major*)이 부착되어 있기 때문이다.

상완골은 ***견갑상완관절***(*견관절, glenohumeral joint*)에 의해서 견갑골과 연결되어 있다. 이 견갑상완관절은 표면이 완전 구상의 모양을 한 상완골두와 움푹한 구의 모양을 한 견갑골의 골와로 되어 있다.

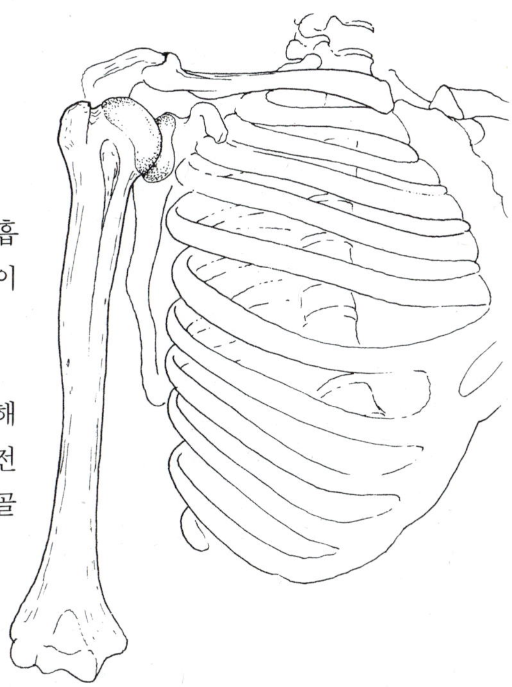

경추(Cervical vertebrae)

경추(cervical vertebra)는 척주의 가장 상부를 형성하고 있다. 경추의 특징은 그 크기가 매우 작다는 것이다. 가장 상부에 위치한 ***환추****(atlas)*와 ***축추****(axis)*는 독특한 모양을 하고 있다. 나머지 5개의 추골은 눈에 좀 더 잘 띄는 모양을 하고 있다.

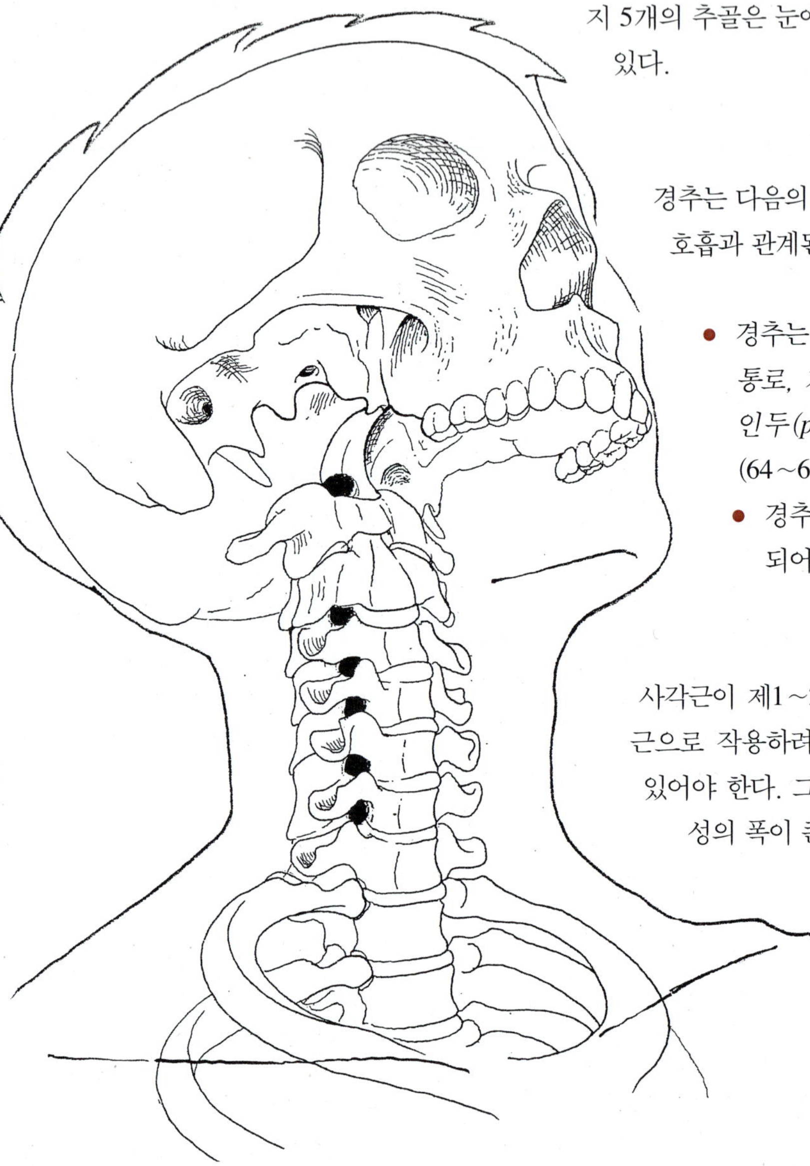

경추는 다음의 두 가지 중요한 이유 때문에 호흡과 관계된다.

- 경추는 목의 골격, *공기가 지나가는 통로*, *기관(trachea)*, *후두(larynx)*, *인두(pharynx)*로 구성되어 있다(64~69쪽 참조).
- 경추에 *사각근(scalenes)*이 부착되어 있다(95쪽 참조).

사각근이 제1~2늑골을 위로 당기면서 흡기근으로 작용하려면 경추의 정렬이 안정되어 있어야 한다. 그런데 이 작은 추골들과 유동성의 폭이 큰 관절들은 항상 이러한 안정성을 유지하지는 못한다.

특히, 목의 하부에서 가장 아래에 위치한 제7경추는 제1늑골을 유지하는 제1흉추와 연결된다. 이곳은 바로 유동성이 큰 경추에서 유동성이 적은 상부흉추로 갑자기 변하는 ***경추와 흉추의 경계선***이다. 그러므로 하부 경추를 굽이면 유동성을 잃는 일이 종종 발생한다.

두개골의 뼈(Cranial bones)

두개골(skull)은 부분적으로 호흡통로(respiratory tract)의 구조를 형성하고 있고 호흡근이 부착되어 있다. 이는 주로 두개골 하부의 뼈인데, ***접형골****(sphenoid)*, ***후두골****(occipital)*, ***측두골****(temporal)*, ***상악골****(maxilla)*, ***구개골****(palatine)*, ***서골****(vomer)*, ***사골****(ethmoid)*, ***전두골****(frontal)*, ***비골****(nasal bone)*, ***상·중·하비갑개****(sup. mid. and inf. nasal concha)*, ***하악골*** *(mandible)* 등이 있다.

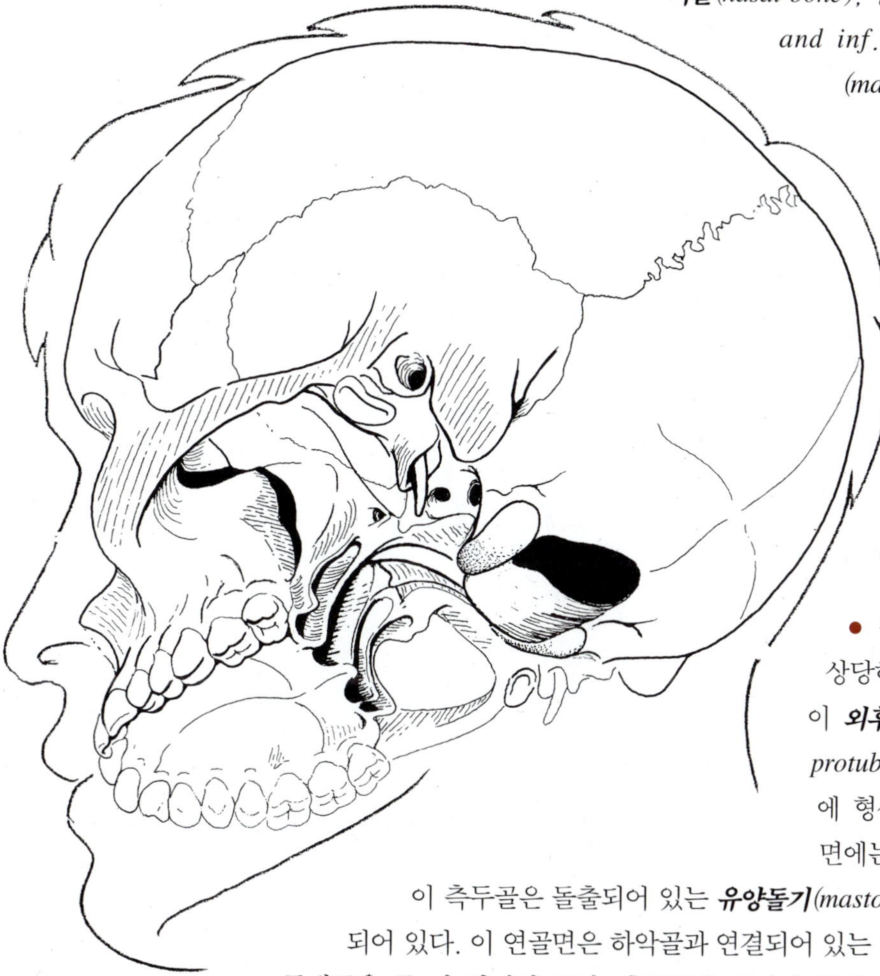

두개골을 상세하게 다루어지지 않을 것이다. 단지호흡에 관계되고, 그 지표가 될 수 있는 주요한 뼈에 대해서만 설명할 것이다.

두개골의 하부는 전반적으로 계란형 형태를 하고 있다.

- 두개골의 *뒷면*에는 둥글고 상당히 고른 모양을 한 후두골이 ***외후두융기****(external occipital protuberance)*에 의하여 가운데에 형성되어 있다. 두개골의 측면에는 ***측두골***로 이루어져 있다.

이 측두골은 돌출되어 있는 ***유양돌기****(mastoid process)*와 연골면으로 되어 있다. 이 연골면은 하악골과 연결되어 있는 있다.

두개골을 좀 더 앞에서 보면, 후두골은 구멍이 뚫려 있는데, 이는 ***대공****(foamen magnum)*이다. 후두골은 이 대공보다 약간 더 앞으로 나와 있다. 그리고 대공은 ***대야 모양***을 하고 있으며, ***접형골****(sphenoid)*과 연결되어 있다.

- 두개골의 하부를 살펴보면, *앞면의 절반*은 더욱 더 복잡하다.

두개골 하부에는 윗니의 치궁까지 이르는 ***경구개****(hard palate)*가 있다. 경구개는 앞에는 ***두 개의 윗 턱뼈***로 되어 있고, 뒤에는 두 개의 ***구개골***로 되어 있다. 이 부위는 두개골 하부의 다른 부위보다 확실하게 좀 더 아래로 돌출되어 있다. 이 부위의 좀 더 윗부분에는 ***코의 뼈대***를 이루고 있는 뼈가 있다(73~74쪽).

입에는 ***하악골****(mandible)* 혹은 아래턱이 있다(74~75쪽).

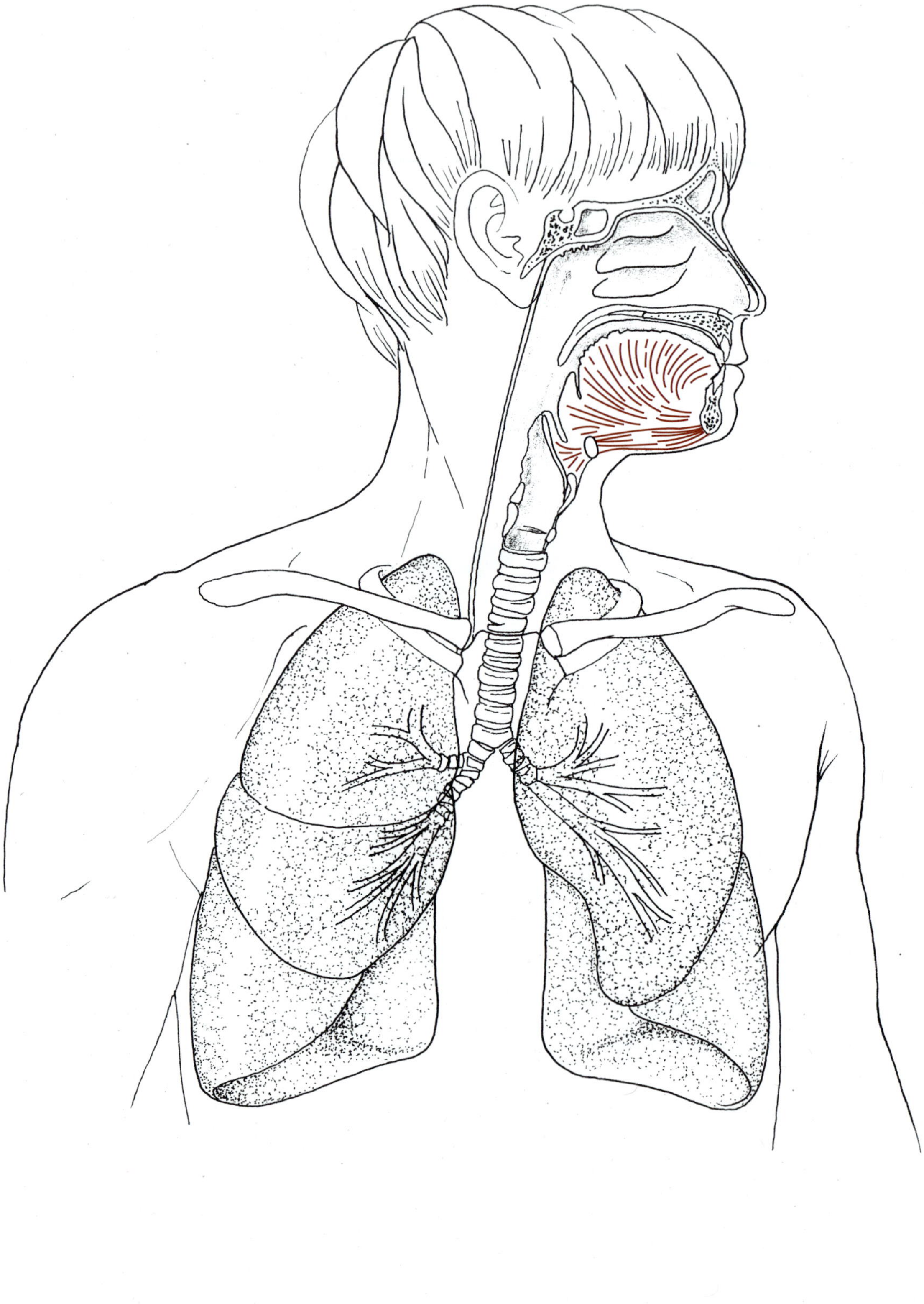

제 3 장

호흡에 관련된 장기
(Respiratory Organs)

신체적인 활동에서, 종종 호흡동작이 몸 전체와 관련되어 있다고 강조한다. 이 말은 호흡동작이 신체의 말단 부분까지 연장된다는 것을 의미한다. 즉, 호흡행위는 흉곽과 복부를 동시에 움직이기 때문에, 호흡은 "호흡기(관)" 부위를 훨씬 뛰어 넘어서 신체 전체기능에 놀랄만한 영향을 끼친다.

하지만, 엄밀하게 말해, 호흡에 관련된 장기는 단지 흉곽, 목, 머리 이 세 부위뿐이다.

*흉곽*에는 특히, 호흡기능을 가진 장기인 *폐*가 있다(폐는 직접적으로 호흡기능이나 신체내의 공기환기기능을 한다).

*목과 머리*에는 호흡기(관)를 구성하는 부분들이 있는데 호흡도관(respiratory conduit)으로 수동적인 기능을 한다. 이 부분들은 *공기통로 — 기도(respiratory tract)* — 이다.
목과 머리에 있는 부분들은 *상부기도*라고 부르고, 흉곽은 *하부기도*라고 부른다.

그럼에도 불구하고, 이 기도는 직접적으로 호흡에 영향을 미칠 수 있다. 때로는 이 기도는 공기가 통과하는데 제어역할도 한다. 이러한 제어역할은 여러 단계에서 이루어질 수 있고, 또한 강하게 때로는 약하게 공기를 제어할 수 있다.

폐 : 혈액과 공기가 만나는 장소
(Lungs: Where blood and air meet)

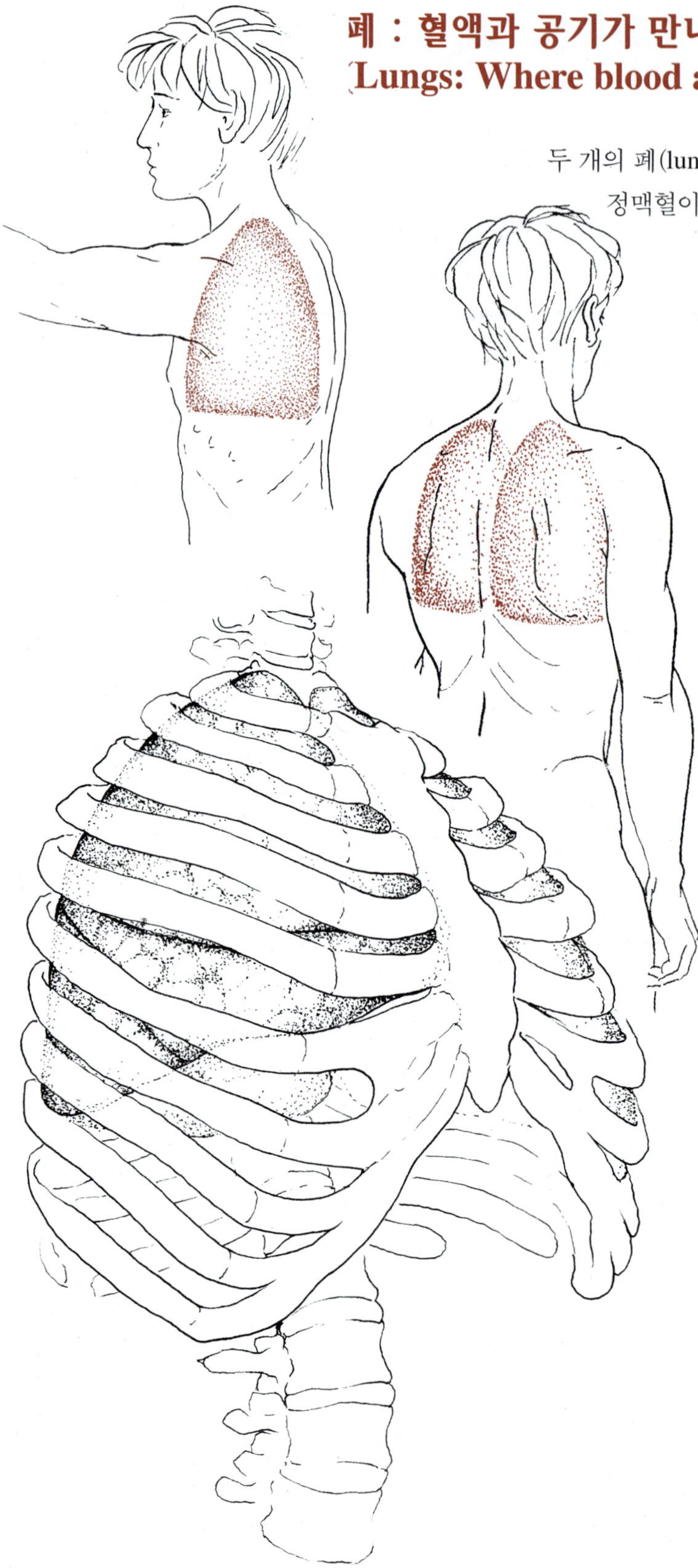

두 개의 폐(lung)는 호흡기관이다. 탄산가스로 가득 찬 정맥혈이 우심실에서 배출되어서 산소로 가득 찬 동맥혈로 바뀌어 좌심방으로 보내진다. 좌심실에서 동맥을 통하여 산소가 온 몸으로 공급된다.

폐는 흉곽 상부의 반을 차지하고, 각각 오른쪽과 왼쪽에 있다.

일반적으로 생각하는 것과는 달리, 폐의 높이는 흉곽 전체를 차지하지 않는다.

폐 사이에는 ***종격***(*mediastinum*)이라 부르는 공간이 있다.

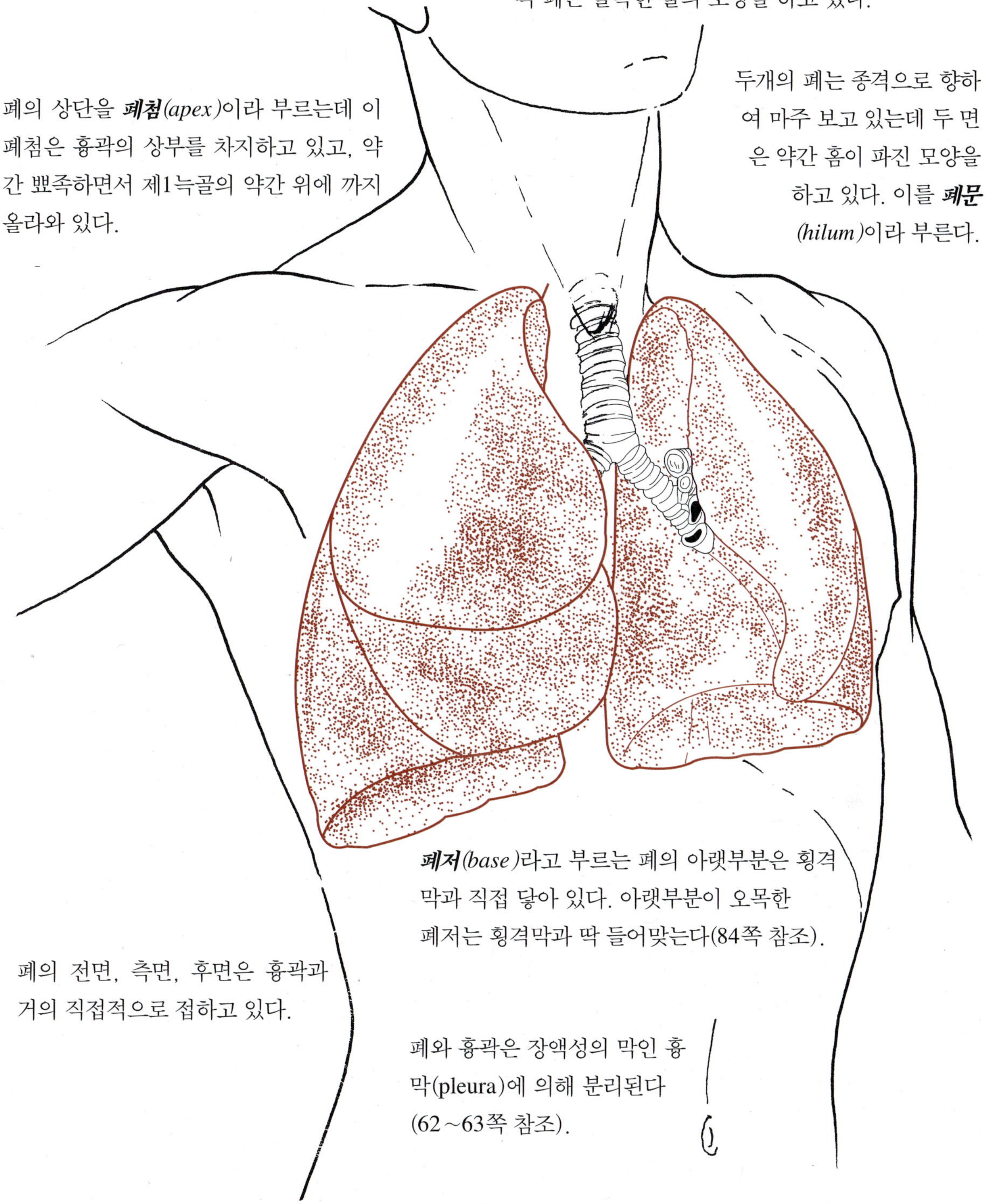

각 폐는 볼록한 뿔의 모양을 하고 있다.

폐의 상단을 ***폐첨***(*apex*)이라 부르는데 이 폐첨은 흉곽의 상부를 차지하고 있고, 약간 뾰족하면서 제1늑골의 약간 위에 까지 올라와 있다.

두개의 폐는 종격으로 향하여 마주 보고 있는데 두 면은 약간 홈이 파진 모양을 하고 있다. 이를 ***폐문***(*hilum*)이라 부른다.

폐저(*base*)라고 부르는 폐의 아랫부분은 횡격막과 직접 닿아 있다. 아랫부분이 오목한 폐저는 횡격막과 딱 들어맞는다(84쪽 참조).

폐의 전면, 측면, 후면은 흉곽과 거의 직접적으로 접하고 있다.

폐와 흉곽은 장액성의 막인 흉막(pleura)에 의해 분리된다(62~63쪽 참조).

심장이 정중앙선에서 약간 왼쪽에 위치해 있기 때문에, 두 개의 폐는 크기나 형태가 서로 같이 않다. 오른쪽 폐가 약간 더 크고 왼쪽 폐는 약간 더 작다. 왼쪽 폐의 내면은 홈이 파여져 있어 심장과 딱 들어맞는다.

폐포(Pulmonary Alveoli)

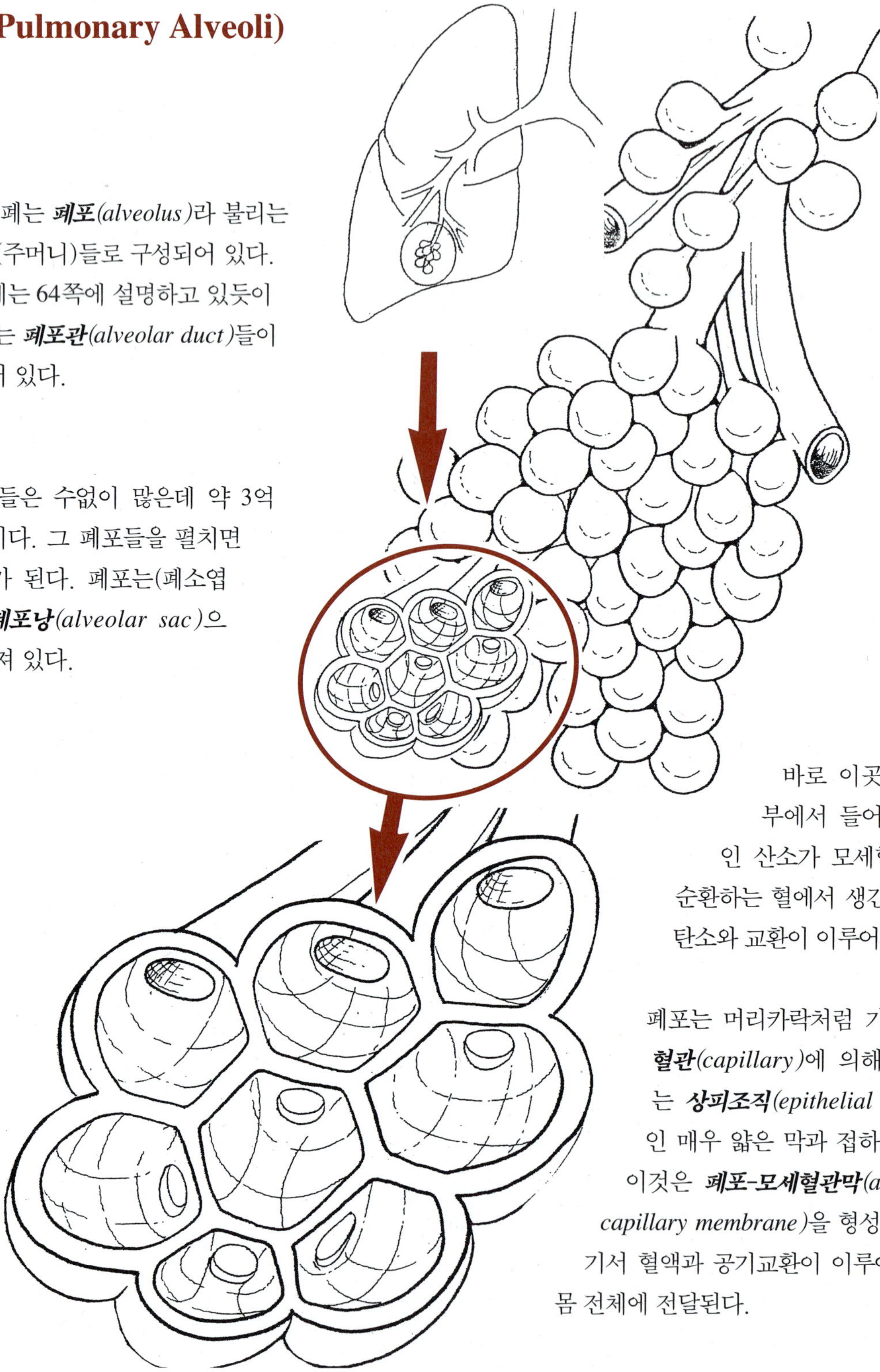

두 개의 폐는 ***폐포***(*alveolus*)라 불리는 작은 낭(주머니)들로 구성되어 있다. 폐포안에는 64쪽에 설명하고 있듯이 매우 가는 ***폐포관***(*alveolar duct*)들이 부착되어 있다.

이 폐포들은 수없이 많은데 약 3억 개정도이다. 그 폐포들을 펼치면 150 m^2가 된다. 폐포는(폐소엽으로) ***폐포낭***(*alveolar sac*)으로 뭉쳐져 있다.

바로 이곳에서 외부에서 들어온 공기인 산소가 모세혈관에서 순환하는 혈에서 생긴 이산화탄소와 교환이 이루어진다.

폐포는 머리카락처럼 가는 ***모세혈관***(*capillary*)에 의해 통과되는 ***상피조직***(*epithelial tissue*)* 인 매우 얇은 막과 접하고 있다. 이것은 ***폐포-모세혈관막***(*alveolar-capillary membrane*)을 형성하며, 여기서 혈액과 공기교환이 이루어지면서 몸 전체에 전달된다.

* 몸을 구성하는 기본적인 4가지 조직유형 중에서 상피조직은 피복의 기능을 하며, *결합조직*(*connective tissue*)은 형태를 유지하는 기능을 한다.

탄성적인 폐(The lungs are like a rubber band)

폐가 탄성적이라는 것은 거의 알려져 있지 않다. 폐포 사이에 있는 폐 구조는 **예외적으로 탄성이 풍부한 섬유로 된 결합조직**이다. 여기 그림에서 절단되어진 단면에서 폐소엽에서 폐포내부를 장식하는 상피조직이 보인다(세포는 포석형태이다). 각 폐포들 사이에 결합조직의 두께를 볼 수 있는데, 이들 조직 층 사이에 혈관이 통과하고 있다. 또한 결합조직 안에 콜라겐섬유와 특히 **많은 탄성섬유**를 볼 수 있다.

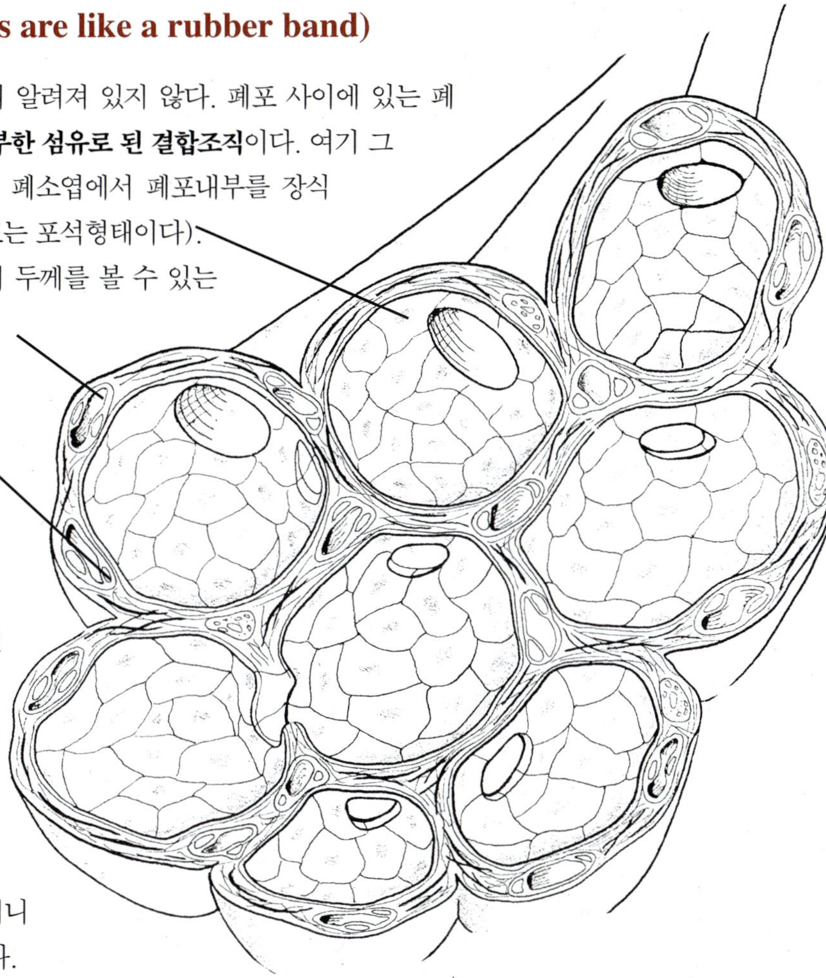

이와 같이, 폐의 조직은 탄성이 있기 때문에 늘일 수 있고, 또한 늘어나는 것에 **저항하여** 당겨지기 전의 길이로 되돌아올 수 있다.

이 탄성은 매우 큰 탄성을 지니며, 호흡하는데 자주 관여한다.

양쪽의 폐는 하나의 탄성을 가진 물질로 위에서 살펴보았듯이, 이 책에서는 "폐의 탄성"이 자주 거론 될 것이다.

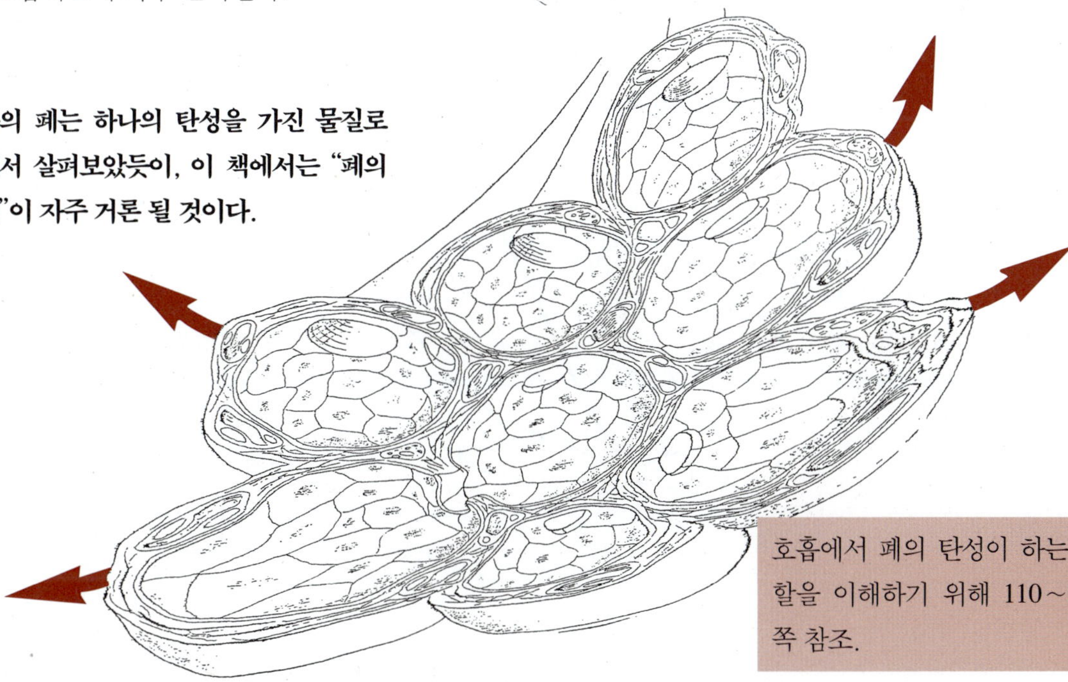

호흡에서 폐의 탄성이 하는 역할을 이해하기 위해 110~111쪽 참조.

흉막 : 폐의 이중 덮개(Pleural membrane: Double envelope of the lungs)

흉막*(pleura)*들은 넓게 폐를 감싸고 있다. 오른쪽과 왼쪽 폐는 흉막으로 싸여있다. 그리고 두 개의 흉막은 두 *겹의 얇은 장막*으로 되어있다.

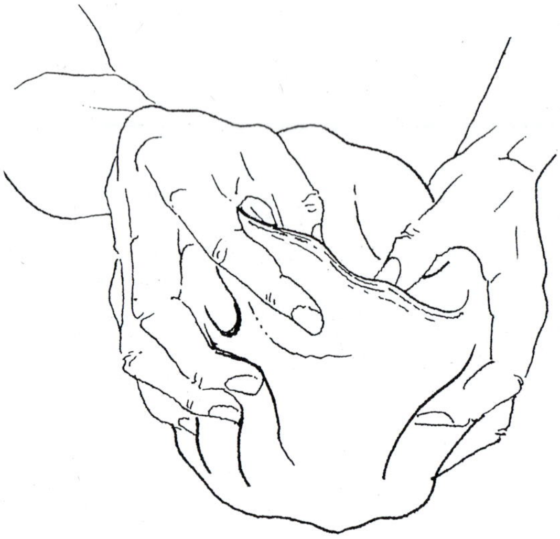

사실, 각 흉막은 찌그러져 안으로 접힌 바람이 빠진 얇은 가죽 공처럼 생겼으며, 이 얇은 공의 *한 쪽이 안으로 접혀지면서 다른 쪽과 겹치면서 하나의 주머니처럼 되어있다.* 이런 주머니 모양으로 폐를 둘러싸고 있다.

이와 같이, 흉막은 두 겹으로 폐를 감싸고 있다. 흉막과 폐엽(lunglobe) 사이에는 어느 정도 빈 공간이 있는데, 이 공간에서 흉막이 저절로 펴질 수 있다.

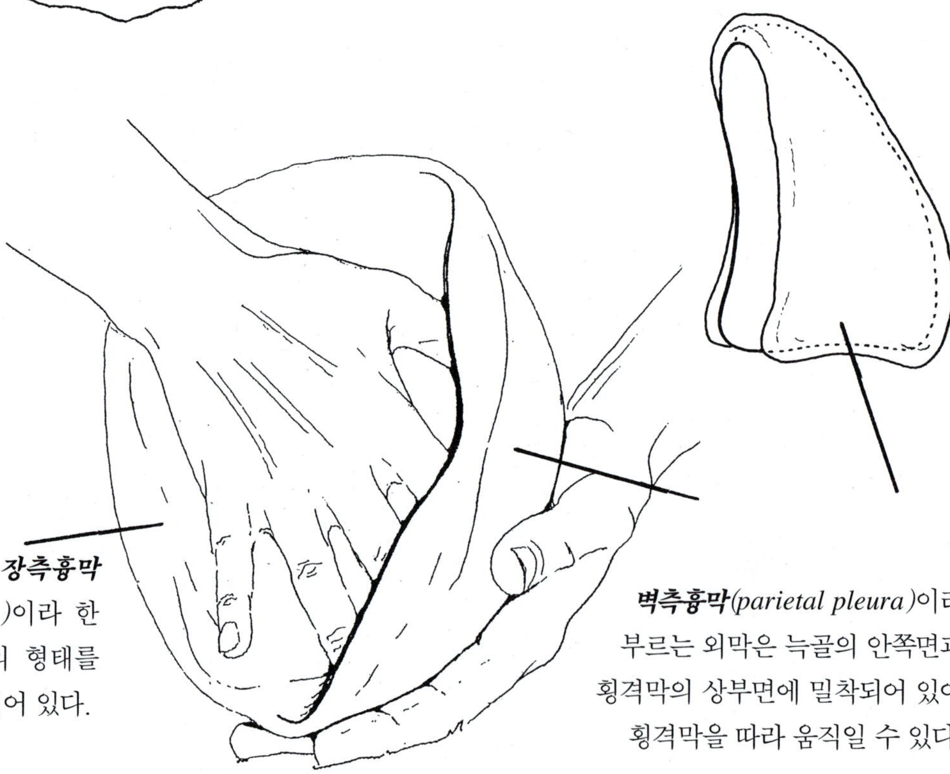

흉막의 내막을 ***장측흉막*** *(visceral pleura)*이라 한다. 이 막은 폐의 형태를 하고, 폐에 밀착되어 있다.

벽측흉막*(parietal pleura)*이라 부르는 외막은 늑골의 안쪽면과 횡격막의 상부면에 밀착되어 있어 횡격막을 따라 움직일 수 있다.

흉막은 호흡동작 시에 부피가 변화할 수 있도록 폐보다 약간 크다.

얇은 두 겹의 장막사이에는 저기압으로 부분적으로 속이 비어있는데, 압력이 저하 되어 있다.
(이 공간은 대기압과 폐간의 압력에 따라 지속적으로 조절된다.)
이 *두 겹의 장막*은 서로를 당기기 때문에 *부착되어 있다*. 그러므로 폐는 늑골들과 횡격막에 밀착해있다.

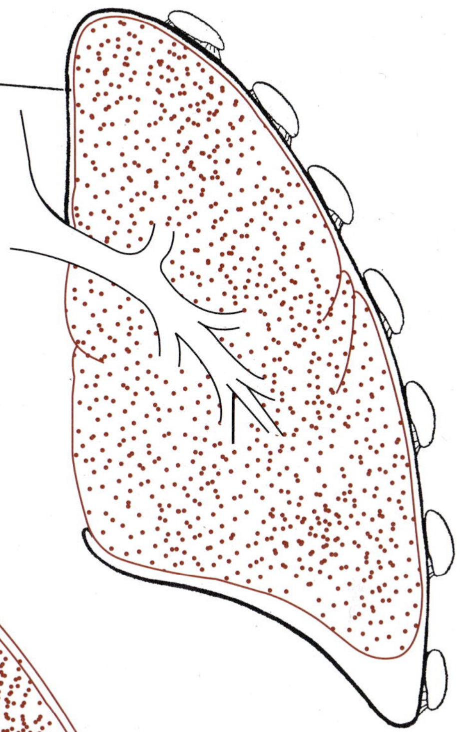

또한 ***흉막액****(pleural fluid)*이라는 소량의 액이 있는데 흉막의 어떤 세포들에 의해 분비된다. 이는 두 장막이 *서로서로 미끄러지게 한다*.

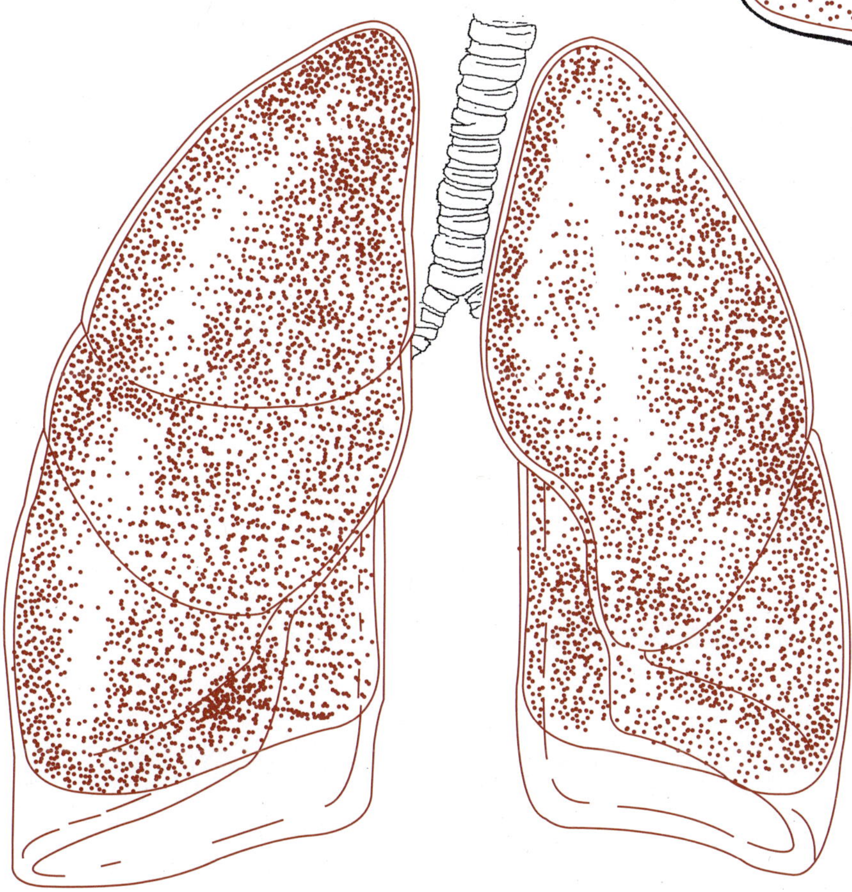

이와 같이 *폐는 흉막으로 씌어져 있기 때문에* ***흉곽에 붙어 있지만 미끄러우며 유동성을 가진다.*** *폐는 불가피하게 늑골과 횡격막의 움직임과 변형을 따라 모양이 변하게 된다.*
(또한 반대로, 자주 폐의 탄성으로 인해 늑골과 횡격막도 폐로 인하여 변형되어 진다.)

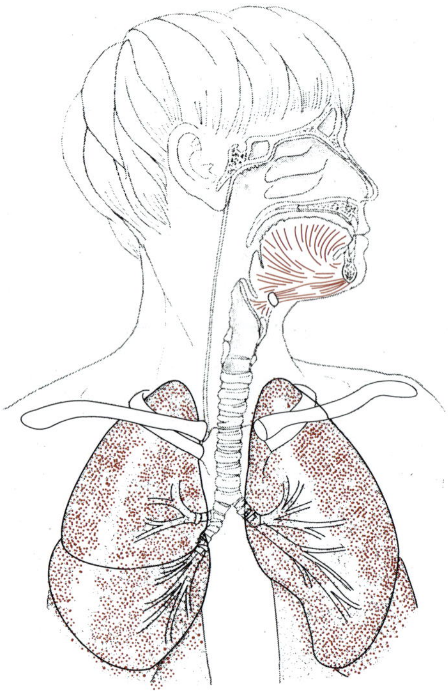

"공기 통로"(Airway Passages)

공기통로는 공기가 폐로 들어갈 수 있도록 혹은 폐로부터 공기가 나갈 수 있도록 통로의 역할을 하는 모든 장소나 도관을 지칭한다.

이 환기기관의 부분을 때로는 "해부학적으로 죽은 공간"이라고 한다. 왜냐하면 여기에 있는 공기들은 동맥혈에서 산화되는 가스교환(혈액의 산화)에 관여하지 않기 때문이다.

하부 공기통로(Inferior airway passages)

하부공기통로의 일부분에 속하는 ***기관지**(bronchus)*는 폐안에 있거나, 바로 폐 바깥에 있다. 공기가 통하며 관의 형태를 하고 있다.

"기관지 나무(Bronchial tree)"

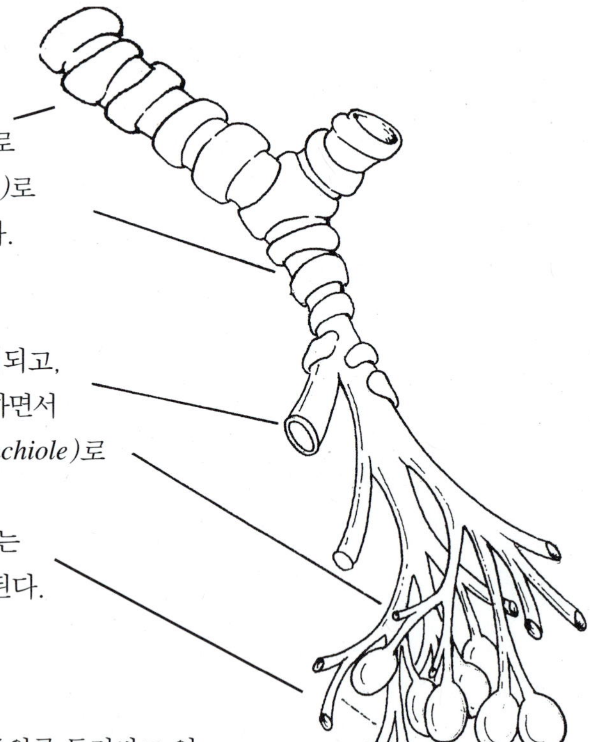

기관지에 연결된 굵은 ***주기관지**(primary bronchi)*는 폐로 들어가서 ***엽기관지**(lobar bronchi)*로 분지되어 다른 폐엽으로 연결된다.

각 기관지는 엽 내부에서 여러 차례 분지되고, ***구역기관지**(segmental bronchi)*로 형성하면서 점점 더 작은 굵기를 가진 ***세기관지**(bronchiole)*로 분지된다.
마지막에는 아주 극도로 가늘게 되어 있는 ***폐포관**(alveolar duct)*으로 나누어지게 된다.

가락지 모양의 연골이 주기관지와 엽기관지 주위를 둘러싸고 있어 그 형태가 유지 된다. 그리고 구역기관지의 내벽에는 연골판이 있지만 완벽한 고리모양을 하고 있지 않다. 세기관지에는 더 이상 연골이 없다. 폐포관에도 역시 연골이 없다.

기관지의 전체모습은 잎이 없는 나무형태를 하고 있다 (그리고 비록 옆으로 누운 자세에서 폐를 보더라도 같은 모양을 하고 있다).

하부공기통로 안쪽에는 ***촉촉한 점막***으로 덮여 있다. 촉촉한 점막은 호흡을 할 때 움직이는 작은 ***섬모***가 있다.

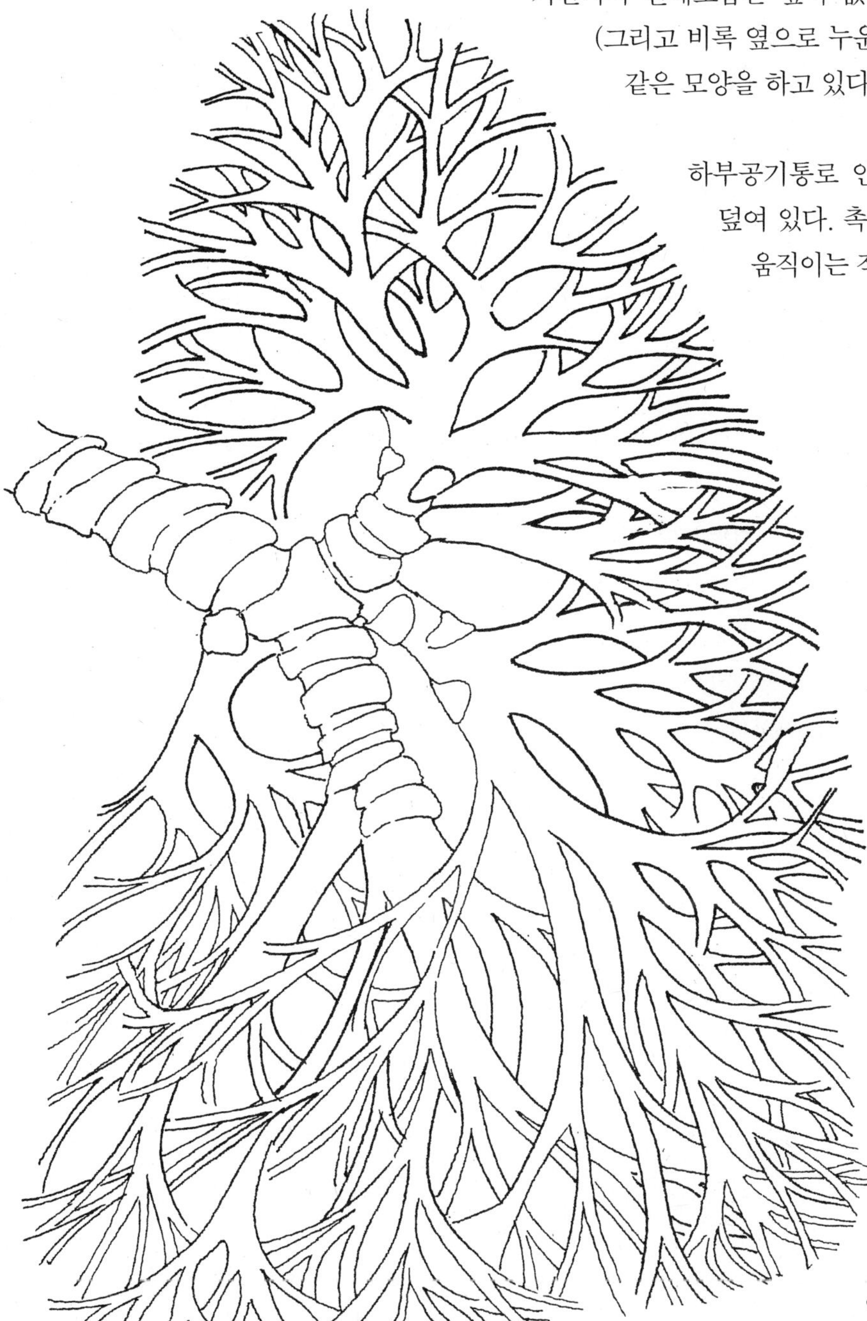

이 섬모들의 역할은 매우 중요하다. 폐포와 소기관지에서 형성된 ***점액***을 이 섬모들이 움직여서 호흡기의 배출구 위로까지 올려 보낸다. 폐포의 기능과 유지를 위해 필요한 이 점액은 인두까지 지속적으로 배출되어야 한다. 이 때 이 점액은 인두에서 삼켜지고 소화된다. 이 섬모의 손상은(특히 흡연자의 경우) 폐가 막히게 되고, 올바르게 점액을 배출할 수 없게 되어 *기관지염*이라 부르는 병에 감염되기 쉽다.

상부 공기통로
(Superior airway passages)

흉곽 위의 부위에서 공기가 통과하는 전체부위를 지칭한다.

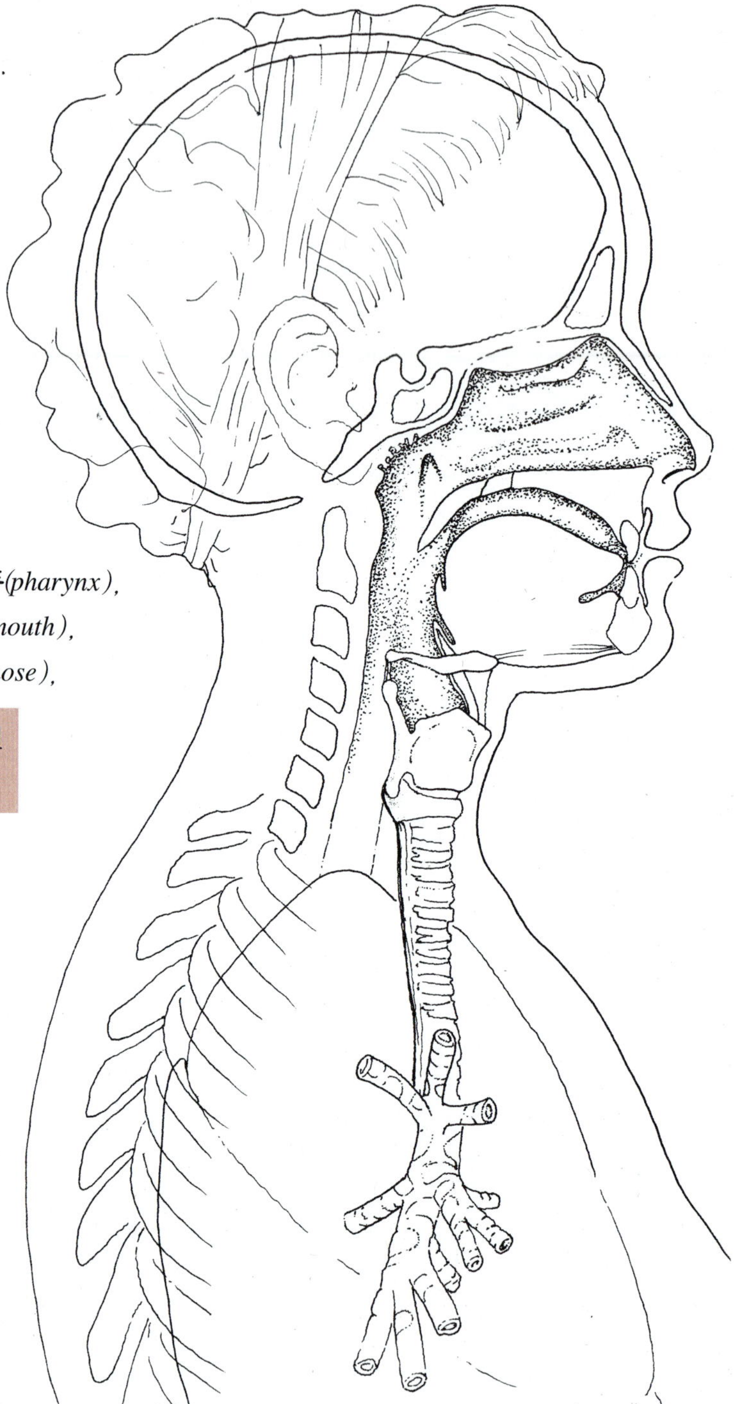

인두(*pharynx*),
입(*mouth*),
코(*nose*),

(이들 구조는 단면으로 그려졌다.)

기관(*trachea*)과
그 최상부에 위치한
후두(*larynx*) 등이다.

(이들 구조는 "전체" 모양으로 그려졌다.)

신체의 이 부위들은 *다른 기능도 수행한다.*
예를 들어,

- 후두는 성대와 함께 일차적인 소리를 내기 위해 진동하고,
- 입은 먹고, 발음하거나 혹은 소리를 공명하고,
- 코는 후각기능을 담당한다.

기관(Trachea)

목의 중간 아래 부분과 상부흉곽에 위치한 기관은 위로는 후두와 연결되어 있으며, 아래로는 주기관지와 연결되어 있는 공기가 통하는 관이다.

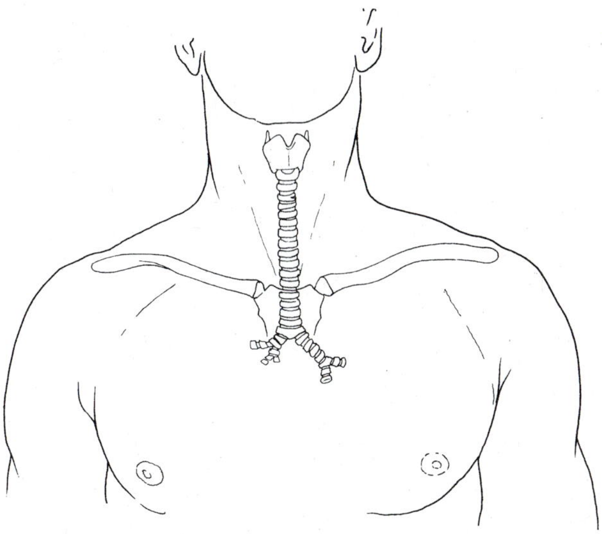

약 10 cm의 관으로 이 길이는 목의 위치나 호흡에 따라 변할 수 있다.

이 관은 거의 가락지모양을 하고 있는 연골 고리인 골조에 의해 뚫려있다. 뒷면은 유연하고 변형될 수 있는 막으로 형성된다. 앞면의 들어간 부위는 점막으로 덥혀있다.

이러한 배열로 기관은 *반경식관(semi rigid duct)*으로 되어 있다. 즉, 기관은 *항상 공기가 통할 수 있도록 열려있다.*

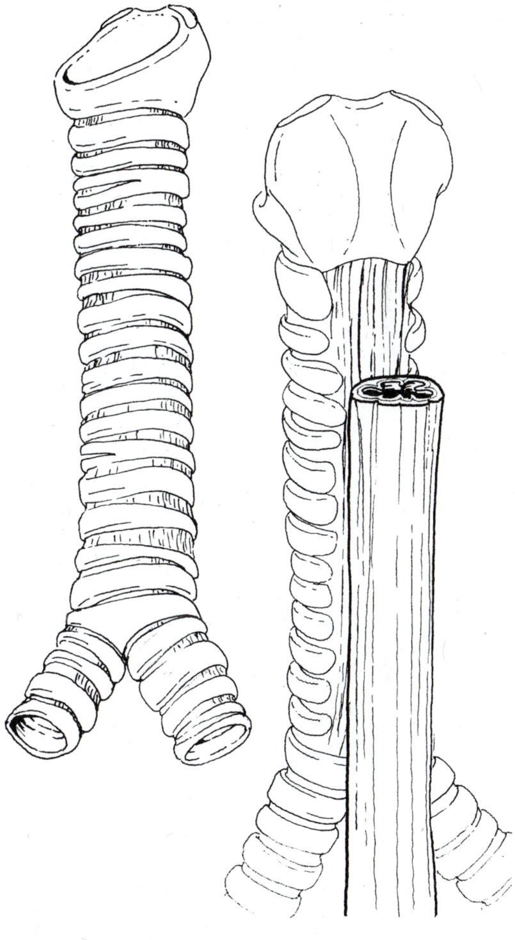

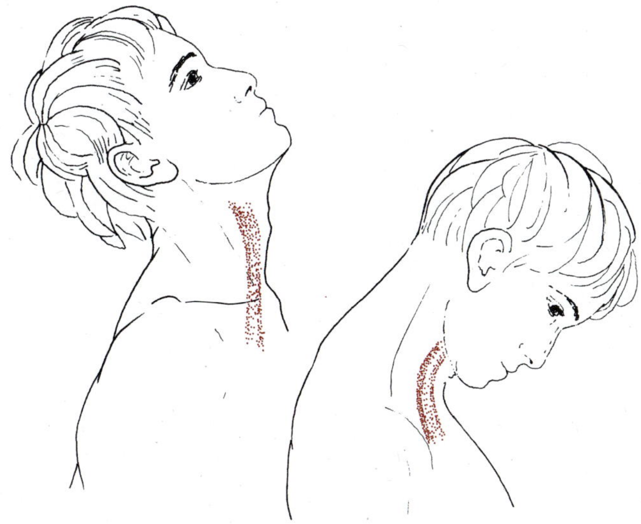

기관 바로 뒤에 위치한 식도는 음식물을 삼킬 때 변형되어진다. 기관은 이러한 식도의 변형에 따라 또한 형태가 변할 수 있다.

기관은 마찬가지로 머리, 목 그리고 호흡할 때 다양한 호흡동작에 따라 모양이 변형될 수 있을 정도로 유연하다.

후두: 호흡하는 장소이면서 또한 목소리가 발생하는 곳
(Larynx: where breathing occurs and the voice is born)

기관 최상부에 위치한 후두는 더 두껍고 더 복잡한데 매우 특별한 모양을 하고 있다.

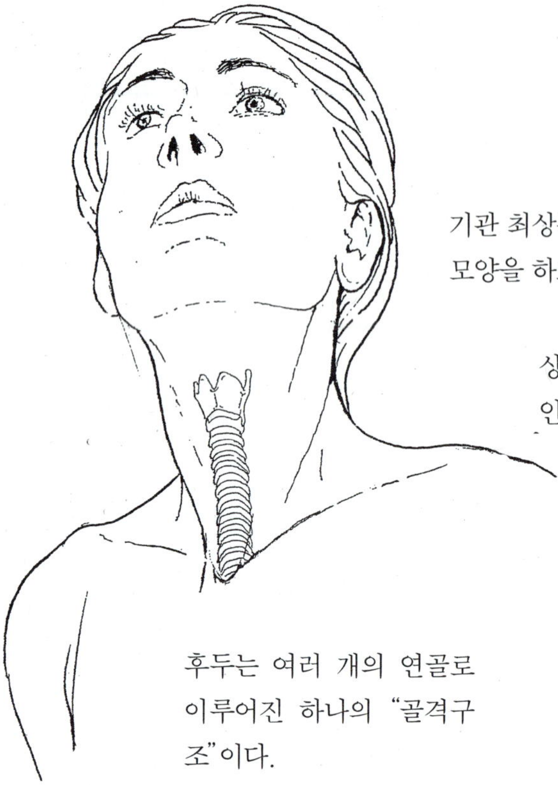

후두는 여러 개의 연골로 이루어진 하나의 "골격구조"이다.

상부후두는 인두와 통한다.

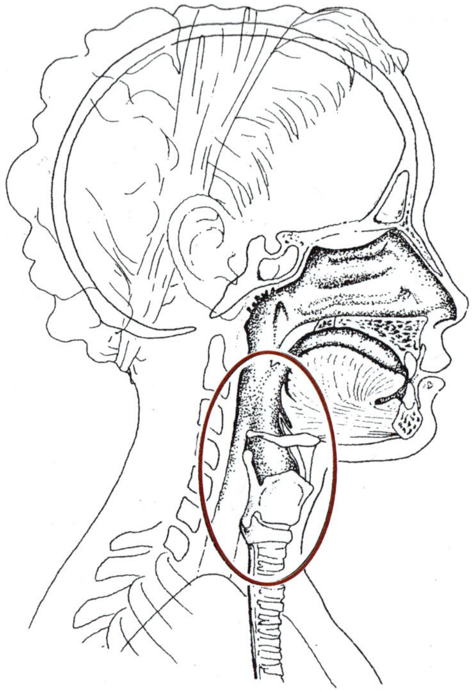

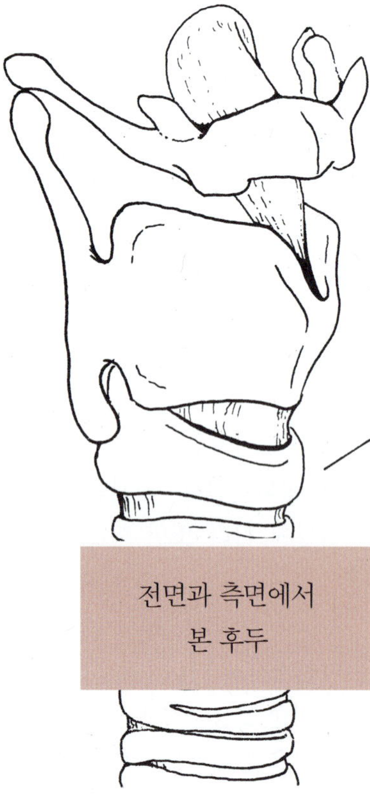

전면과 측면에서 본 후두

기관의 상부에 있는 ***윤상연골*** *(cricoid cartilage)*은 두꺼운 가락지 모양과 유사하다.

윤상연골의 뒤쪽에는 성대에 부착되어 있는 두 개의 ***피열연골****(arytenoid cartilage)*이 받치고 있다.

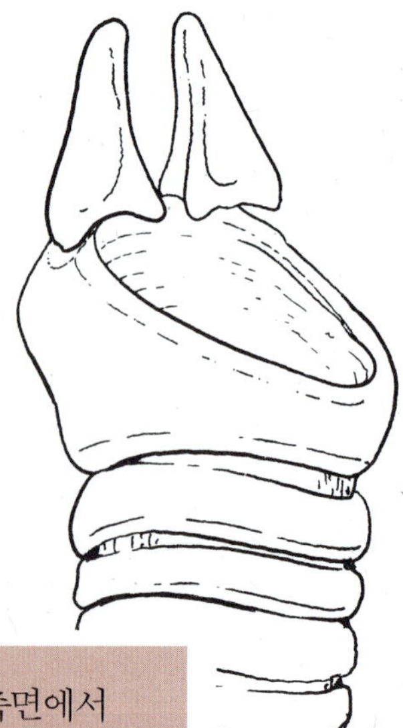

전면과 측면에서 본 윤상연골

그 바로 위에는 책을 뒤로 편 모양을 하고 있고 가장 덩치가 큰 ***갑상연골****(thyroid cartilage)*이 있다(같은 이름을 가진 갑상선(thyroid gland)과 혼동하지 말 것). 여기에 또한 성대가 부착되어 있다.

후면과 측면에서 본 후두

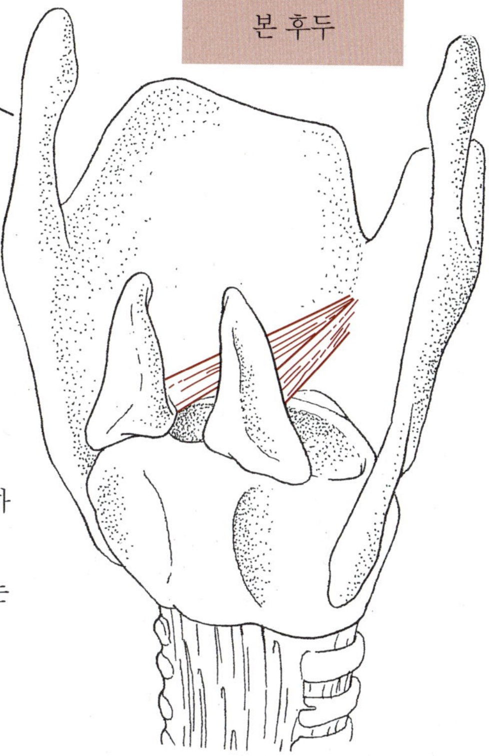

(갑상연골 돌기는 목 중간부위의 전면에서 매우 쉽게 찾아낼 수 있다. 바로 "아담의 사과"인데 남녀 모두에게 있지만 여자는 남자보다 작다).

전체적으로 안쪽에 *점막*으로 덮여 있고, 더 이상 두 개의 선이 보이지 않으며 두 개의 ***주름***이 보인다.
성대에 부착된 연골위치에 따라서 성대는(사이의 공간이 변하면서) 서로 어느 정도 접근하거나 혹은 수축된다. 이와 같이 성대 사이에 있는 공간의 크기는 변화한다. 이렇게 변할 수 있는 이 공간을 ***성문****(glottis)*이라고 한다.

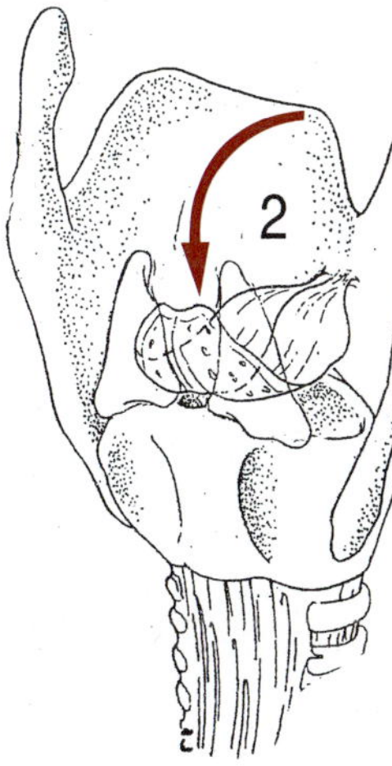

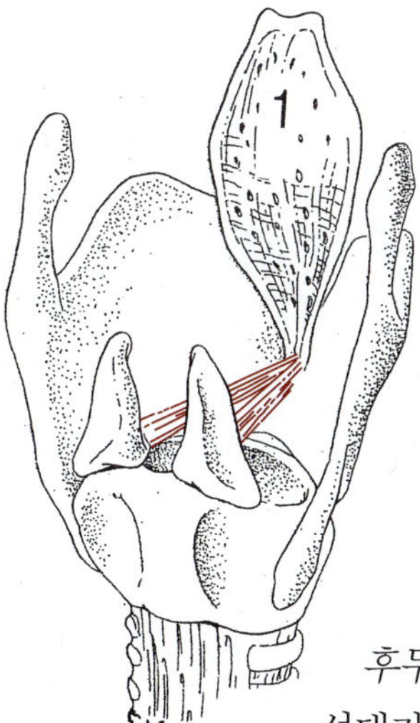

성문은 혀 모양처럼 생긴 연골에 의해서 위로 돌출하는데, 밑으로 처지면서 통로를 막을 수 있다. 바로 ***후두개****(epiglottis, 1)*이다.
입에서 음식물이 식도(esophagus)로 내려가면 (2) 후두개가 움직이면서 기관(도)으로 음식물이나 음료수가 들어가지 못하도록 조절한다.

후두는 괄약근처럼 공기를 어느 정도 지나가게 한다.
성대가 서로 완전히 가깝게 접근하게 되면 성문의 공간이 없어진다. 이 상황에서 공기가 지나갈 수 없다. 예를 들어 딸꾹질을 하거나 기침을 하기 바로 직전에 이 제어역할을 느낄 수 있다. 이 제어는 어느 정도 완벽하게 이행될 수 있다(130쪽 참조).

후두는 또한 목소리를 낼 때 처음으로 소리가 형성되는 곳이다.
즉, 성대가 접촉할 때, 성문아래에 도착한 공기가 진동하면서 인간 목소리의 원천적인 소리가 발생하게 된다. 그 후 바로 위에 위치한 진동실에서 이 소리가 여과되고 구체화되어진다.

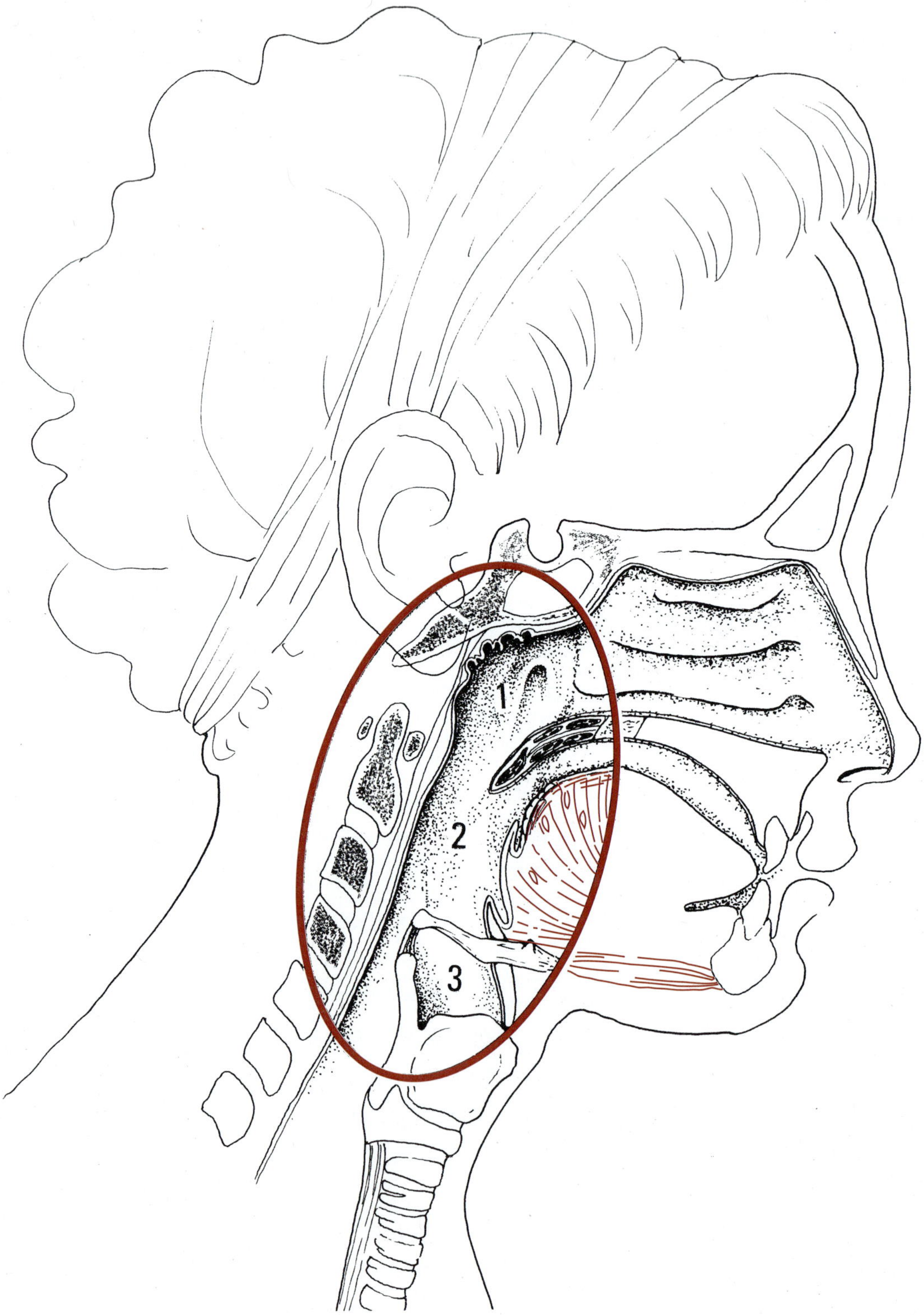
1
2
3

인두는 목 안쪽 위에서 아래로 걸쳐져 있다.
(Pharynx: the region of the inside of the throat, a little up and a little down)

때로는 **목**이나 **목구멍**으로 불리는 **인두**(*pharynx*)는 약 12 cm의 길이를 가지고 있고, 이 인두의 뒤쪽 부분에서 코, 입, 후두, 그리고 상부식 도가 연결된다.

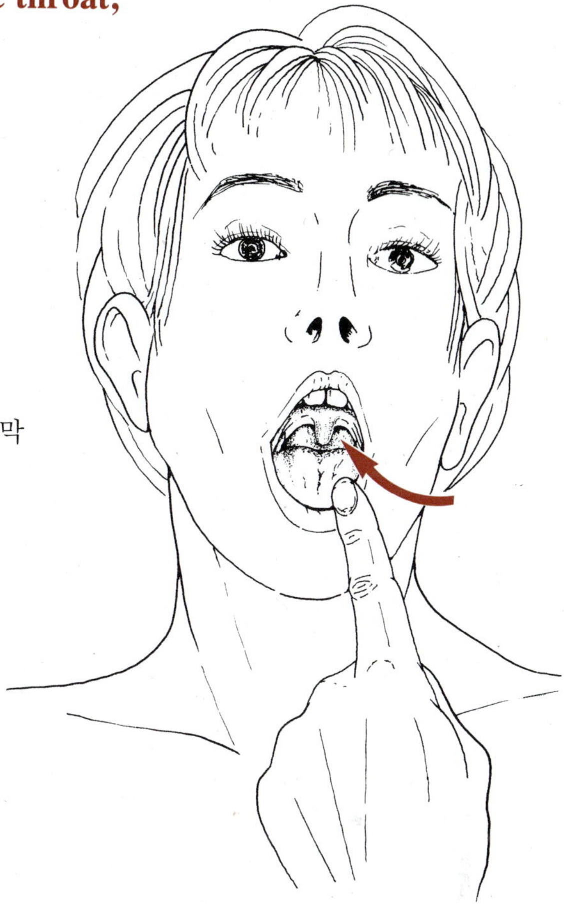

후면인두는 모두 섬유질인 근육 벽으로 되어 있고, 점막으로 덮여있으며, 두개골 하부로부터 시작하여 경추 앞을 따라 내려간다.

입을 크게 벌리면 목 안쪽에 있는 인두의 점막을 볼 수 있다.

인두앞쪽은 3단계로 나누어지며, 여러 다른 부위로 다다르게 된다.

- 코의 후면 : **비인두**(nasopharynx, 1), 상부,
- 입의 후면 : **구인두**(oropharynx, 2), 중간,
- 후두의 상부입구 : **후두인두**(laryngoharynx), 하부.

코로 들어온 공기는 이 3단계 부위를 통과한다.
입으로 들어온 공기는 입의 후면과 후두의 상부입구인 가장 낮은 2단계의 부위를 통과한다.

코(Nose)

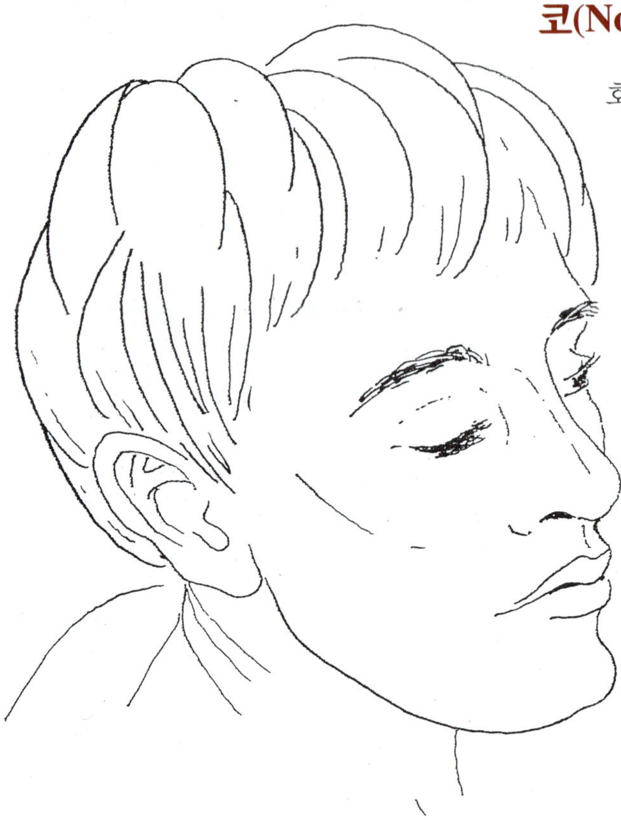

호흡기에서 매우 잘 볼 수 있는 부위인 코는 공기가 몸 안으로 들어오고, 몸 밖으로 나가는 두 개의 통로 중 하나이다.

(입으로 또한 호흡을 할 수 있다. 다음 장 참조)

외부에서 보면, 코는 얼굴 중앙에서 어느 정도 앞으로 튀어나온 뼈 같다.

아래부위에는, 코뼈의 양 측면에 있는 ***비익***(*ala*, *콧방울*)은 ***외비공***(*nares*, *콧구멍*)을 두르고, 가장자리를 형성한다.

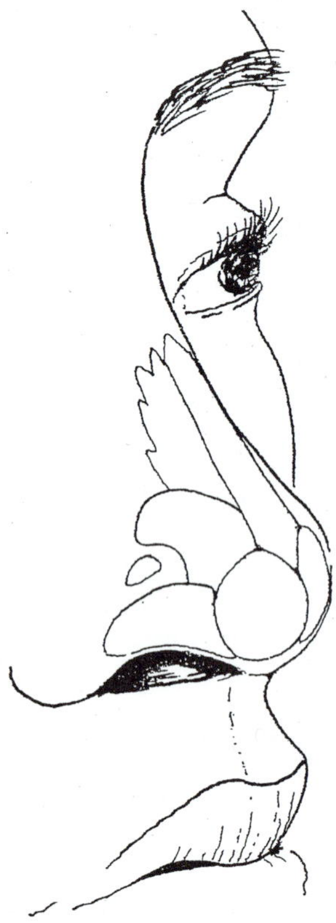

코의 이러한 외부모양은 나란히 놓여있는 여러 개의 **연골**과 안면골을 이루고 있는 ***상악골***(*maxilla*), ***서골***(*vomer*), ***비골***(*nasal bone*), ***전두골***(*frontal*) 등에 의해서 구성되어 있다.

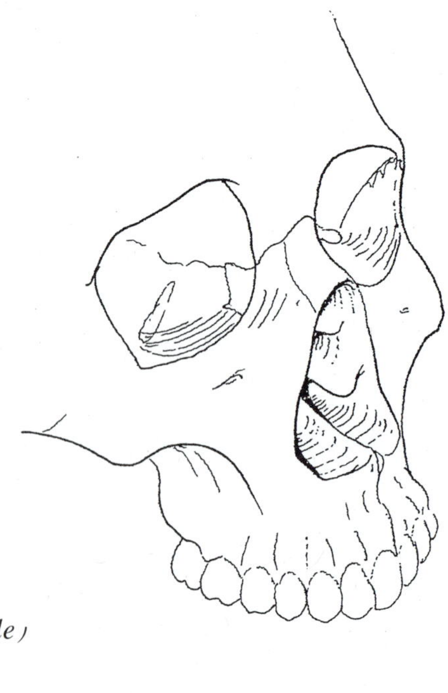

코의 모든 부위는 ***비전정***(*vestibule*) 혹은 ***코의 전면부위를 형성한다.***

비전정의 후면에서 보면, 코는 두 개의 ***비강***(*nasal cavity*)으로 형성되어 있다.
이 비강은 비중격에 의해 양쪽으로 나누어진다.

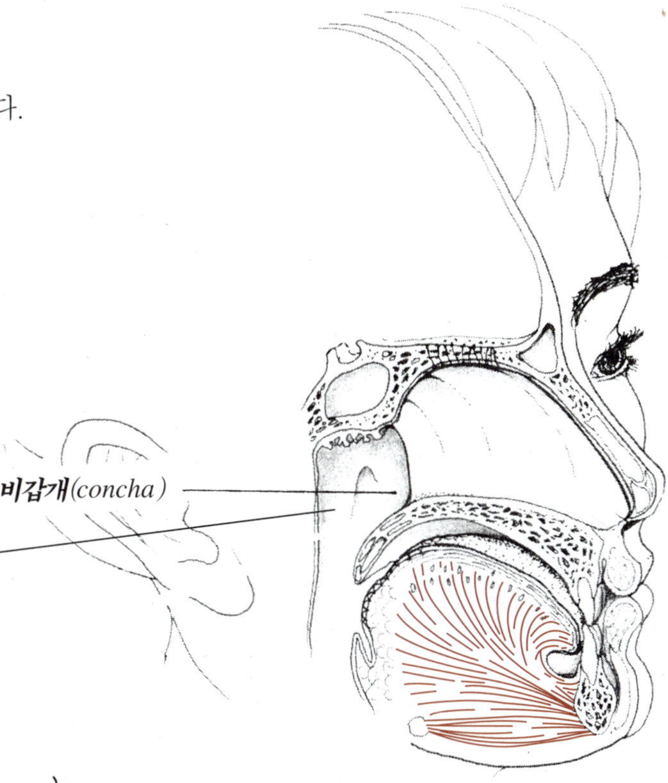

비강을 후면에서 보면, 도관같이 되어 있는 ***비갑개***(*concha*)가 후두의 제일 윗부분인 ***비인두*** 부위로 연결되어 있다.

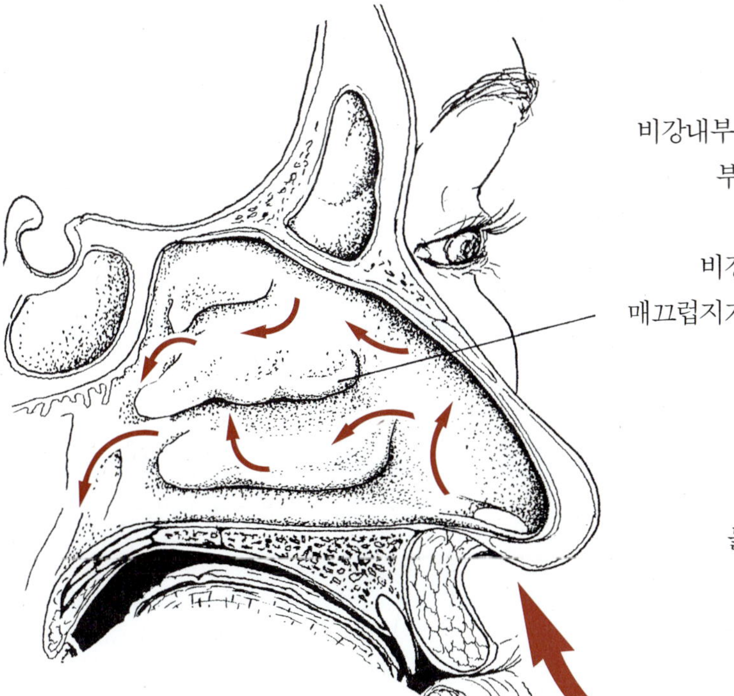

비강내부를 구성하고 있는 골격은 ***하비갑개***라 부르는 작은 뼈들이다. 이 작은 뼈들은 비강내부 측면의 벽을 채우고 있다.
비강의 내면은 울퉁불퉁하게 되어 있고, 매끄럽지가 않으며 수많은 주름으로 되어있다.
이 주름의 전체는 *촉촉하고 따뜻한 점막으로 덮여* 있다.

이 부위에서 순환하는 공기는 곧바로 들어오는 것이 아니라, 난기류에 의해 덥혀지고 촉촉하게 되는 것이다.

많은 (**코털**이라 부르는)후모는 내면의 점막을 덮고 있다.
그들의 역할은 *먼지를 들어오지 못하게 하여*, 공기가 폐로 가기 전에 *공기를 정화하는 것*이다. 점막에는 끈적끈적한 점액을 분비하는 세포가 있다. 이 *끈적거리는 점액에는 박테리아를 제거하는 효소*가 들어 있다.

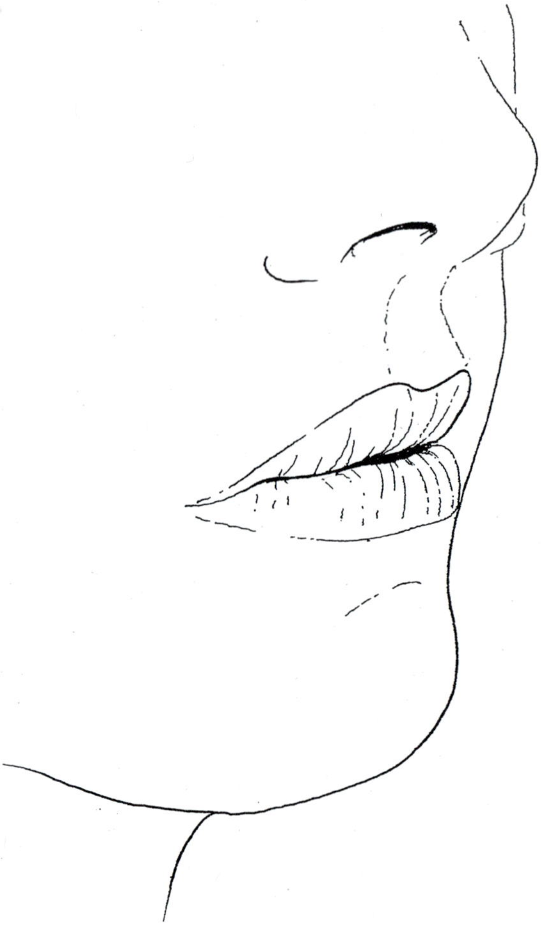

입(Mouth)

입은 호흡하는데 있어서 가장 적합한 통로는 아니다. 사실, 입에는 코처럼 공기를 정화하거나 촉촉하게 하는 장치들이 없다.

그럼에도 불구하고, 많은 경우에 입으로 호흡한다. 빠르게 혹은 강하게 호흡하기를 원할 때나, 수영을 할 때나, 노래를 부를 때 등이다. 그러므로 이 책에서는 입으로 호흡하는 것에 대하여 알아보고자 한다. 경우에 따라서 공기가 입으로 통과하기도 하고 때로는 공기가 통과하지 못하도록 입에서 제어하기도 한다. 그러므로 입으로 하는 호흡에 대하여 알아보아야 한다.

입은 ***구순***(*입술, lip*)에서부터 안쪽을 말한다.

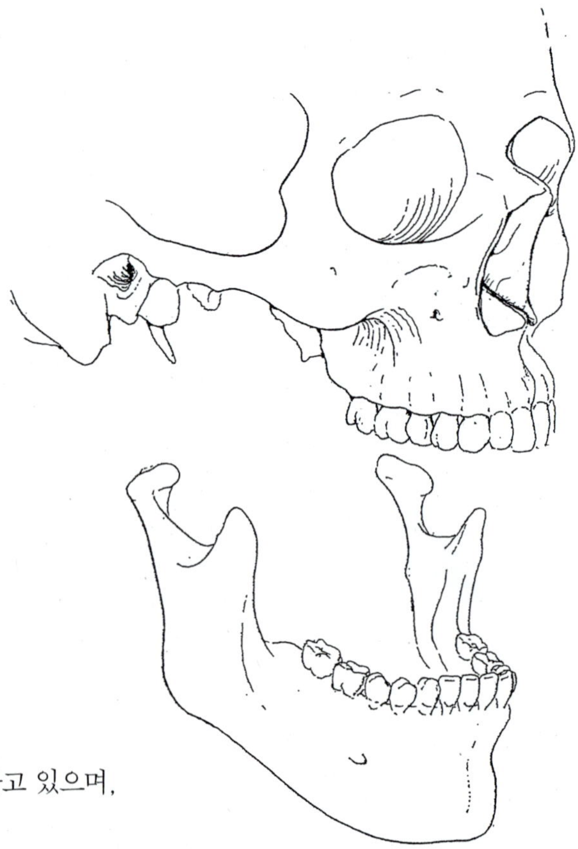

입술 뒤쪽에는 치아부위가 있다.
이 치아 부위는 ***상악골***(*maxilla*), ***하악골***(*mandible*)의 골격으로 되어있다.

상악골과 하악골을 이루고 있는 이 골격은 ***측두하악관절***(*temporomandibular*)에 의해 두개골과 이어진다.
상악골과 하악골의 골격은 ***치은***(*잇몸, gum*)을 형성하고 있으며, 점막으로 덮여있다.

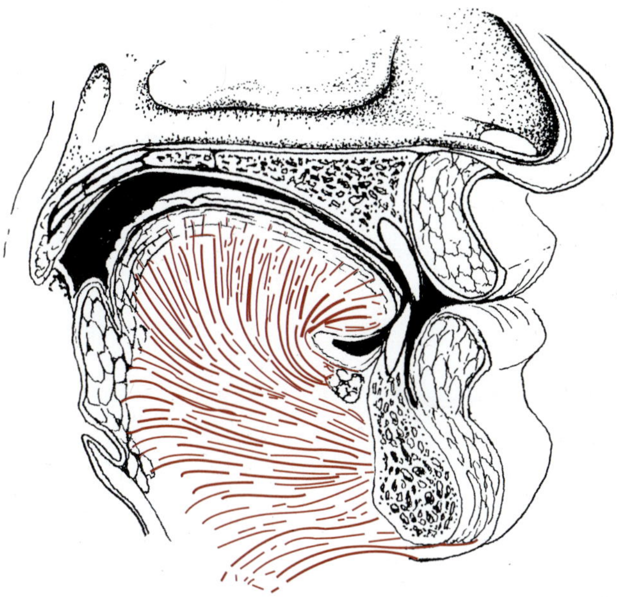

치아로 둘러싸여 있는 ***혀****(tongue)는 입의 하부를 차지하고 있다. 혀는 앞에 보이는 부위(뾰쪽한 부위, 설첨)는 가늘지만, 사실 혀의 뒤쪽으로는 매우 큰 덩어리로 혀 밑바닥까지 이어지고 있고, 후면에는 인두까지 이어진다. 혀는 17개의 근육이 있고, 아주 다양하게 움직일 수 있고,여러 동작들을 결합시킬 수 있다.*

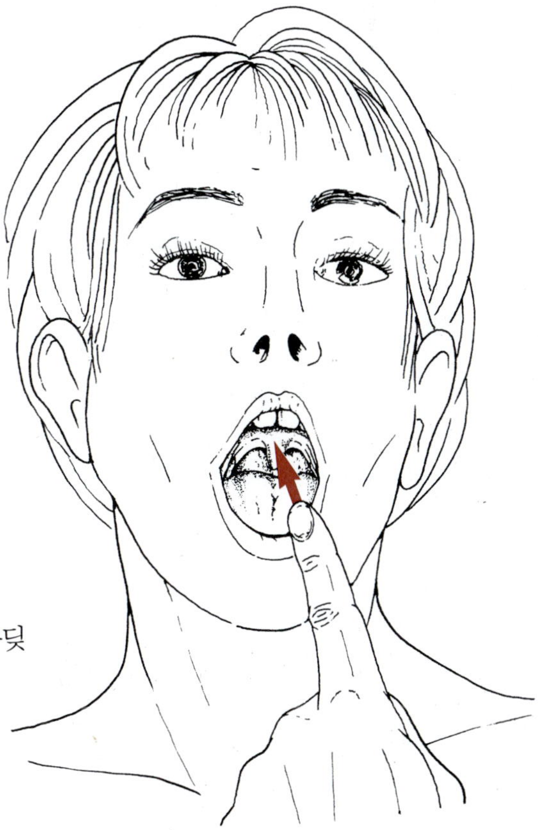

입의 상부에는 ***구개****(palate)*가 있고 구개는 두 부분으로 나누어진다.

- 전면 혹은 ***경구개****(hard palate)*는 ***상악골***과 ***구개골***과 연결된다.
- 부드러운 구개 혹은 ***연구개****(soft palate)*라 불리는 후면(1/3후면)은 경구개의 뒤쪽으로 연결된다.

10개의 근육으로 형성된 곳으로 *목소리나 하품*처럼 크게 활동하는 경우에 올라가거나, 내려가고, 또 수축할 수 있다.

또한 연구개의 이 부위는 *코를 골 때* 진동하면서 혀와 부딪친다.

후면에는, 입의 경계는 구개근육인 ***구개궁****(palatine arch)*까지다. 이 구개궁은 ***구협****(여기에* ***구개편도****, palatine tonsils,가 있다)*에서 전체적으로 좁아진다.

연구개와 경구개의 전체부분과 구개궁은 점막으로 덮여있다.

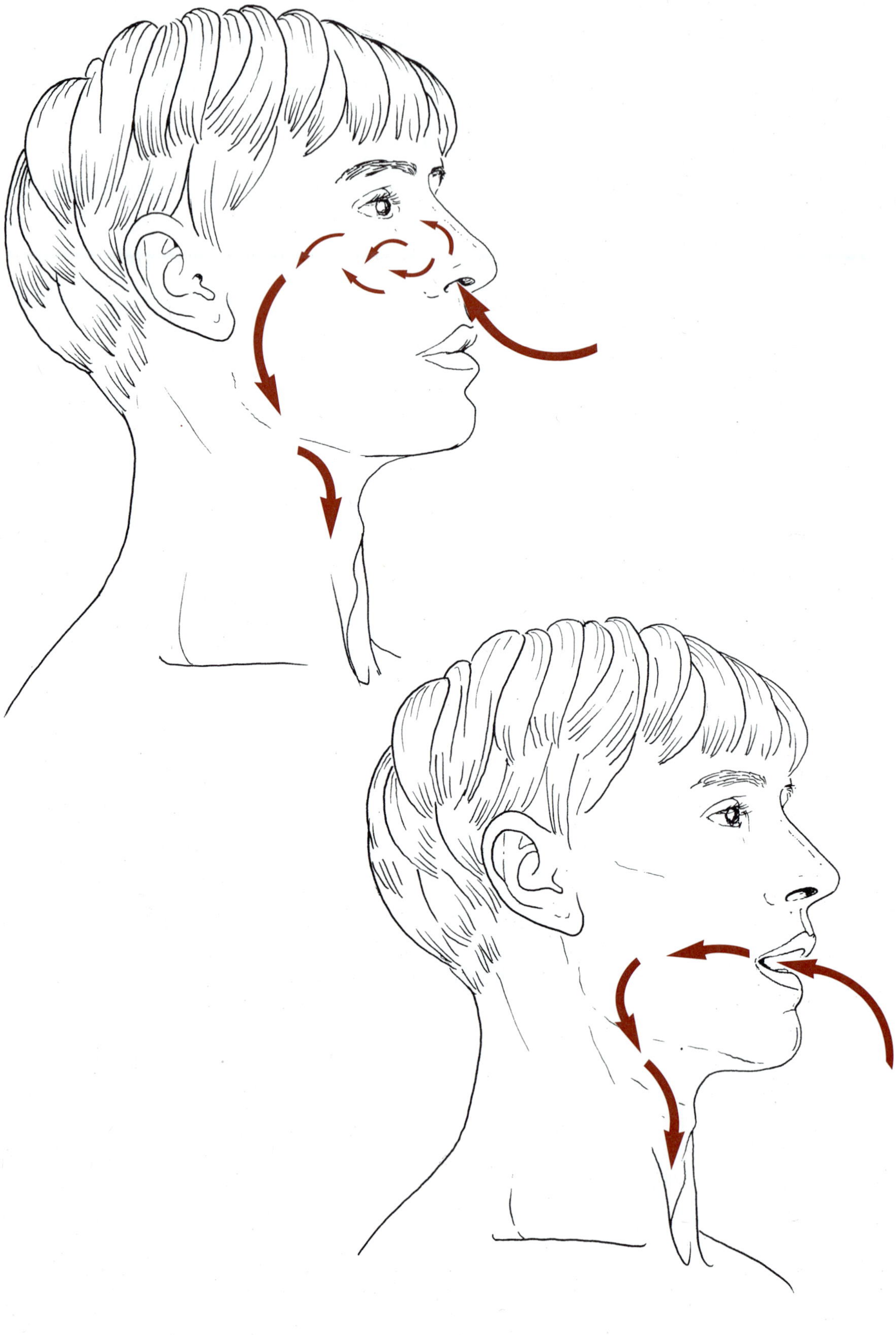

코로 혹은 입으로 호흡하기?(Breathing through the nose or the mouth?)

수많은 신체기술에서 사람들마다 이 문제에 대하여 약간 독단적인 경향이 있다.
사실, 호흡에 관한한 이 두개의 호흡통로는 매우 상이한 장단점이 있다.

코로 호흡할 때 (When the breathe through the nose)

73쪽에서 보았듯이, 공기는 동시에

- 점막에 의해 따뜻해지고 촉촉해지며,
- 털과 점액에 의해 먼지가 걸러지고,
- 정화되고 점액효소에 의해 박테리아가 제거된다.

그러므로 폐에는 *따뜻하고, 촉촉하고, 정화된* 많은 양의 공기가 들어간다.
이러한 점에서 호흡할 때, 코로 호흡하는 것이 최상이다.*

게다가, 특히 흡기가 코로만 행해질 때 코 안쪽에 위치한 후각말초신경을 더 자극한다. 왜냐하면 비강으로 공기가 더 많이 들어오기 때문이다.

입으로 호흡할 때(When the breathe through the mouth)

입을 벌리면 공기는 저항을 덜 받게 된다. 왜냐하면 공기관이 더 크기 때문이다(입 안쪽은 흔히 코의 좁은 안쪽보다 특히 더 넓다).
게다가, 공기의 여정이 약간 더 짧게 된다.
그러므로 흡기와 호기 때 입을 벌리면 더 많은 양의 공기를 쉽게 환기시킬 수 있다.
이런 식으로 최대한의 호흡량으로 "끝까지" *더 쉽게 심호흡을 할 수 있다.* 예를 들어, 순간적으로 많은 양의 공기를 환기시켜야 할 경우에는 입으로 호흡하는 것이 유리하다.

- 강도 높은 신체활동,
- 예를 들어, 수영선수, 성악가 혹은 관악기 연주가들이 빠르게 공기를 들이마시는 것을 반복할 때,
- 또는 횡격막을 당겨 가능한 최대한으로 공기를 배출 할 때이다.

- 하지만, 입으로 호흡하는 것은 코로 호흡하는 것보다 *공기흐름을 더 많이 변화시킬 수 있다.* 흡기시나 호기시에, 특히 입술이나 혀나 연구개의 부위에서 어느 정도 입을 닫으면서 공기흐름의 변화를 줄 수 있다(130쪽 호흡제어를 참조).

---

* 때로는 코로 호흡을 하는 것이 불가능하거나 부분적으로 가능할 때가 있다. 이는 혀의 위치가 잘못되었거나 혹은 비인두가 좁기 때문이다.

제 4 장

호흡근

(Respiratory Muscles)

많은 근육들은 호흡동작이 진행되는 동안 호흡에 관여할 수 있다.
하지만 이 근육들 중에서 대부분의 근육은 호흡동작에만 작용하는 것이 그들의 근본적인 기능은 아니다.

공기를 흡입 할 때 사용되는 근육은 흡기근(inspiratory muscles)이다. 이는 폐를 확장시킨다.
공기를 배출 할 때 사용되는 근육은 호기근(expiratory muscles)이다. 폐를 "수축시킨다".

어떤 근육들은 다른 근육들과 결합하는 방법에 따라서 흡기시 혹은 호기시에 작용한다.

하지만 이 모든 근육들은 보통 *간접적으로* 호흡에 관여한다. 예를 들어 , 이러한 간접적인 개입으로 호흡동작을 *제어하거나* 멈출 수 있다. 반대로 단지 근육의 *이완*만으로도 호흡동작을 제어하거나 멈출 수 있다.

여기서 어떤 호흡동작은 *근육작용이 없이*도 이루어진다는 것을 반드시 상기해야 한다.
독자들은 호흡량과 이 호흡량에 작용하는 힘에 대하여 다루고 있는 부분을 자주 참조해야 한다.

흡기근(Muscles of inspiration)

폐활량을 증가시키는데 사용되는 모든 근육들을 지칭한다.
이렇게 폐활량을 증가시키는데 두 가지 중요한 작용이 이루어져야 한다.

- 폐를 밑으로 당기면서 폐를 크게 할 수 있고,
- 혹은 폐를 전면, 측면, 후면으로 당기면서 폐를 크게 할 수 있다.

이 책에서 처음으로 언급되는 근육은 횡격막이다.
이 횡격막은 이 두 가지 방법으로 폐활량을 증가시킨다.

횡격막 : 주요한 흡기근 (Diaphragm: primary inspiratory muscle)

일상적인 대부분의 호흡은 이 근육작용에 의해서 이루어진다.
이 근육은 폐 밑에 있고, 펌프가 움직이는 것처럼 작용한다.

근육질이기도 하면서 섬유질로 이루어져 있고, 넓은 칸막이 같은 것인데, 흉곽과 복부를 결합시키면서 동시에 분리시키기도 한다.

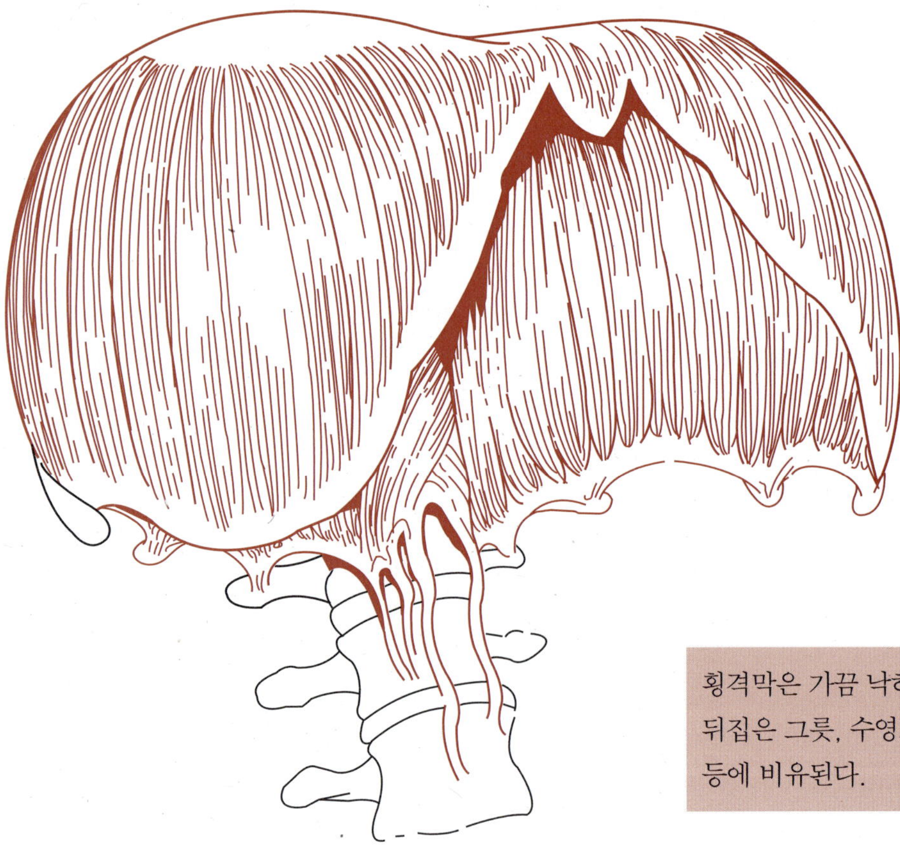

횡격막은 가끔 낙하산 혹은 뒤집은 그릇, 수영모, 해파리 등에 비유된다.

부드러운 천보자기처럼 기관들 사이에 자리 잡고 있는 횡격막은 전면보다 후면이 더 발달되어 있다. 약간 가늘고 불규칙한 둥근 지붕 모양을 하고 있다. 부드럽기 때문에 횡격막과 접하고 있는 각 기관들의 형태와 딱 들어맞게 되어 있다. 그러므로 그림에서 보면 마치 횡격막이 딱딱한 둥근 지붕 같다고 상상할 수 있지만 사실은 그렇지 않다.

횡격막의 가장자리는 흉곽안쪽 가장자리와 연결되어 있다.

특히 강하게 공기를 배출 할 때, 오른쪽 원형지붕의 절반은 왼쪽보다 좀 더 휘어지고 좀 더 높게 된다.

몸통에서 횡격막의 위치는?
(Where in the trunk is the diaphragm located?)

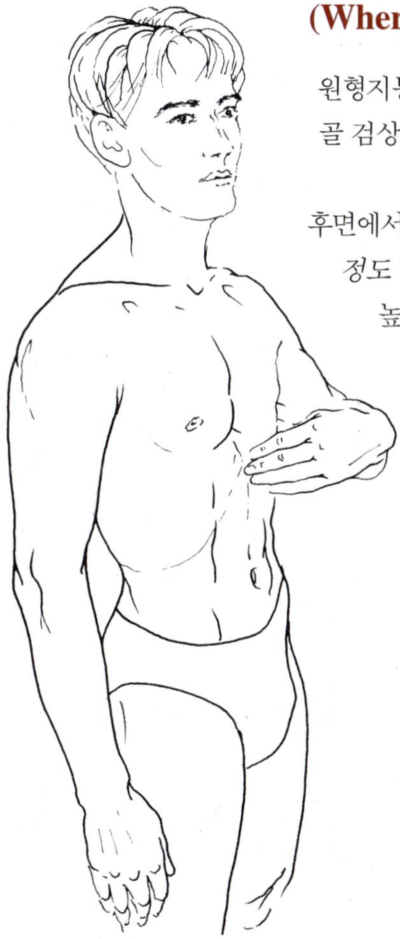

원형지붕에서 제일 꼭대기에 있는 지점은 제4~5늑골정도의 높이이거나 흉골 검상돌기 바로 위에 자리 잡고 있다.

후면에서 보면 이 꼭대기 지점은 제7흉추 높이와 같다(주의점 : 높이가 중간 정도 되는 부분은 흉곽의 위치에 따라 다르고, 흡기 시나 혹은 호기 시에 높이가 변할 수 있다).

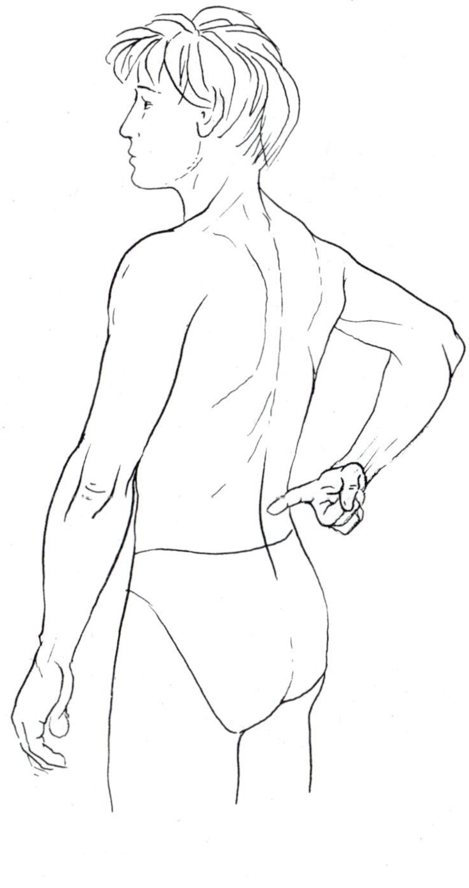

가장 낮은 지점에서는 후면으로 제3요추 추골에서 힘줄로 연결되어 있다. 이는 허리부위쯤 되는 지점이다.

따라서 이 횡격막 근육은 허리의 움푹 들어간 부분에 위치한다.

횡격막의 해부(Anatomy of the diaphragm)

이 근육은 ***횡격막중앙***(*diaphragmatic center*)이라 하는 *섬유중앙부*(*중심건, central tendon*)로 이루어져 있다. 이 섬유중앙부 주위로 **근섬유**가 방사상모양으로 퍼져 흉곽가장자리까지 뻗쳐져 있다.

횡격막중앙(Diaphragmatic center)

여기서는 횡격막을 위에서 그리고 앞에서 본 것이다.

빛나는 약간 하얀 진주빛 *건막**부이다.

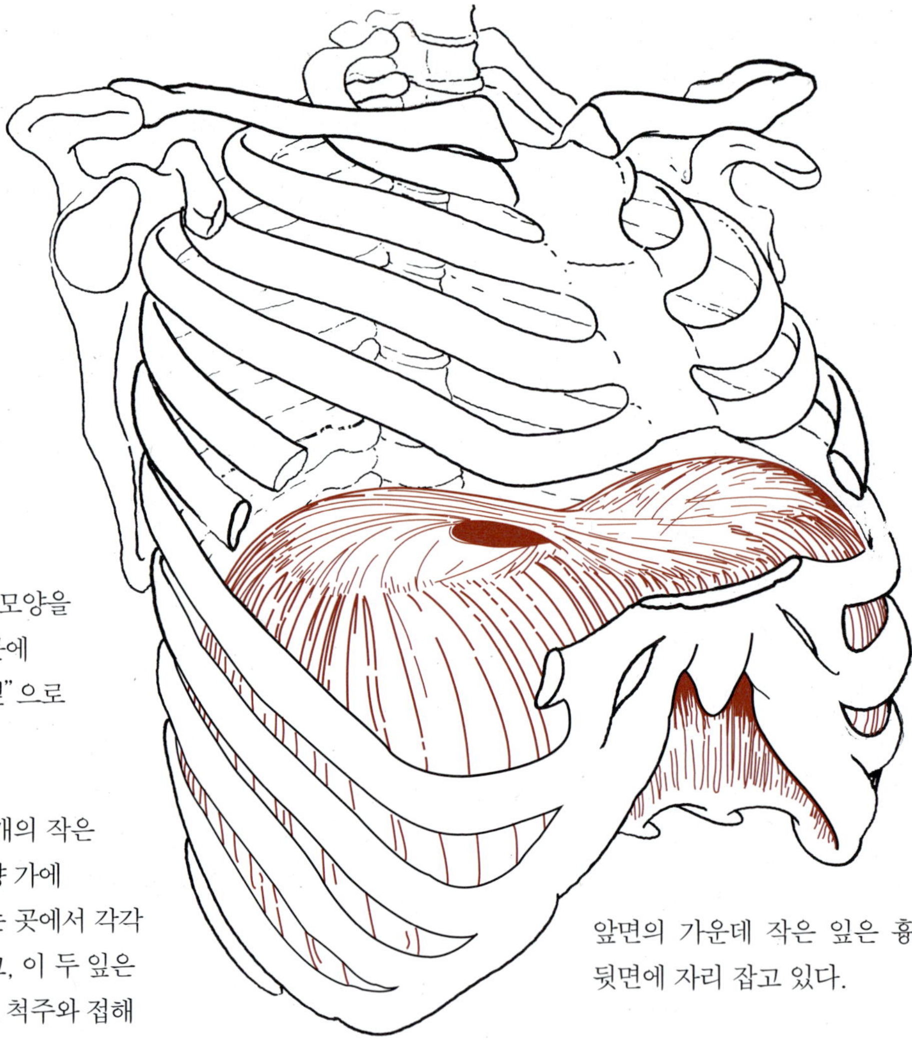

이것은 클로버모양을 하고 있기 때문에 3장의 "작은 잎"으로 묘사된다.

옆에 있는 두 개의 작은 잎은 척주의 양 가에 깊이 패여 있는 곳에서 각각 자리 잡고 있고, 이 두 잎은 약간 뒤쪽으로 척주와 접해 있다.

앞면의 가운데 작은 잎은 흉곽 뒷면에 자리 잡고 있다.

---

* 건막은 여러 방향으로 당겨지더라도 견디어 낼 수 있는 *콜라겐 섬유*를 많이 포함하고 있기 때문에 언제든지 변형될 수 있는 섬유조직이다. *건막은 근섬유를 갖고 있지 않다.* 그러므로 횡격막중앙은 스스로 수축할 수 없고, 주변 근섬유가 수축되어지면 당겨지게 되는 횡격막의 일부이다. 횡격막중앙은 멀리서 당길 수 있는 견인력을 전달할 수 있는 부위이다.

근섬유(Muscular fibers)

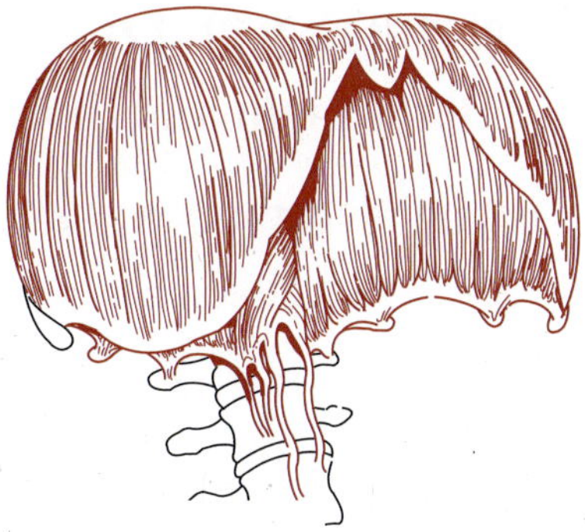

근섬유는 횡격막중앙에서 시작하여, 후광처럼 아래로 내려가면서 흉곽주변부로 향한다. 근섬유는 활모양으로 되어 있는데, 이 활의 형태 때문에 횡격막이 둥근 지붕 모양처럼 보이게 한다.

근섬유의 마지막 부분은 부위에 따라 각각 다른 이름을 가지고 있다.

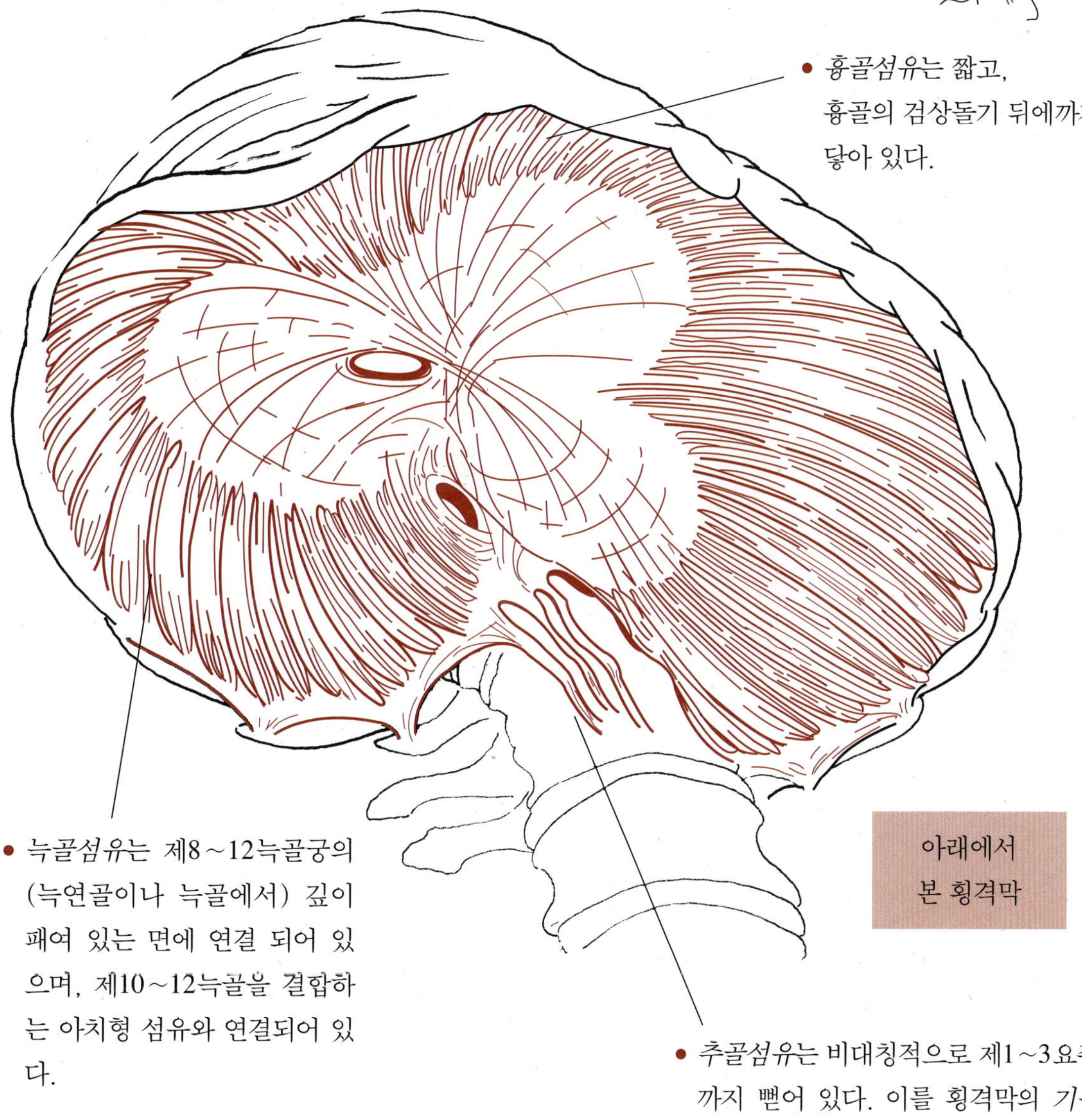

횡격막과 흉곽장기
(Diaphragm and thoracic organs)

횡격막은 흉곽 때문에 가운데가 튀어나온 "판"의 모양을 하고 있다.

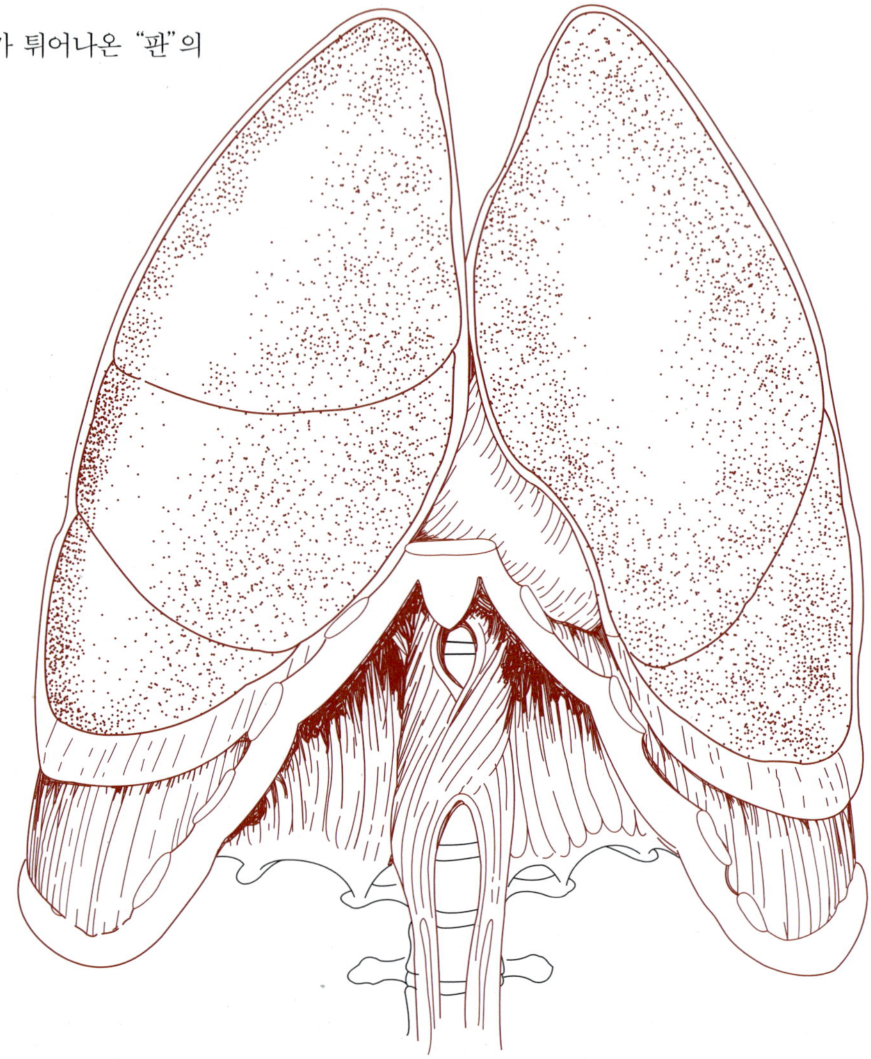

폐의 아랫부분인 폐저는 흉막에 싸여서 횡격막 위에 얹혀 있다. 이와 같이 폐는 폐저에 의해서 횡격막과 결합한다.
이렇게 횡격막의 움직임이나 횡격막의 변형이 폐저에 전달하게 된다(그 기능에 관해 134쪽 참조).

벽측흉막의 크기는 폐의 막보다 더 크다. 횡격막은 흉막보다 더 밑으로 내려가 있다.
그러므로 밑에서 위로 순차적으로 놓여 있는 횡격막, 흉막, 폐의 하부(폐저) 3개의 층을 형성한다.
장액성인 심막(serous pericardium)으로 싸여져 있는 심장이 횡격막중앙 위에 얹혀있다.
심막은 외벽에 의해 횡격막과 부착되어 있다. 이 외벽으로 인하여 횡격막중앙에 압흔이 남게 된다.

횡격막과 복부장기(Diaphragm and abdominal organs)

횡격막은 복부에서 가장 위에 있는 여러 장기 위에 덮개처럼 놓여 있고, 이들 장기 위에 부분적으로만 접하고 있다. 어떤 장기들은 복막에 의해서 횡격막과 접해있다. 이 복막은 장액성의 큰 막으로 대부분의 복부장기를 감싸고 있다.

- 왼쪽에 있는 위장(stomach)은 양쪽의 측면과 전면이 횡격막과 닿아 있고,
- 간(liver)은 양쪽의 측면과 상후면이 횡격막에 붙어 있다.

복막(peritoneum) 뒷면에 있는 다른 내장(abdominal organs) 즉, 신장(kidney), 비장(spleen), 췌장(pancreas), 대동맥(aorta), 대장(large intestine)의 "결장(colon)곡"은 직접 횡격막과 접하고 있다.

그러므로 횡격막이 움직이면 이 장기들의 모양이 하나, 둘 혹은 전체적으로 변형된다. 즉, 횡격막은 이 장기들에게 직접적으로 영향을 미친다.

하지만, 횡격막의 움직임은 복강에서 횡격막과 직접 닿지 않는 다른 장기들의 움직임이나 형태에 영향을 미칠 수 있다.

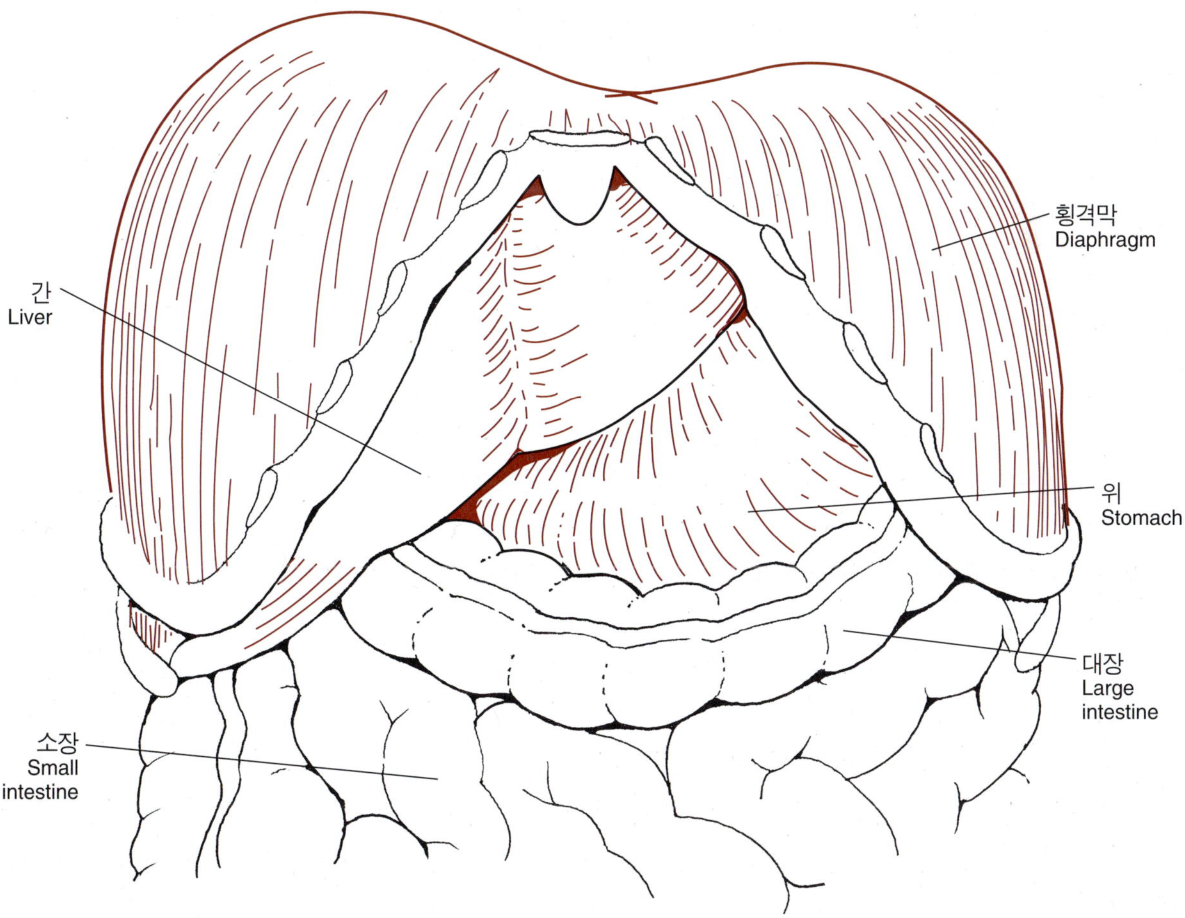

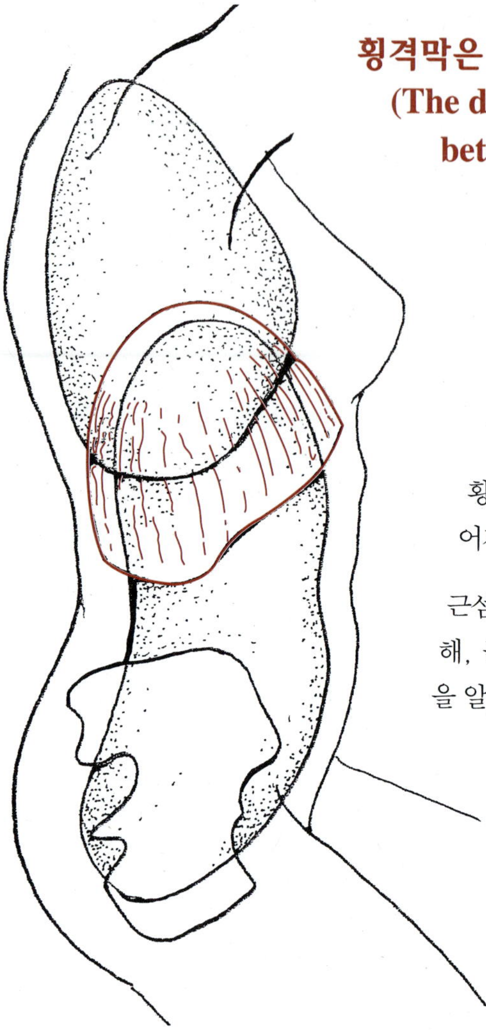

횡격막은 흉곽과 복강 사이에서 피스톤처럼 작용한다 (The diaphragm acts like a piston between the thorax and abdomen)

횡격막이 수축하면 아래에 있는 골반방향으로 향하게 된다. 횡격막은 위와 아래에서 작용하는 힘에 따라 다양한 형태로 수축하게 된다(126쪽 참조).

이 수축작용에 대하여 134~139쪽의 분석 편에서 자세히 설명하고 있다.

횡격막은 또한 늑골을 올릴 수도 있고, 간접적으로 늑골을 벌어지게 할 수도 있다.

근섬유는 앞면에서는 짧고, 뒷면으로 갈수록 길어진다. 다시 말해, 근섬유는 앞면에서 보다는 뒷면에서 더 많이 움직인다는 것을 알 수 있다.

횡격막의 신경분포는 좌 · 우 횡격막신경들에 의해 이루어진다.

각기 횡격막 절반의 근육을 지배하는 좌 · 우 횡격막신경들은 각기 다른 방식으로 수축할 수 있다.
(이는 연습을 통해 가능하다. 185쪽의 비대칭적인 횡격막수축 참조.)

쉽게 느낄 수 없는 횡격막수축 (Feeling the contraction of the diaphragm is not easy)

횡격막작용은 장기 한 가운데서 이루어진다.
게다가, 횡격막에는 감각을 느낄 수 있는 신경세포가 거의 분포되어 있지 않다. 왜냐하면 횡격막신경은 마지막 6개의 늑간신경에서 오는 신경섬유와 태양신경총에서 오는 몇 개의 신경섬유로 이루어져 있기 때문이다. 그러므로 횡격막 수축은 감각적으로 쉽게 느끼지 못하며, 늑골흡기근의 수축보다 훨씬 덜 느끼게 되는 것이다.

우리는 자주 장기의 움직임을 느낄 수 있다, 특히(감각을 느낄 수 있는 신경세포의 분포가 매우 많은) 흉막의 움직임을 더 잘 느낄 수 있다. 하지만 명확하게 횡격막근육의 수축느낌인지 장기들의 수축인지를 구별하지는 못한다.
그러므로 의도적이고 의식적으로 공기를 들이마시는 연습을 하고자 할 때, 횡격막 흡기가 가장 일반적이고 가장 효율적이라 할지라도, 횡격막흡기를 "알아내는 것이" 반드시 쉽지는 않다는 것을 부분적으로나마 알 수 있다.

"늑골흡기근"이라 부르는 다른 흡기근
(Other muscles of inspiration of the rib cage)

일반적으로 대부분의 흡기호흡이 횡격막에 의해 이루어지더라도, 늑골흡*기근*의 작용으로 흉곽을 완전히 다른 방법으로 "확장시킬 수 있도록" 공기를 흡입할 수 있다.

횡격막은 흉곽 내부에서 작용하는 반면, 늑골흡기근 전체는 흉곽외부에서 작용한다.

이 근육들의 작용은 더욱 더 명확하게 느낀다. 왜냐하면 거의 대부분의 근육들이 피부 바로 아래에 있어서 만질 수 있기 때문에 *더 쉽게 느낄 수 있기 때문이다.*
그러므로 늑골흡기는 흔히 초심자가 제일 먼저 "느낄 수 있지만", 공기를 효율적으로 들이마시는 데는 그리 효율적이지도 않으며 일반적인 호흡방법도 아니다.
하지만 늑골흡기는 무의식적으로 호흡연습을 할 때나 흉곽이나 등의 부위에서 일어나는 호흡동작을 변화시키고자 할 때는 매우 유리하다.

다음 장에서 늑골흡기근은 크게 3가지 부류로 설명되어 질 것이다.

- *견갑대와 팔*(소흉근(pectoralis minor), 대흉근(pectoralis major), 전거근(serratus anterior)에서부터 늑골을 올리는 흡기근,
- *흉추*(늑골거근(lavatores costarum), 상후거근(serratus posterior superior) 그리고 간접적으로 척주)로부터 늑골을 올리는 흡기근,
- *머리와 목*(사각근(scalenus), 흉쇄유돌근(sternocleidomastoid), 상후거근(serratus posterior superior))으로부터 늑골을 올리는 흡기근.

여러 가지 방법으로 어떤 흡기근으로 호흡하면 측면으로 공기를 들이마시게 되고, 어떤 흡기근은 시상면으로 공기를 들이마시게 한다(48쪽 참조).

견갑대에서부터 늑골을 올리는 흡기근
(Muscles that lift the ribs from the scapular girdle)

소흉근(Pectoralis minor)

견갑골 위에는 앞으로 돌출한 작은 돌기가 있는데, 이를 *오훼돌기(coracoid process)* 라고 한다. 바로 여기서 소흉근(pectoralis minor)이 기시된다. 소흉근은 부채모양으로 안쪽으로 내려가 제3~5늑골까지 뻗어있다.

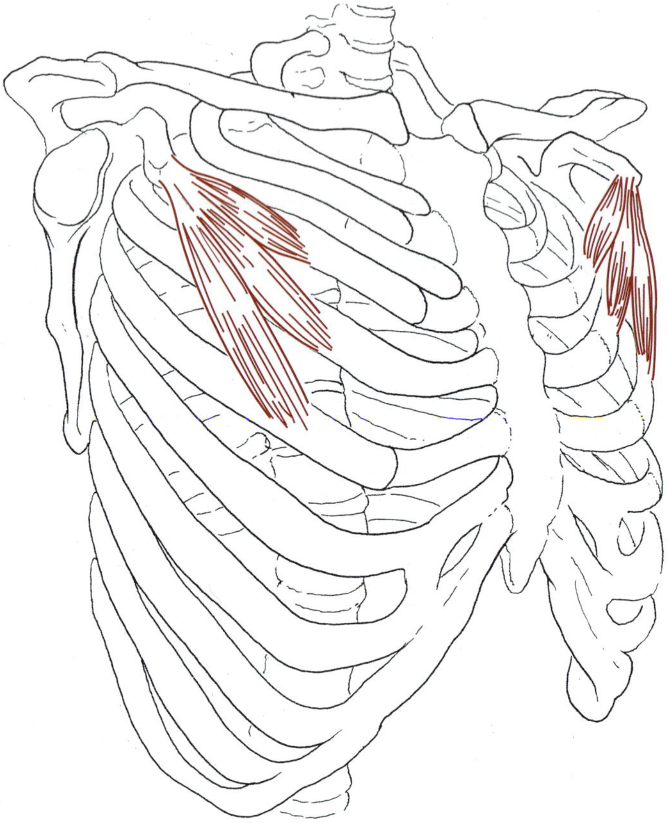

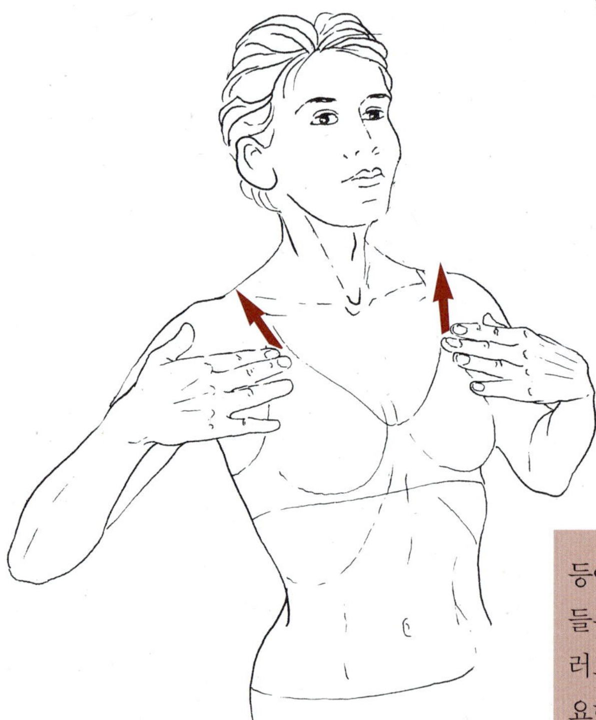

소흉근이 수축하면 이 늑골들이 앞으로 향하면서 올라간다.
이것이 바로 *가슴상부를 올리면서* 공기를 들이마시게 되는 "쇄골아래" 흡기근이다.

등이 굽은 사람들이나 어깨를 앞으로 웅크리는 사람들은 거의 이런 식으로 공기를 들이마실 수 없다. 그러므로 자주 소흉근의 유연성을 발달시키는 것이 필요하다(170쪽 참조).

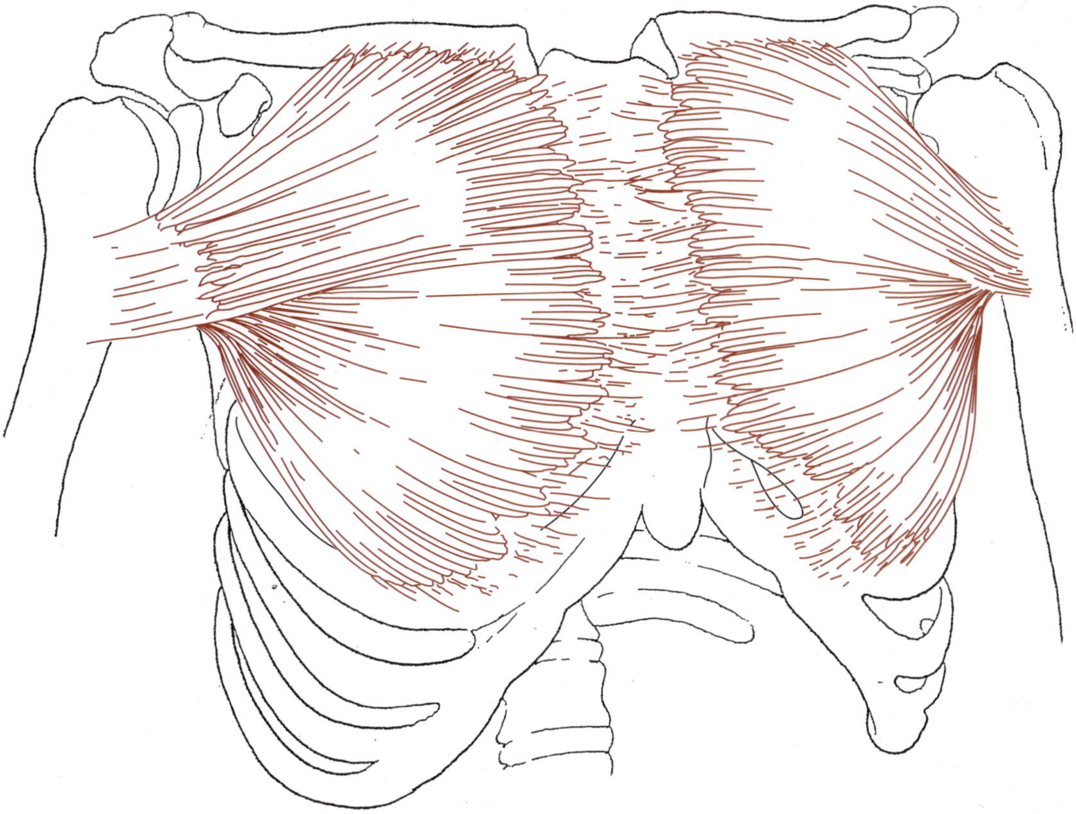

대흉근(Pectoralis major)

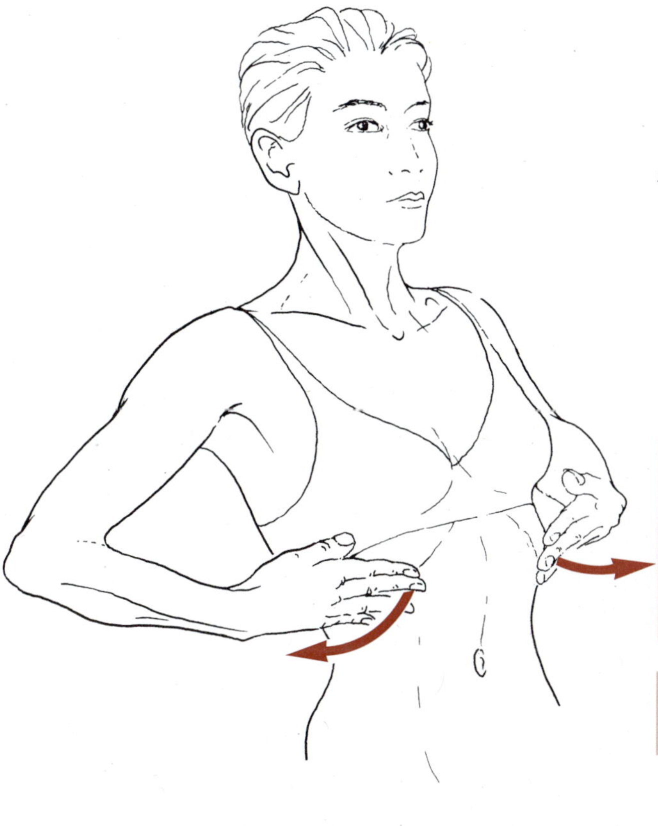

팔의 상부(상완골 대결절능)에서 기시하여 대흉근(pectoralis major)은 소흉근 위에 펼쳐져 있다. 대흉근은 소흉근을 완전히 덮고 있다. 대흉근은 쇄골, 제1~8늑골 그리고 흉골까지 뻗어 있다. 특히 늑골을 올릴 수 있는 하부근육(제4~8늑골)이 늑골들의 하부각(Charpy각)을 열면서 흉골을 올린다.

이러한 동작은 소흉근의 흡기보다 더 아래에서 깊게 그리고 더 많이 공기를 들이마실 수 있다. 이 단계에서 늑골은 더 유동적이며, 근육은 더 강해진다.

171, 192, 193쪽 실기편 참조.

전거근(Serratus anterior)

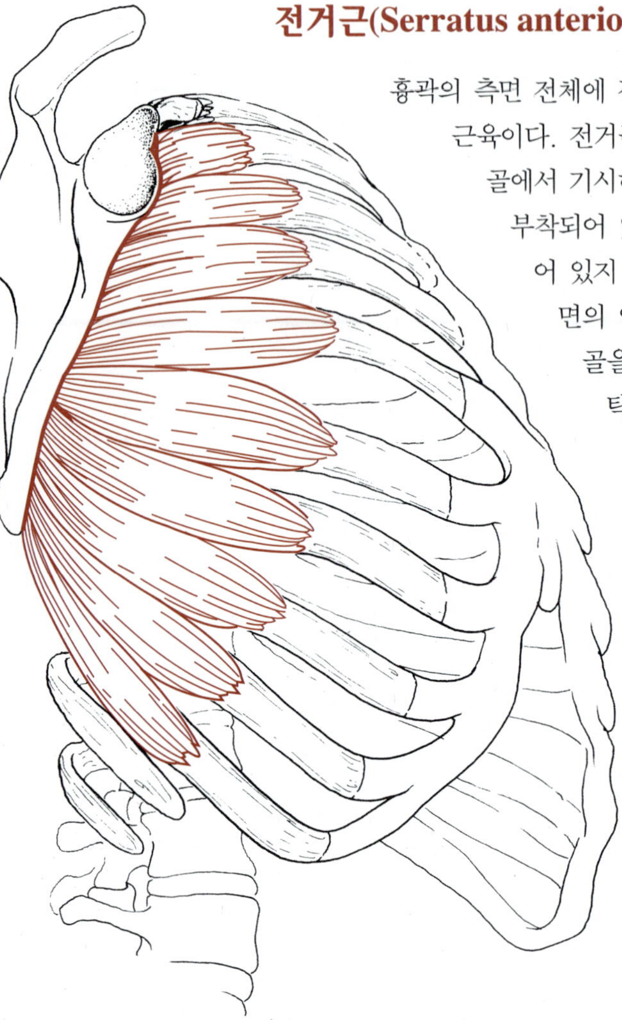

흉곽의 측면 전체에 걸쳐 펼쳐져 있는 매우 넓은 근육이다. 전거근(serratus anterior)은 견갑골에서 기시하여 견갑골내의 가장자리에 부착되어 있다. 하지만 흉곽에 부착되어 있지 않고 흉곽을 둘러싸면서 앞면의 안으로 들어간다. 그리고 늑골을 따라서 앞으로 뻗어있는 식탁보 모양으로 전거근이 부착되어 있다. 이 거근은 제 1~10늑골을 따라 뻗을수록 점점 더 커진다.

전거근의 가장 아래에 있는 5개의 근육다발이 늑골을 올리기 때문에, 마치 늑골을 열려고 하는 것처럼 늑골을 뒤쪽과 바깥쪽으로 향하게 한다. 그러나 이 동작은 가능하지 않기 때문에 매우 넓고 옆으로 벌이는 동작으로 늑골을 올리게 한다. 이것은 늑골을 "양동이 손잡이"와 같이 되도록 하는 호흡이다. 늑골이 Charpy각(늑골들의 하부각)을 심하게 확장시킨다(48쪽 참조).

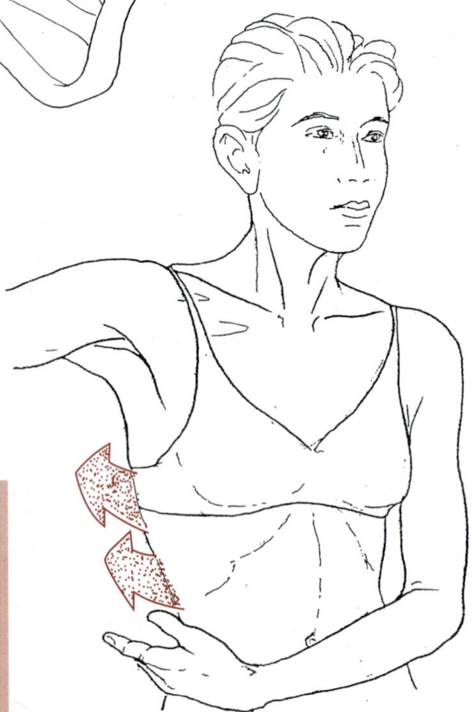

전거근은 가장 강력한 흡기근 중 하나이다. 특히 노래를 부르거나 관악기를 연주할 때에 내쉬는 호흡을 조절하려고 할 때 제어장치로 작용한다. 전거근의 동작은 목 부위를 자유롭게 하는 장점을 가지고 있다. 왜냐하면 전거근은 목에 연결되어 있지 않으면서, 동시에 목 부위를 받치고 있는 흉곽을 매우 꼿꼿하게 유지시켜주기 때문이다.

흉추에서 늑골을 올리는 흡기근
(Muscles that lift the ribs away from the thoracic spine)

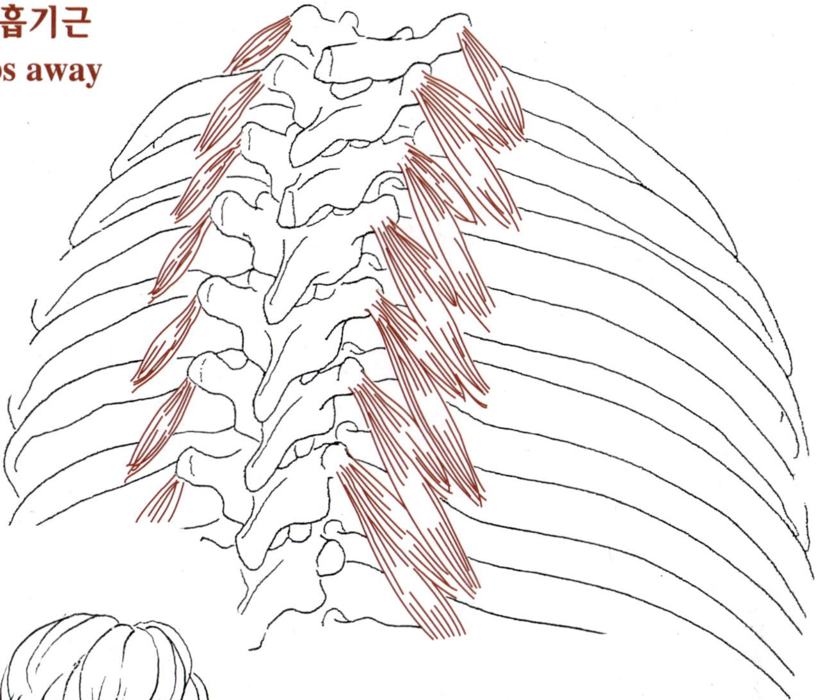

늑골거근
(Levators costarum)

이 근육들은 모두 작다. 하지만 많이 분포되어 있다. 늑골거근(lavatores costarum)의 모든 근육이 다 같이 커다란 수축부위를 형성하게 된다.

늑골거근들은 각각의 흉추의 횡돌기에 부착되어 있다. 그 후 묶은 다발로 형성되어 바깥쪽으로 내려가서 하나 혹은 두 개의 늑골 밑에 연결되어 있다.

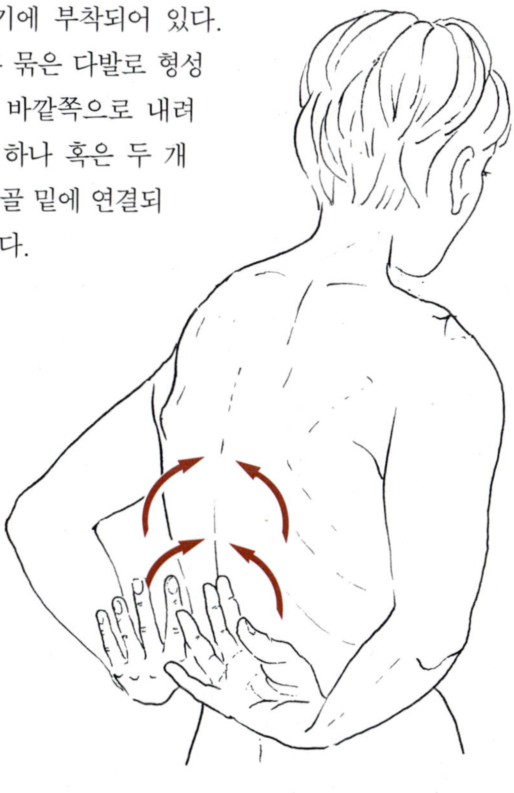

이 작고 많은 다발은 척주로부터 늑골을 위로 당기는 역할을 한다. 바로 늑골뒷면에서 이와 같이 위로 당겨져서 늑골이 올라가게 된다. 그러므로 이 근육들은 전형적인 "늑골의 배(뒷)면"에서 흡기를 담당하는 근육들이다.

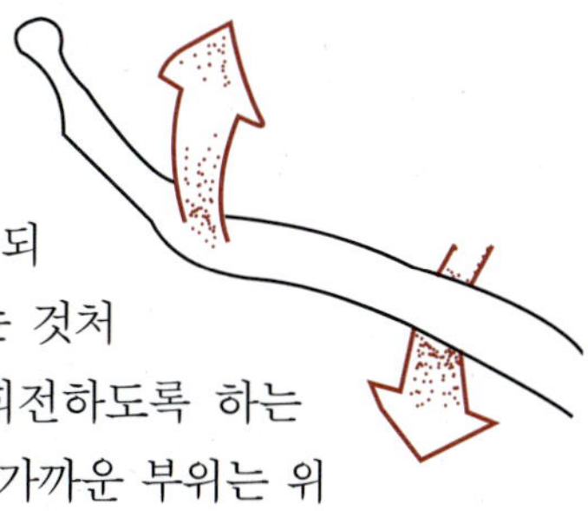

하지만 동시에, 늑골의 후각에 결합되어, 핸들이 돌아가는 것처럼 늑골이 스스로 회전하도록 하는 작용을 한다. 늑골에 가까운 부위는 위로 올라가고, 나머지 부위는 아래로 내려간다. 이러한 작용은 내쉬는 호흡이다.

사실, 흡기와 호기 이 두 작용은 어느 정도 다른 근육들과 함께 협동작용으로 나타난다. 예를 들어, 흉곽 주변 전체에서 전면, 측면, 후면에서 큰늑골흡기예비량으로 공기를 들이 마시려고 한다면, 늑골거근의 흡기작용을 제어해야 한다.

반대로, 늑골을 전방으로 내려가게 하는 근육면(복직근)들을 수축하여 전체적으로 공기를 배출하려고 한다면, 호기동작은 늑골거근의 "호기핸들"의 작용에 의해서 동작이 강화될 수 있다.

척추근 : 간접흡기근
(Transversospinalis muscles: indirect inhalation muscles)

심배근(*deep dorsal muscle*)으로 척추(기립)근이라 부르는 등후면 근육들은 특히 전체적으로 몸통이 신장되는 작용을 한다.

그런데, 척추의 신장은 가장 흔히 흉곽을 전면으로 상승시킨다. 그러므로 흡기 자세에 속한다.

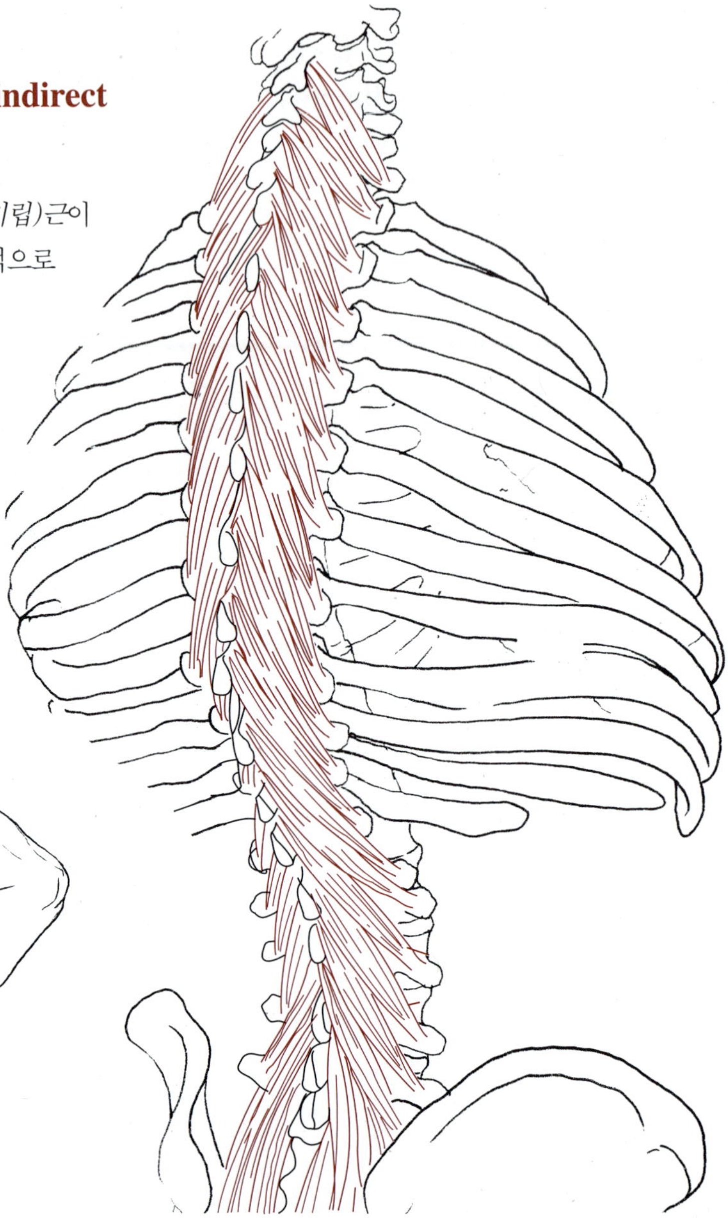

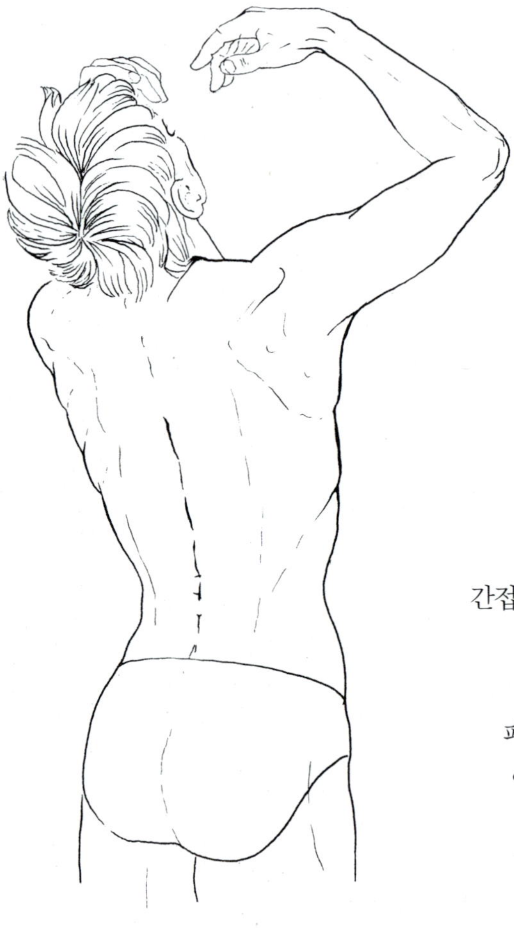

이와 같이 이 근육들은 간접적으로 공기를 흡입하는 호흡에 관여하는 것으로 여겨진다. 하지만, 이러한 유형의 흡기는 흉곽을 전면으로 확장시키면서 후면을 축소시키기 때문에 등 부위가 패이면서 때로는 견갑골이 서로 가까워지는 것을 볼 수 있다. 이 유형의 호흡은 처음 호흡법을 배우는 사람들이 흔히 하는 호흡이다. 이러한 초보자 호흡은 호흡법을 계속 배움에 따라서 차차 다른 흡기근을 훨씬 더 많이 다양하게 사용하는 호흡동작으로 바뀌게 될 것이다.

상후거근
(Serratus posterior superior)

이 근육은 마지막 경추들과 제1~3흉추 혹은 제1~4흉추에서 기시한다. 이 근육은 작은 식탁보 형태로 바깥쪽으로 내려가다가 후각부 위인 제4 혹은 제5늑골에서 끝난다.

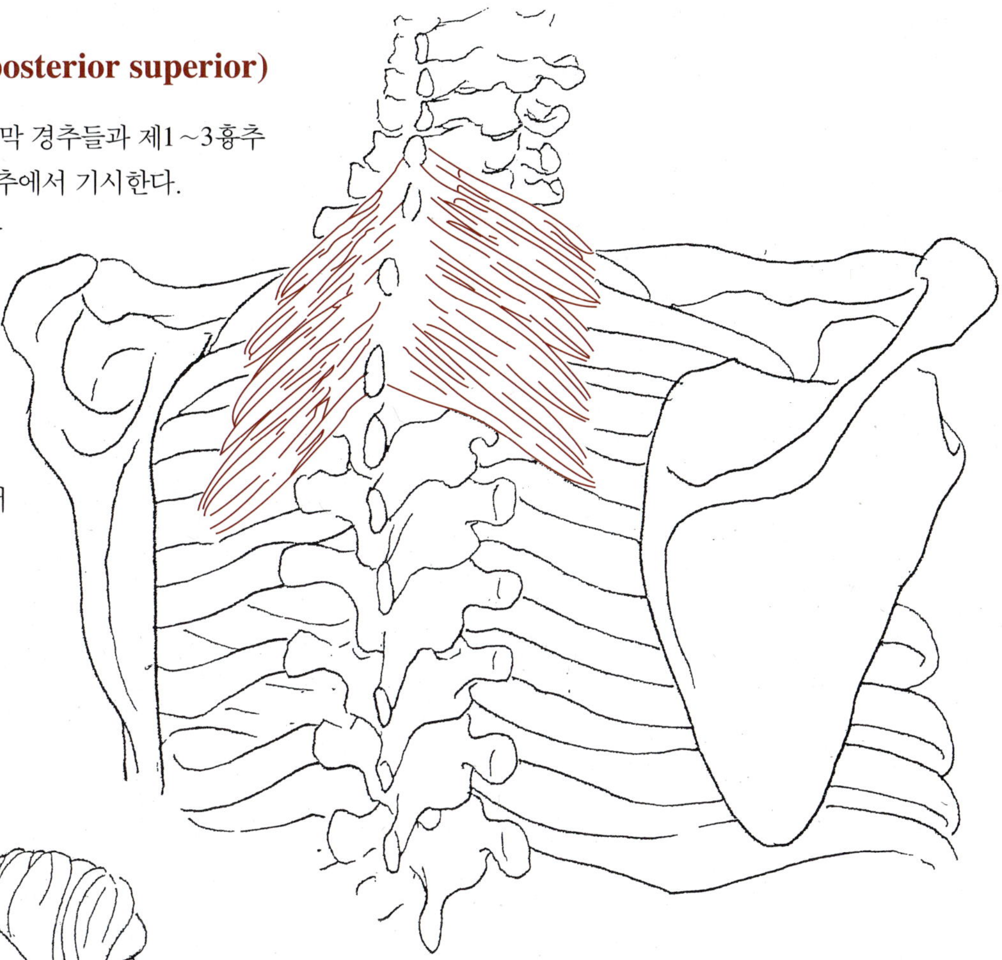

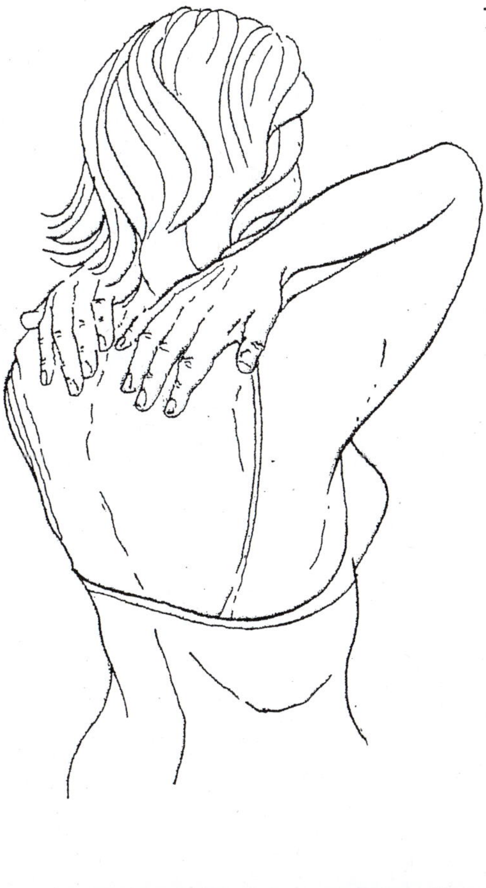

상후거근(serratus posterior superior)은 추골의 부착점에서부터 늑골을 위로 올린다. 그러므로 이 근육은 가장 상부에 있는 늑골들이 "등으로 하는" 흡기를 할 수 있도록 도와준다. 상후거근은 상부에서 늑골거근의 동작을 보완해 준다.

하지만, 이 단계에서 늑골은 짧아지고, 거의 움직이지 않는다. 따라서 호흡동작은 최소가 된다. 하지만 늑골은 추골이나 늑골주위에 있는 부위를 움직이도록 관여하기도 한다.

머리와 목에서 늑골을 올리는 근육들
(Muscles that lift the ribs from the head or neck)

흉쇄유돌근(Sternocleidomastoid)

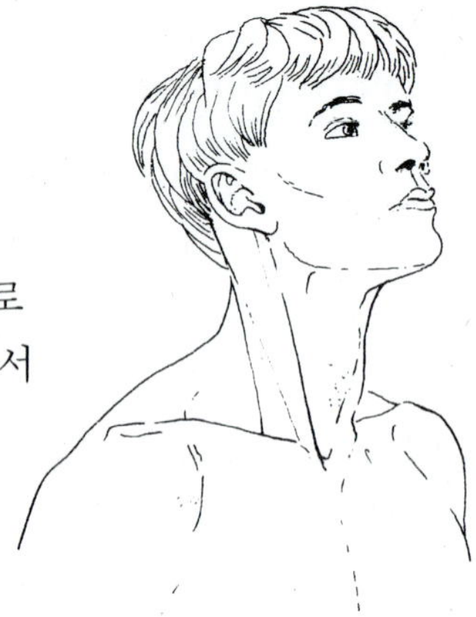

흉쇄유돌근(sternocleidomastoid)은 목의 앞면에서 매우 잘 보인다. 피부 바로 밑에 있으며, V자 모양의 대칭을 이루고 있는 형태의 근육인데 귀밑부위에서 기시하여 상부흉골까지 연결되어 있다.

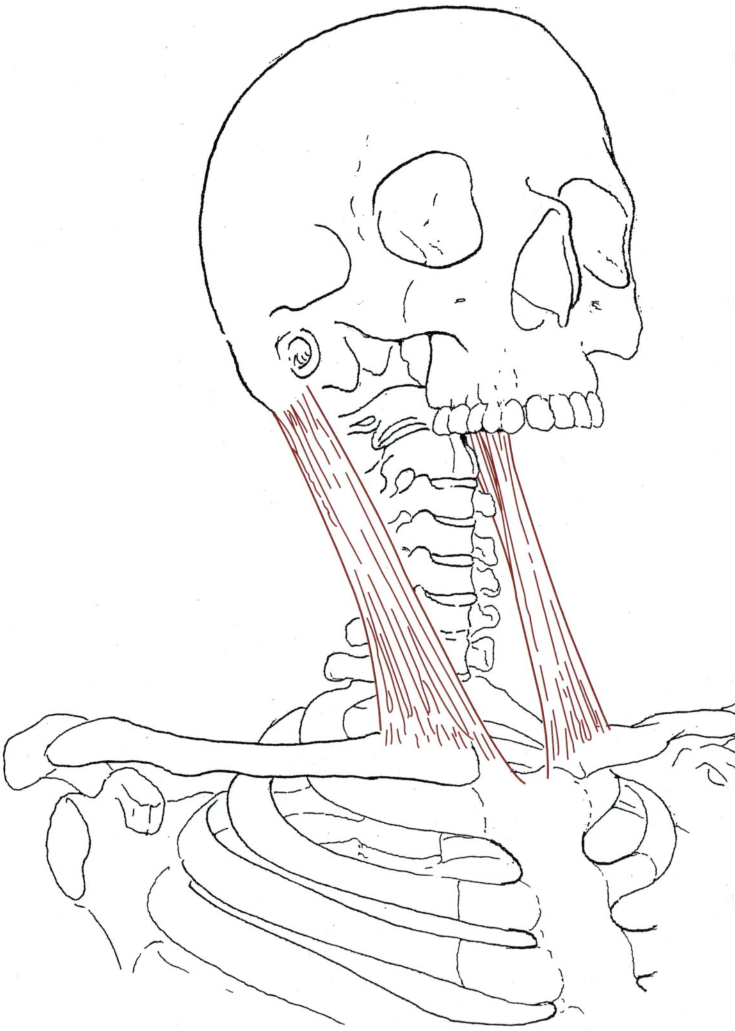

이 근육은 하부에서 흉골과 쇄골에서 시작하여 목 부위에 부착되지 않고 목 뒤쪽으로 올라간다.

근육은 단부와 후면에서, 유양돌기와 좀더 뒤쪽에 위치한 후두골까지 넓게 부착되어 두개골 아래 부분에서 정지한다.

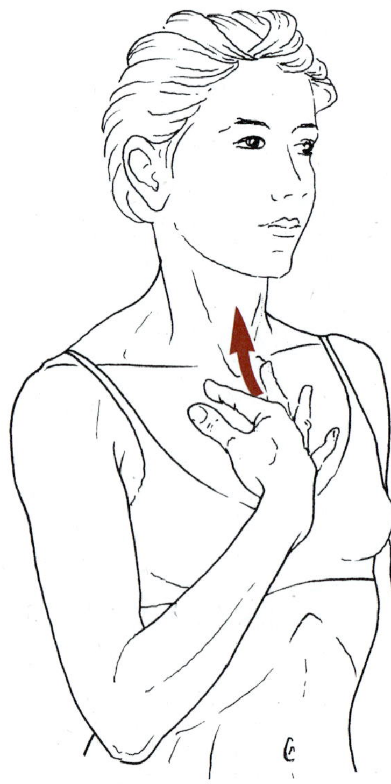

흉쇄유돌근은 상부흉골을 이용하여 흉곽을 당기면서 위로 올린다. 이와 같이 매우 높은 상부흡기호흡을 할 때 이 근육을 사용하게 된다.

사각근(Scalenus)

이 근육들은 경추에서 비롯하여 제1~2늑골에서 끝난다. 전면, 중간, 후면 3개의 사각근이 있다.

사각근(scalenus)은 경추의 횡돌기 위에 부착되어 약간 바깥쪽과 앞쪽으로 향하면서 내려간다.

처음 두 개의 근육은 제1늑골 위에서 정지한다.

사각근은 제1~2늑골을 들어 올릴 수 있으므로 아주 강하게 상부늑골을 들어 올리는 늑골(식)흡기를 할 때 작용된다.

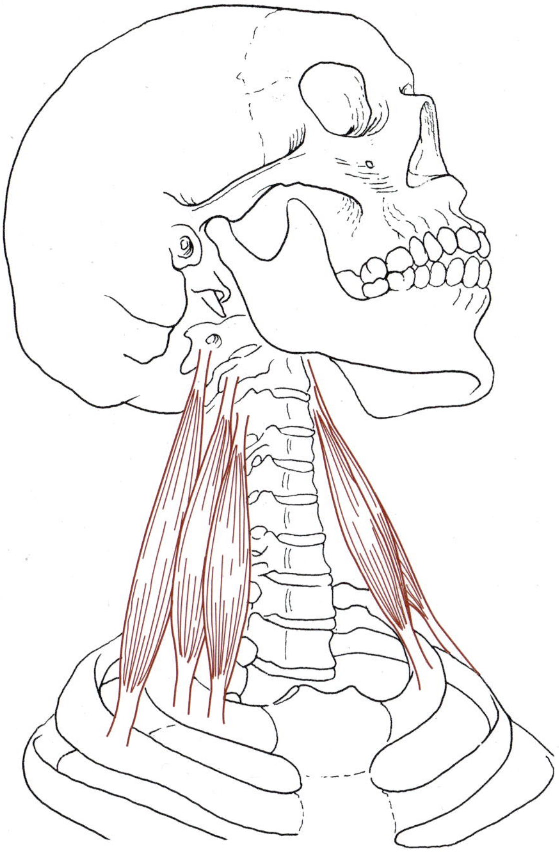

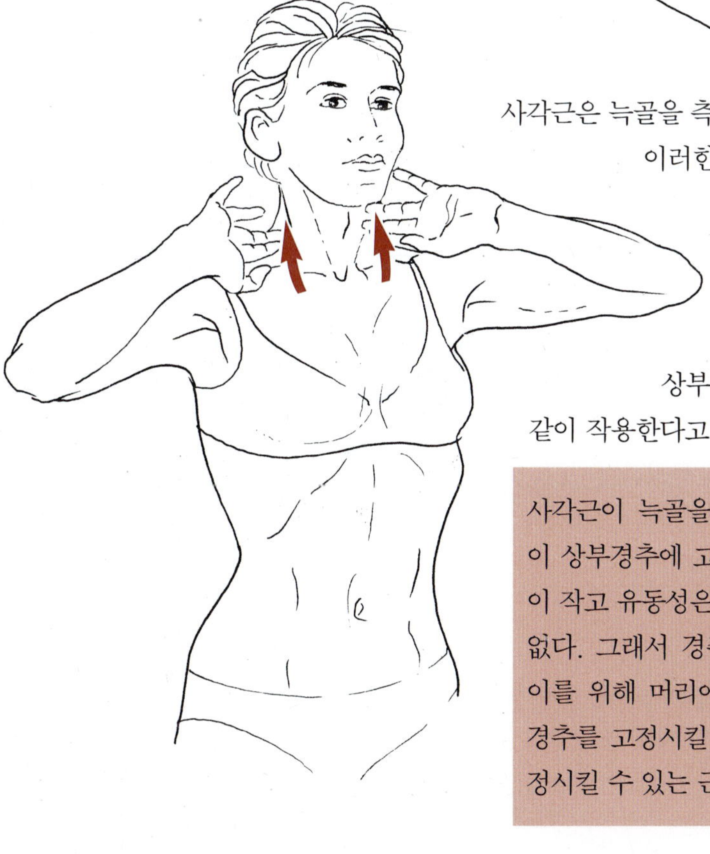

사각근은 늑골을 측면으로 들어 올린다.

이러한 의미에서, 사각근은 흉쇄유돌근보다 더 측면으로 늑골을 당긴다 할 수 있다.

하지만 동작이 매우 작은, 특히 측면의 동작으로는, 늑골에서는 이러한 미묘한 차이를 느낄 수 없다. 반면에 최상부 늑골호흡을 할 때, 이 모든 근육들이 다 같이 작용한다고 말할 수 있다.

사각근이 늑골을 들어올리기 위해서는 사각근의 부착점이 상부경추에 고정되어야 한다. 그런데 경추부위는 추골이 작고 유동성은 크기 때문에 척주 중에서 가장 안정성이 없다. 그래서 경추를 고정시켜야 하고 안정시켜야 한다. 이를 위해 머리에 지지대를 두거나,지면에 두거나, 혹은 경추를 고정시킬 수 있는, 특히 목의 길이를 전면으로 고정시킬 수 있는 근육을 사용하여야 한다.

호기근(Muscles of expiration)

우선 호기하는데 가장 기본적인 힘은 폐의 탄성에 의해 폐가 원래의 위치로 되돌아가면서 이루어진다는 점을 기억해야 한다. 이 힘으로 대부분의 호기가 이루어진다.

호기근(inspiratory muscles)은 다음과 같은 경우에 작용한다.

- 호기예비량에서,
- 혹은 *호기력*을 증가시키려고 할 때(예를 들어, 풍선에 바람을 넣을 때),
- 호기속도를 증가시키려고 할 때.

이 근육들의 동작은 항상 *폐의 크기(호흡량)를 감소시킨다.*
폐의 크기를 줄이기 위해서는 늑골을 밑으로 내리거나 폐저를 올리거나 또한 두 경우를 동시에 행해야 한다(146~149쪽 참조).

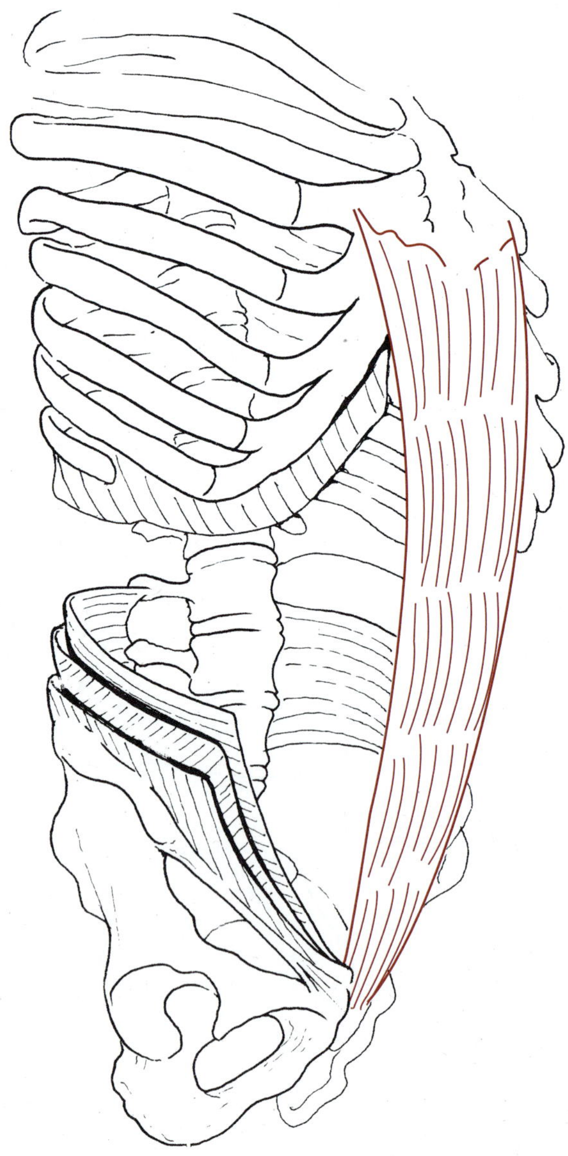

복근(Abdominal muscles)

복부를 둘러싸고 있는 근육이다.
복근(abdominal muscles)은 오른쪽과 왼쪽에 각 4개가 있다.

- 전면에 복직근(rectus abdominis),
- 측면에 "넓게" 세 층으로 이루어진 외복사근(external abdominal oblique), 내복사근(internal abdominal oblique) 그리고 복횡근(transversus abdominis)이 있다.

복강에 포함되어 있는 복근은 모든 방법을 동원하여 *장기를 움직인다.*
복근은 장기를 위로 올리고 호기에 관여한다.
바로 "*장기*"의 작용이다.

골격에 부착되어 있는 복강은 호기를 할 때 *척주, 골반 특히 늑골을 움직인다.*
바로 "*골격(skeleton)*"의 작용이다.

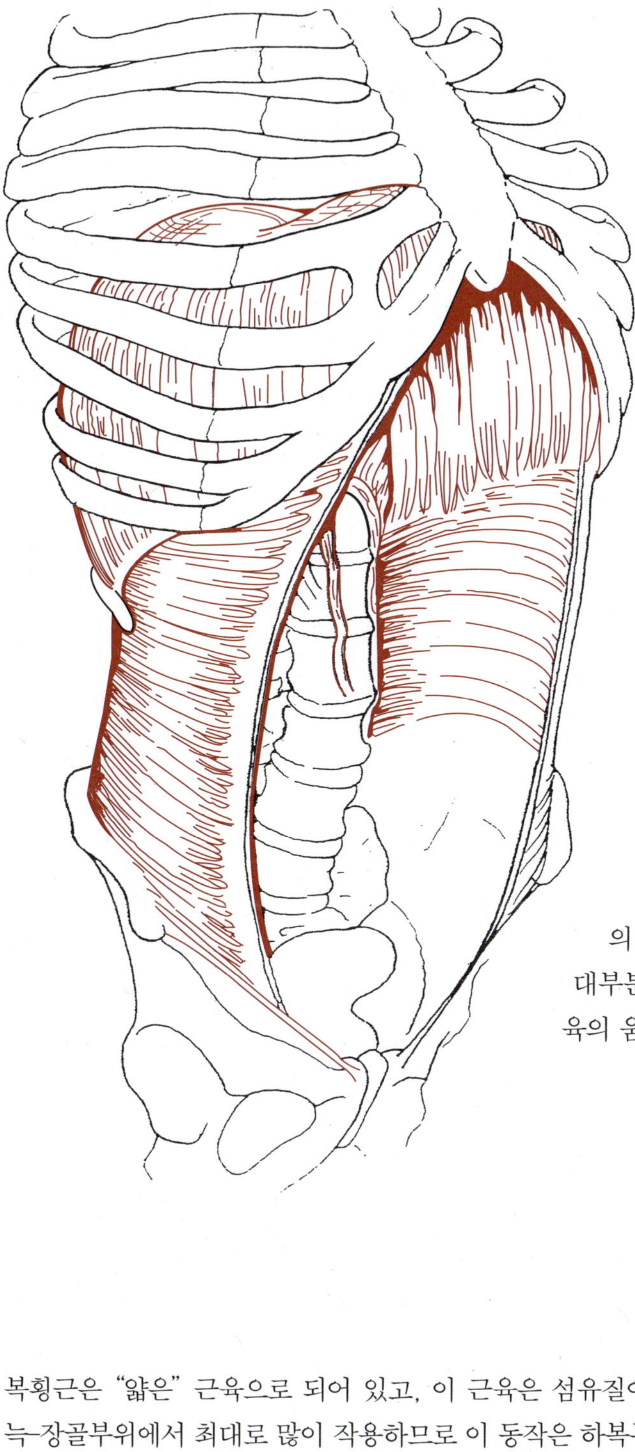

복횡근 : 횡격막의 파트너
(Transversus abdominis partner of the diaphragm)

복횡근(transversus abdominis)은 상부에서는, 하부흉곽의 (우묵한 면과)안쪽부위와 연결되어 있다. 뒷면에는, 섬유질의 추간판에 의해 요추와 연결되어 있고, 하부에는, 장골릉과 그리고 궁형의 대퇴부인 서혜인대(inguinal lig)와 연결되어 있다.

근섬유는 허리띠처럼 복부의 양쪽측면을 둘러싸고 있고, 앞면에서 보면 넓은 섬유부위인 *복횡근 전건막*에까지 뻗어 있다. 오른쪽의 건막(aponeurosis)과 왼쪽의 건막은 앞면중앙에서 ***백선****(linea alba)*이라 부르는 섬유교차부위에 맞닿아 있다.

복횡근이 수축하면, *복부 직경(허리둘레)*이 줄어든다. 모든 복근 중에서 복횡근의 작용이 장기에 가장 많은 영향을 준다. 반면에 골격과는 거의 상관이 없다.
대부분의 경우, 복횡근은 횡격막과 함께 작용하여 근육의 움직임을 다양하게 한다(148~149쪽 참조).

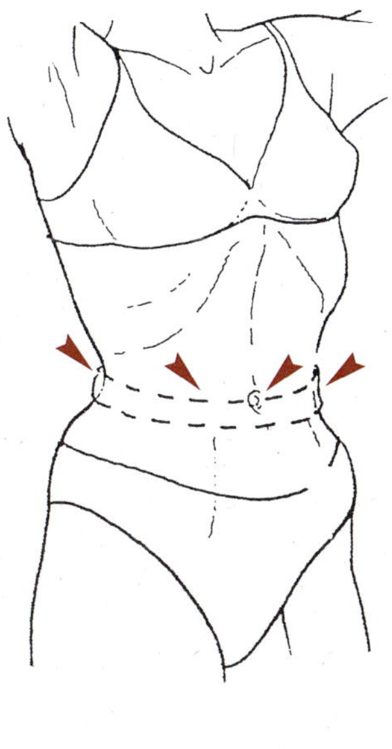

복횡근은 "얇은" 근육으로 되어 있고, 이 근육은 섬유질이 가장 많은 늑-장골부위에서 최대로 많이 작용하므로 이 동작은 하복부에 강한 압력을 주기 때문에 그리 바람직하지 않다.
그러므로 주로 다른 복근과 결합해서 작용해야 한다.

복사근들 : 교차되는 방향의 두 개의 근육층
(Obliques : two crisscrossing layers)

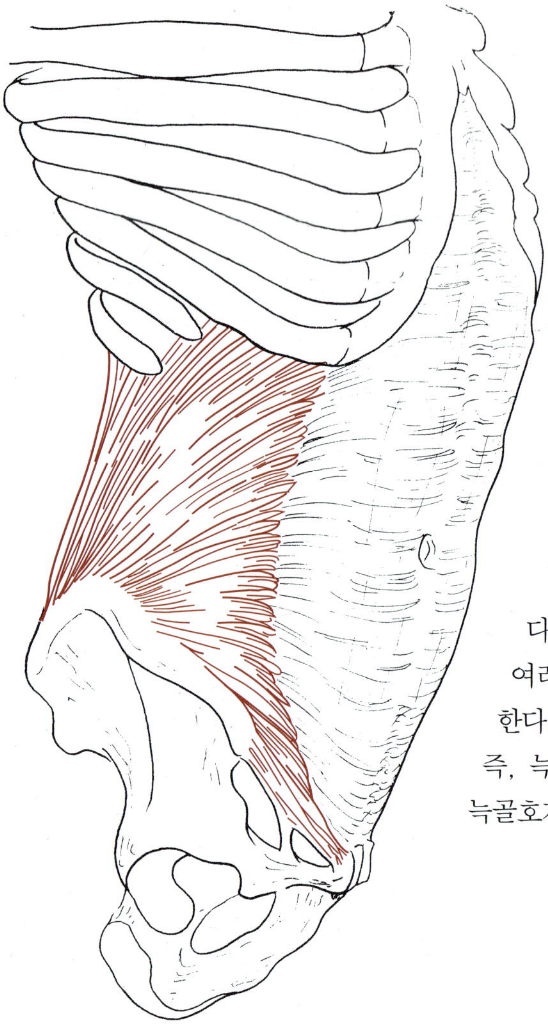

내복사근(Internal abdominal oblique)

내복사근(internal abdominal oblique)의 윗부분은 하부흉곽에 연결되어 있고, 아랫부분은 장골릉과 서혜인대가 있는 궁형의 대퇴부에 연결된다.

내복사근 섬유는 뒤에서 앞으로 오면서 허리의 양쪽 옆으로 올라오면서, 앞면에서는 넓은 섬유부위인 내복사근의 전건막으로 바뀌게 된다.

하부에서는 내복사근의 섬유들는 몇몇 횡근섬유와 함께 서혜부의 주름진 곳을 따라서 하부섬유부위를 형성하면서, 궁형의 대퇴부를 따라 치골(pubis)까지 뻗어있다.

다른 작용들 중에서, 내복사근은 여러 가지 방법으로 호기에 관계한다.
즉, 늑골을 밑으로 *내리면*, 늑골호기에 관여하게 된다.

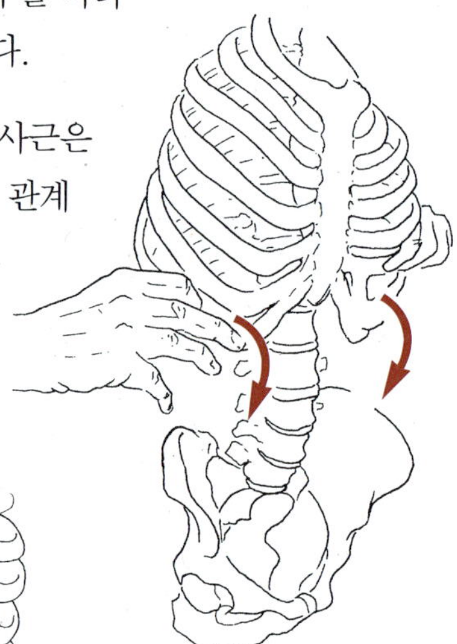

또한 *복부직경을 조이면*,

- 이때 횡근과 함께 협동하여 움직이면, 이 동작은 허리에 영향을 준다,

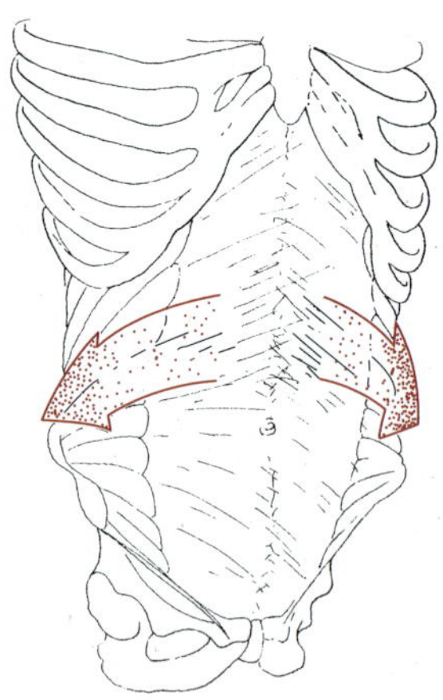

- 그리고 복직근과 횡근의 내측섬유를 함께 동시에 협동하여 움직이면, 이 동 작은 하복부에 영향을 주게 된다.

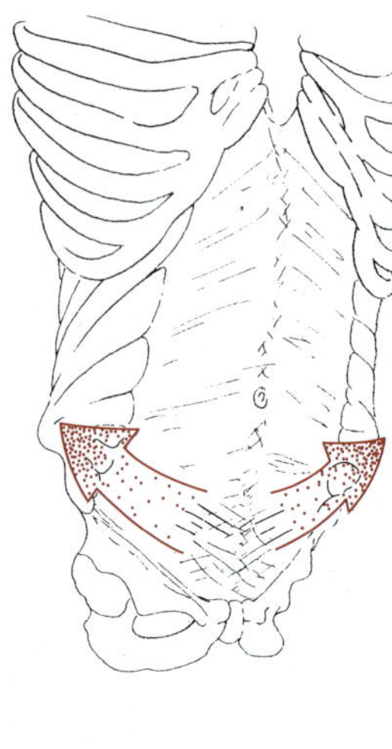

내복사근, 특히 횡근과 복직근의 하부섬유는 "하"복근을 형성한다. 복식호기에서 골반격막 수축 다음에, 복부가 "위로 올라가면서" 수축이 시작되는 곳이 바로 이 섬유들로 이루어진 하복근 부위이다(149쪽 참조).

외복사근(External abdominal oblique)

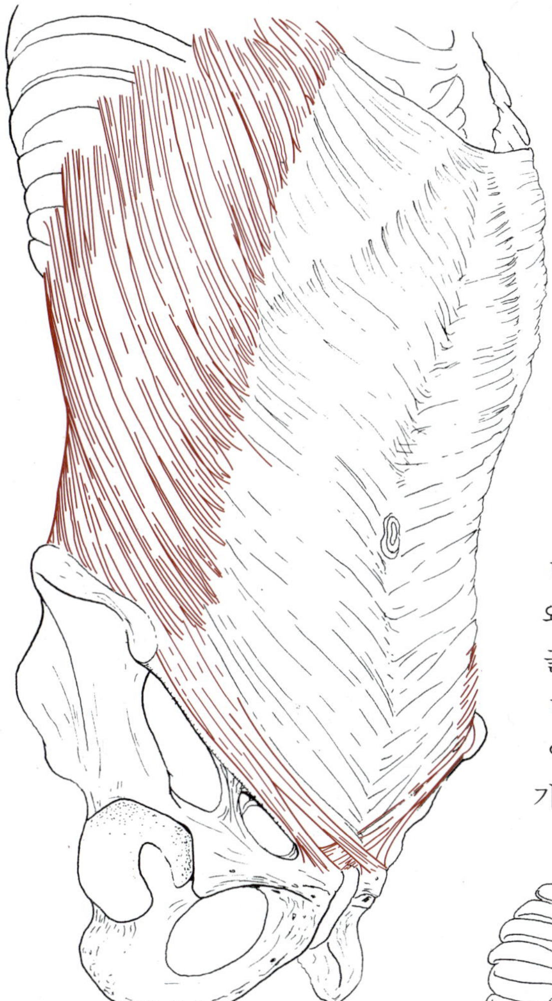

외복사근(external abdominal oblique)의 윗부분은 하부흉곽에서 바깥쪽으로 연결되어 있고, 아랫부분은 장골능과 궁형의 대퇴부에 연결되어 있다.

외복사근의 근섬유는 뒤에서 앞으로 몸통 양쪽 옆으로 내려가서, 앞쪽에서 넓은 힘줄부위인 *외복사근의 전건막*으로 바뀌게 된다.

많은 다른 동작 중에서, 외복사근은 다음과 같이 여러 가지 방법으로 호기에 관여한다.

외복사근은 늑골을 밑으로 내릴 수 있다. 이 동작은 늑골호기에 관여한다.

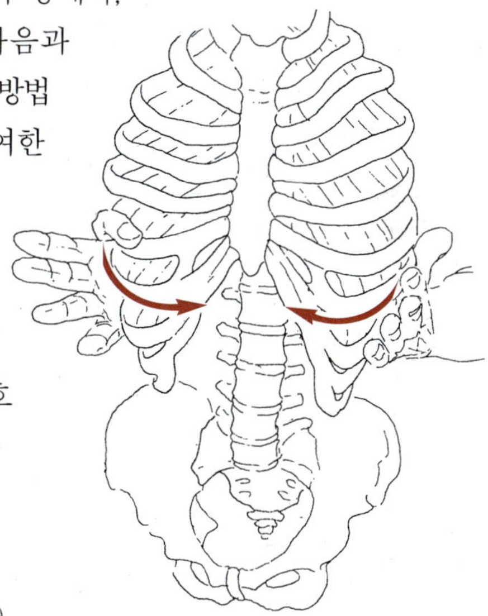

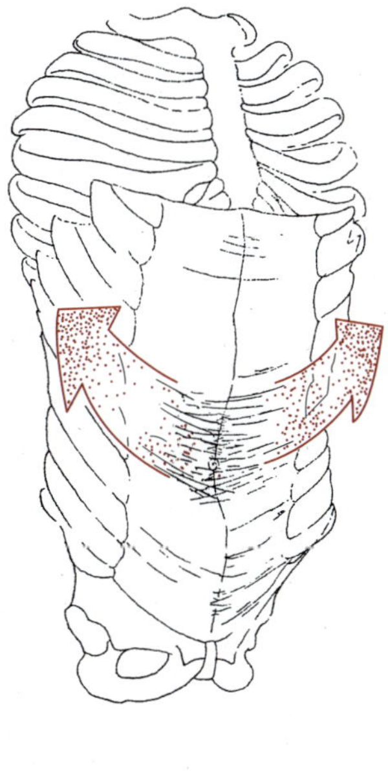

외복사근은 허리둘레를 조일 수 있다. 만약 횡근과 함께 협동하면, 운동이 허리에 작용한다.

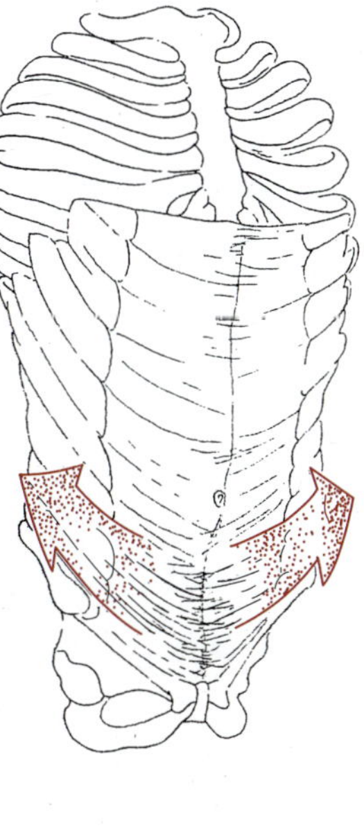

복직근과 횡근의 하부섬유들을 함께 협동하여 작용하면, 가장 아래쪽의 섬유들에 의해서 복부의 가장 아랫부분을 들어가게 할 수 있다.

복직근 : 백선에서 벗어나지 않는 유일한 복근 (Rectus abdominis: the only abdominal muscle that does not pull apart the linea alba)

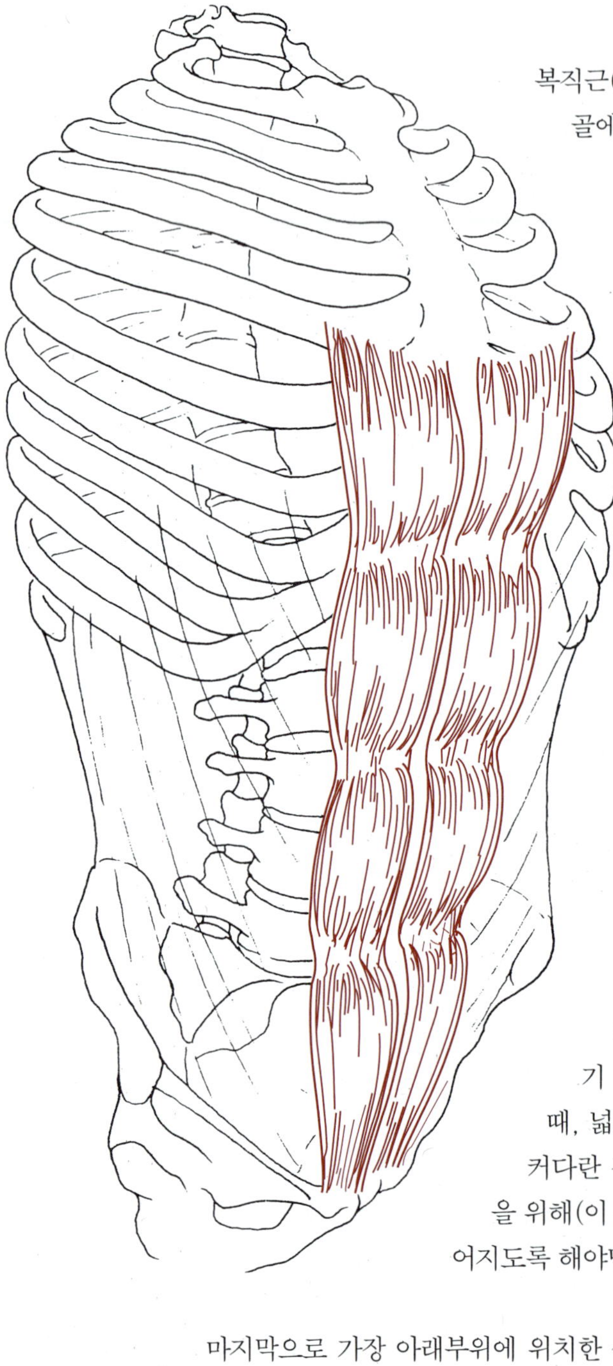

복직근(rectus abdominis)의 윗부분은 흉골과 제5~7늑연골에 연결되어 있고, 아랫부분은 치골과 연결되어 있다.

복직근의 근섬유는 복부의 앞면에서 종단으로 내려와 건막부위와 접해 있다.
이 근육의 구조가 복직근의 전형적인 "사각형" 모양을 만든다.

다른 많은 동작들 중에서, 복직근은 아래와 같이 여러 방법으로 호기에 관여한다.

즉, 복직근이 흉골을 밑으로 내리면, 복부의 앞면에서 늑골호기를 할 수 있다.

또한 복직근으로 치골을 위로 올릴 수 있다. 이 때 공기를 강하게 배출하여 복부의 앞 부위를 완전히 조이게 하기 위해서, 때로는 골반이 후경(retroversion)이 된다.

또한 넓은 근육"막"의 작용을 배의 앞쪽에서 보완하기 위해서 복직근을 사용한다. 여기서 복직근을 당길 때, 넓은 근육들을 당길 때처럼 복부를 직접 조이게 하는 커다란 장점이 있다. 공기를 내쉴 때 "배가 들어가는" 동작을 위해(이 동작을 하기 위해서 "전면복부"에서 이 동작이 이루어지도록 해야만 한다.) 배의 근육을 모아야 한다.

마지막으로 가장 아래부위에 위치한 섬유조직을 동원하여 복부의 가장 아랫부분과 앞부분을 조이고 들어가게 하기 위해서, 가장 하부에 위치한 다른 복(부)섬유들을 함께 사용해야 한다. 이런 식으로, 복직근은 공기를 내쉬기 시작하는 최초의 순간부터 작용한다.

골반격막: 호흡의 기반(Pelvic floor: the foundation of breathing)

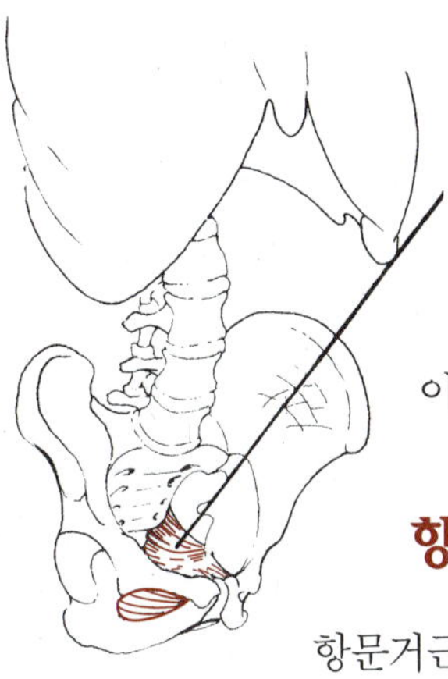

골반격막(pelvic diaphragm)은 *골반바닥*에 위치한 근육들인데 몸통에서 가장 아래부위를 형성한다. 이 골반격막은 두개의 층으로 구성되어 있다.

- 하상부(여기서 이 부위는 호흡에 거의 관여하지 않으므로 다루지 않았음)
- 약간 더 안쪽에서 소골반의 약간 위에 위치한다. 여기에 항문거근(levator ani)과 좌골-미골이 있다.

이 내부층은 약간 작은 사발과 같은 형태와 크기를 가지고 있다.

항문거근(Levator ani)

항문거근(levator ani)은 소골반 주변과 치골로 향하는 선상에서, 좌골극(ischial spine)과 천골(sacrum) 중간부위에 연결되어있다.

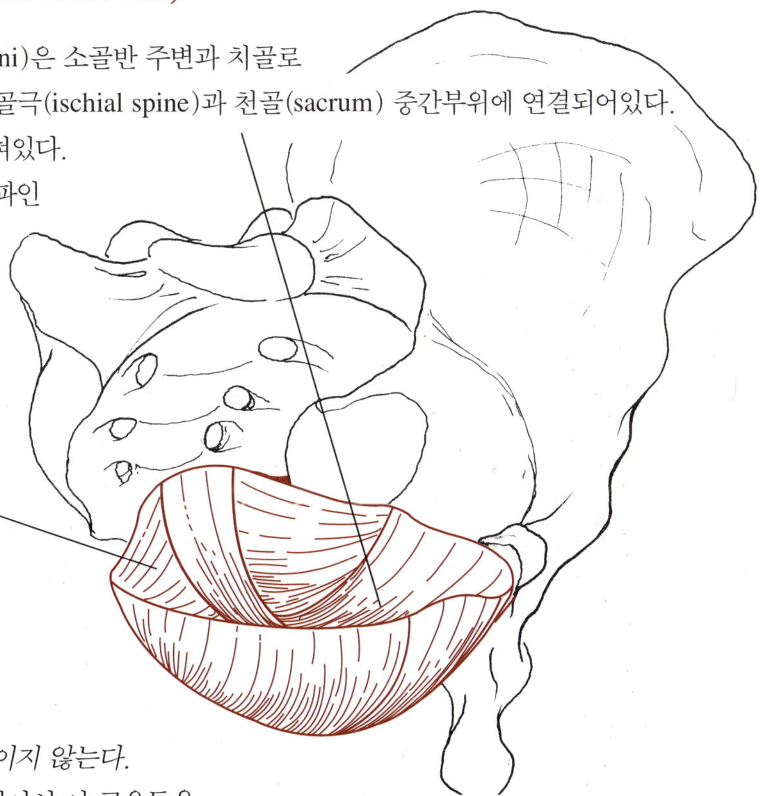

남자들에게는, *항문거근*의 전면부가 닫혀있다. 바로 음낭이 있다. 여자들에게는, 깊게 파인 부분이 있는데, 이것은 질에 해당하는 *뇨생식 구멍*이다.

좌골극(Ischial spine)

좌골극(ischial spine)은 좌골돌기에서 천골과 미골로 향한다.
좌골극은 뒷부분에서 "사발"의 형태를 갖추게 된다.

이 근육들의 호흡작용

호기 시에 이 근육들은 거의 *크게 움직이지 않는다*.
왜냐하면 이 근육들의 표면적이 매우 작아서 이 근육들을 수축시키면 크게 움직이지 않기 때문이다. 그러므로 일반적으로 생각하는 것처럼 위에서 언급한 다른 근육들처럼 효율적으로 복부에 있는 "수포를 올릴 수" 없다.

반면에, 골반격막 부위는 복강전체의 기반을 이루기 위해서 근본적으로 필요한 부위이다.
그러므로, (흡기나 호기 시에) 골반격막으로 미는 어떤 힘이 가해지더라도, *근육에 가하는 힘의 세기를 너무 강하거나 너무 약하지 않도록 조절할 수 있는 수축성이 있는* 근육의 기반이 되기도 하고,
또는 호기 시에 때로는 복강을 "위로 올리기 위해서" 근육을 수축시켜야 하는데 이러한 근육작용의 기반이 된다(149쪽 참조).

늑골에 영향을 주는 호기근 (Expiratory muscles that move the ribs)

흉곽내부의 흉골 삼각근(흉횡근) [Transversus thoracis at the inside of the rib cage (transversus thoracis)]

흉횡근(transversus thoracis)은 흉곽내부에 위치한 매우 드문 근육들 중 하나이다. 이 근육은 흉골 깊숙한 면에서 기시하여 이 근육의 섬유들이 부채꼴모양으로 제2~7늑연골까지 뻗어 있다.

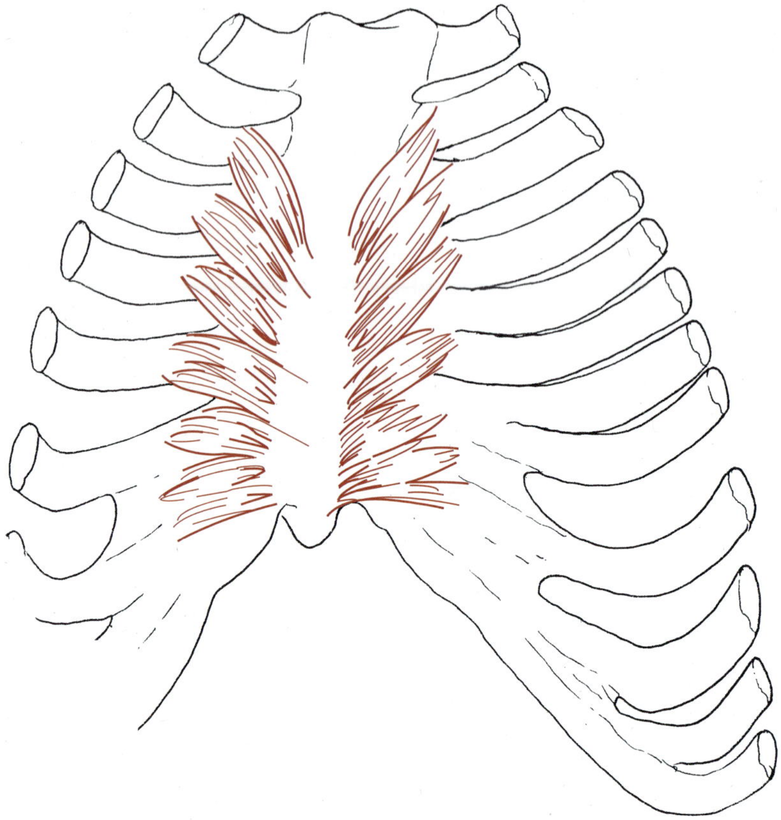

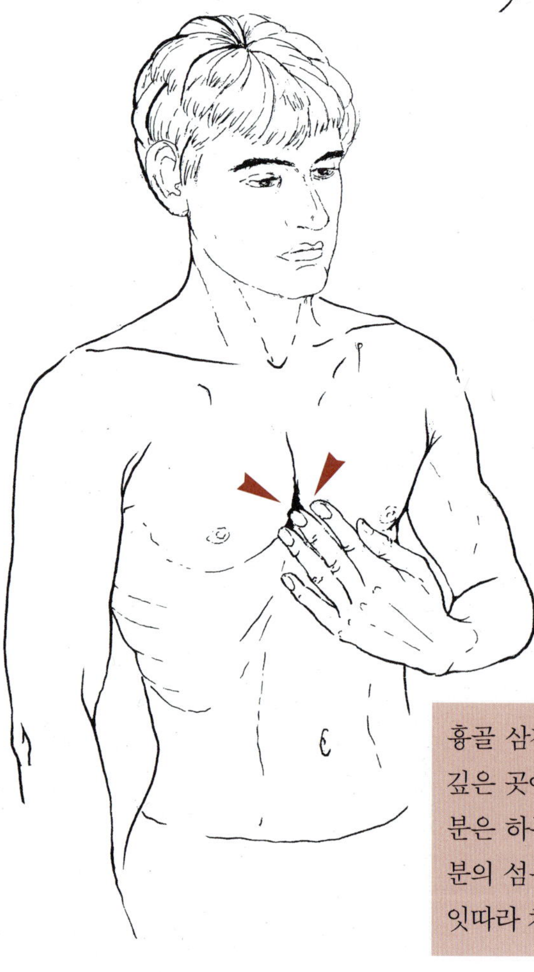

이 근육이 수축하면 흉골 주위 부분을 죄이면서 늑연골을 아래로 내리고, 동시에 뒤쪽으로 향하게 한다.

이 근육은 몸의 앞쪽에 있는 호기근이며 이 근육의 수축은 몸의 안쪽에서 일어난다. 기침을 할 때 이 근육의 움직임을 잘 느낄 수 있다.

흉골 삼각근은 또한 흉횡근이라고 부른다. 흉횡근은 흉곽안쪽의 깊은 곳에 연결되어 있는데, 흉횡근섬유부위 중에서 가장 아랫부분은 하부흉곽의 안쪽부위와 연결되어 있는 복횡근의 가장 윗부분의 섬유들과 접해 있다. 이 두 근육이 수축할 때, 이 두 근육이 잇따라 차례로 수축하는 것을 쉽게 느낄 수 있다(211쪽 참조).

요방형근(Quadratus lumborum)

요방형근(quadratus lumborum)은 제12늑골에서 장골릉까지 뻗어 있고, 그 사이에 자리 잡고 있는 요추(횡돌기)에 부착되어 있다.

이 근육이 수축하면 제12늑골이 내려가게 되고, 호기에 관여한다.

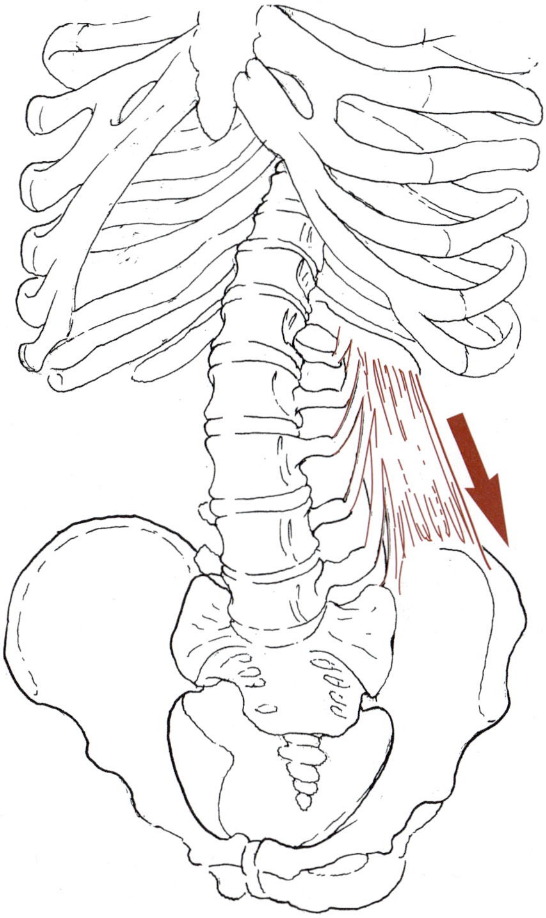

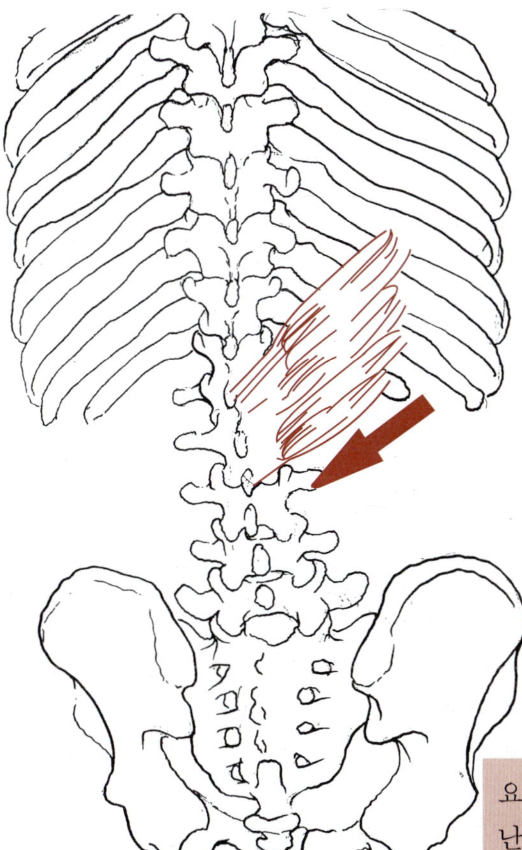

하후거근(Serratus posterior inferior)

하후거근(serratus posterior inferior)은 추골(제1~2요추)과 등의 아래부위(제10~12흉추)에서 기시하여 제8~12늑골까지, 혹은, 제9~12늑골까지 연결되어 있다.

이 근육을 수축시키면 제9~12늑골들이 내려간다. 이 늑골들이 내려감으로써 호기가 이루어진다.

요방형근과 하후거근의 움직임은 몸의 훨씬 뒤쪽에서 일어난다. 만늑골호기 시에 이 근육의 움직임을 알아내려면, 숨을 내쉬면 된다. 그러면 허리 뒤쪽 등에서 근육이 움직이는 것을 느끼게 된다. 예를 들어, "배를 부풀리면서" 숨을 내쉬면 이 근육의 동작이 일어난다(215쪽 참조).

호흡에 따라 변하는 근육의 작용(Respiratory muscles with variable actions)

흡기에 관여하는 늑간근 (Intercostals - inspiratory muscles)

이 근육들은 늑골들 사이에서 각각의 늑골들에 연결되어 있다. 이 근육들은 교차섬유로 두 겹으로 되어있다.

외늑간근 (External intercostals)

외늑간근(external intercostals)은 아래로 내려오면서 앞으로 향해 있는 사근이다.

내늑간근 (Internal intercostals)

내늑간근(internal intercostals)은 아래로 내려오면서 뒤로 향해 있는 사근이다.

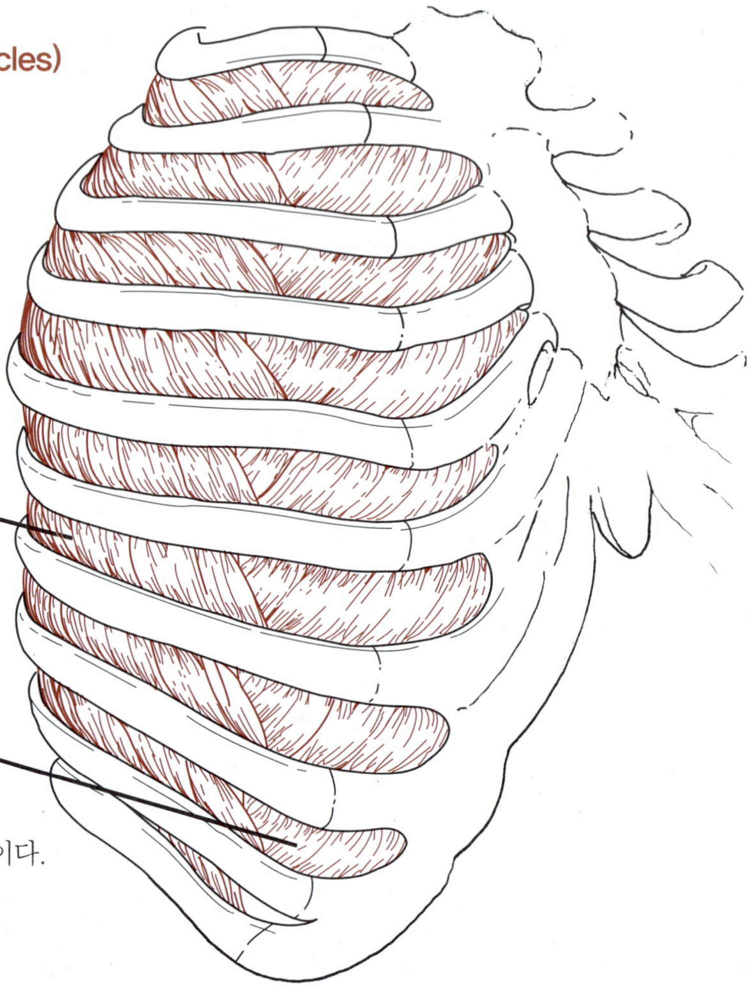

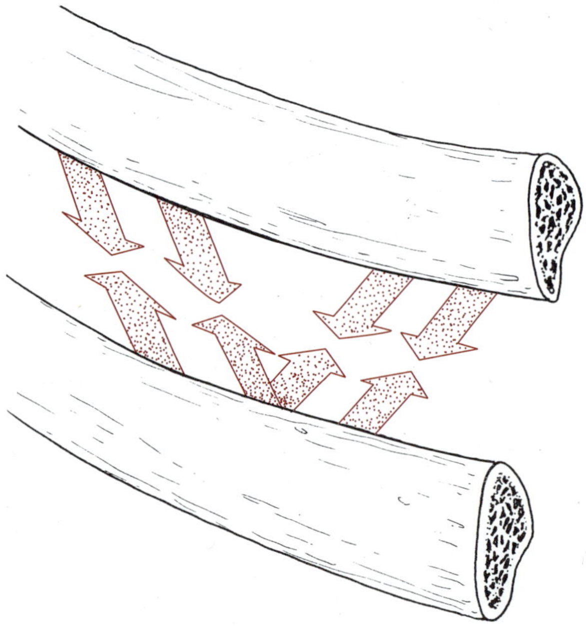

늑간근이 수축하면 늑골들이 서로 미끄러지면서 늑간극이 좁아진다. 이것이 늑간근의 첫 번째 역할이다.

이러한 이유로 *전체적으로 볼 때* 늑간근은 *호기근*이라 할 수 있다.

하지만 이 역할은 교착 점에 따라서 완전히 달라질 수 있다.

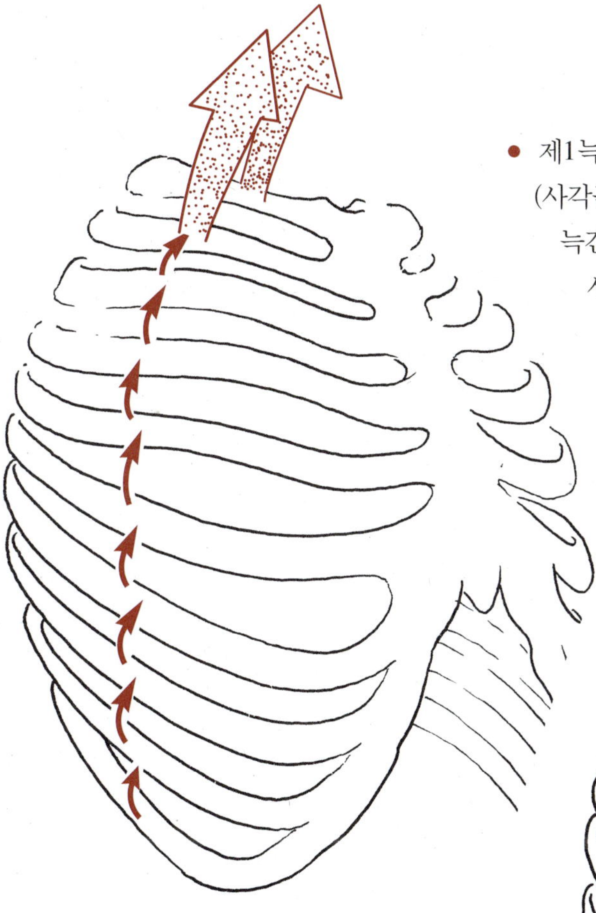

- 제1늑골이 고정되거나 혹은 제1늑골이 (사각근의 작용에 의해)위로 올라가면, 늑간근 전체는 늑골을 위로 향하여 늑골들 사이를 좁아지게 한다. 즉, 늑골을 들어 올린다. 바로 흡기근의 작용이다.

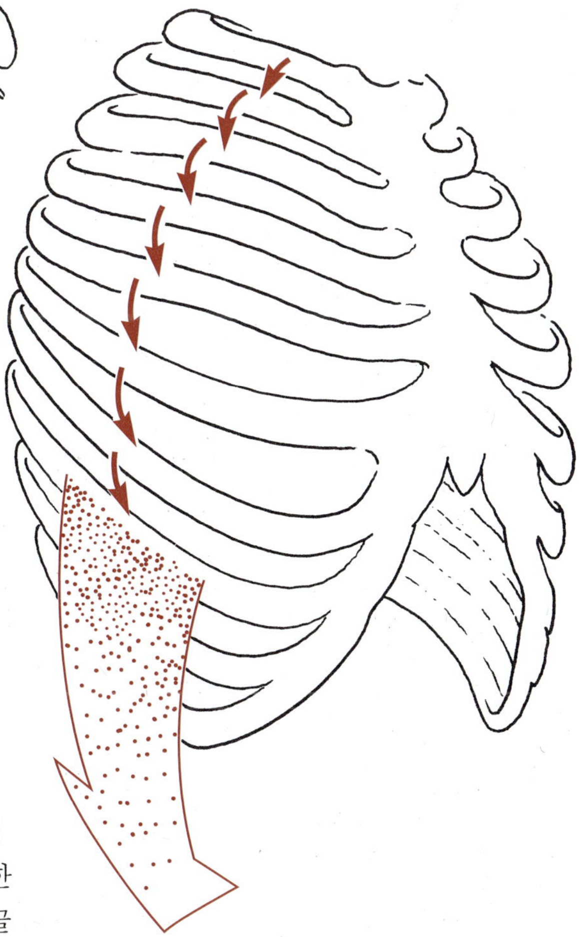

- 반대로, 가장 아래에 있는 늑골이 고정되거나 혹은 이것이 (외복사근의 작용에 의해) 아래로 내려가면, 늑간근 전체가 아래로 당겨질 것이다. 바로 호기근의 작용이다.

이와 같이 이 근육은 일반적으로 정적인 수축을 한다. 마치 식탁보의 모양을 하고 있는 늑골은 모든 면이 서로 연결되어 있어 하나의 일체를 이루고 있다. 이러한 사실에서, 늑골 하나에 전달된 동작이 옆에 있는 늑골들에게 전달되거나 혹은 늑골 전체에 전달된다는 것을 알 수 있다.

제 5 장

호흡동작에 사용되는 주요한 힘
(The Principal Forces Involved in Breathing)

18～21쪽에서 묘사되어 있는 동작들은 매우 다양한 힘의 작용에 의해서 이루어질 수 있다. 즉, 79～105쪽에서 보았듯이, 많은 근육들이 흡기와 호기, 호흡정지에 관여할 수 있다. 게다가 근육작용은 항상 수축에만 기인하는 것이 아니고, 때로는 근육의 다른 특성들에 의해서 이루어지기도 한다.

요컨대 이러한 근육작용은 호흡동작에서 가장 중요한 요인이 될 수 있는 많은 다른 힘들과 결합하게 된다. 다시 말해, 특히 몸무게, 지지대의 반응, 폐의 탄성 그리고 심지어는 골격의 강한 저항(강력한 지탱)등 이러한 요인들의 힘에 의해서 호흡을 조절할 수 있다.

이 장에서는 호흡 시 작용하는 가장 보편적인 힘들과 이러한 힘들이 다양한 상황에 따라서 어떻게 결합하는가에 대하여 살펴볼 것이다.

호흡 시 다양한 방법으로 작용하는 근육
(Muscles act in different ways during breathing)

1. 호흡동작을 행하기 위한 근육의 수축 (They contract to produce a breathing action)

이 방법을 구심성수축(concentric contraction)이라 부른다.

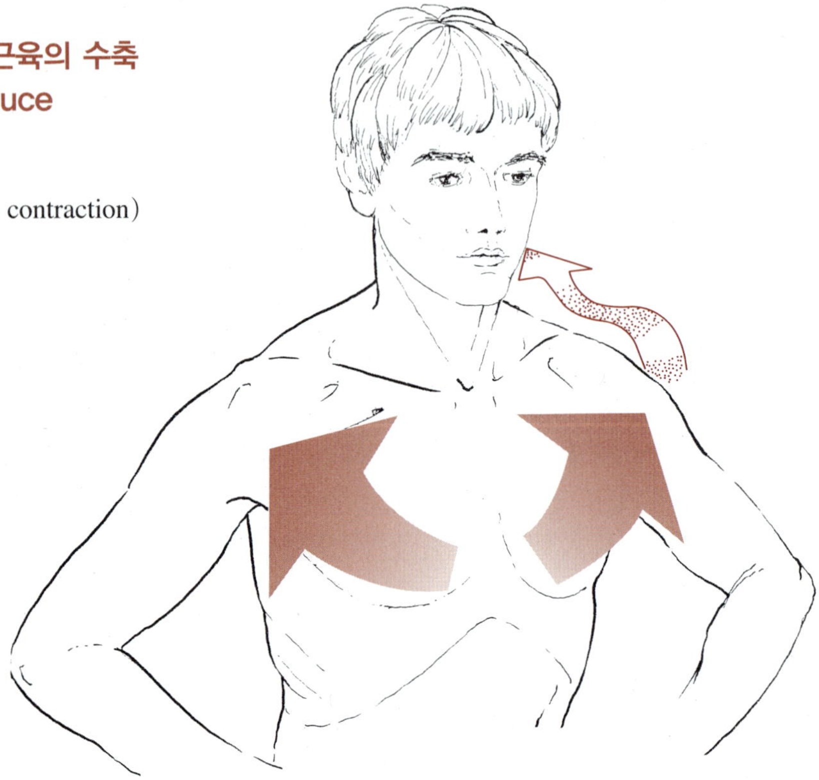

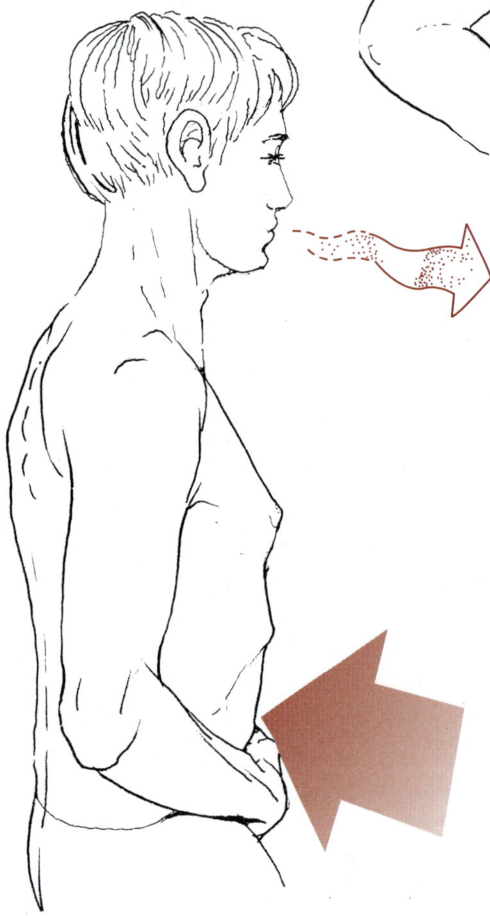

예를 들어: 대흉근을 수축하면 늑골이 위로 올라가고(elevate), 전면늑골흡기가 **이루어진다.**

2. 호흡자세를 지속하기 위한 근육수축 (They contract to maintain a breathing position)

예를 들어, 깊게 호기한 후에, 호기예비량을 **유지하기 위해** 호흡정지를 지속하려면, 복근을 계속 수축시킨다.

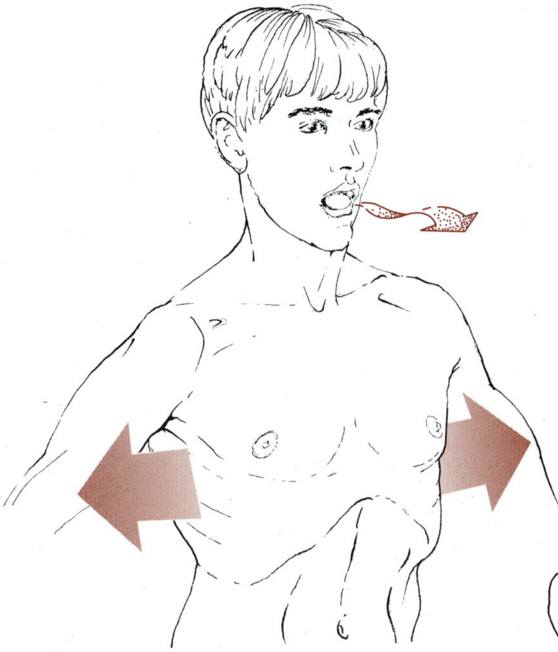

3. 호흡동작을 조절하기 위한 근육 수축 (They contract to restrain a breathing action)

예를 들어, 크게 흡기예비량으로 흡기를 한 후, 천천히 숨을 내쉴 때이다. 이러한 호기를 하기 위해, 대흉근을 계속 수축시킨 상태에서 폐의 탄력을 억제한다.

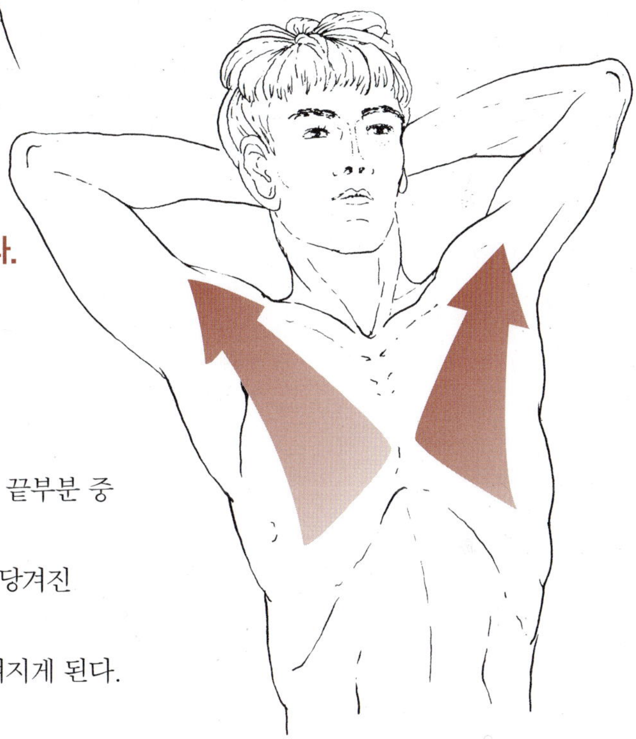

때때로 근육은 수축되지 않아도 작용을 한다. – 왜냐하면 근육이 당겨지기 때문이다. (They sometimes act by means other than contraction – because they are streched)

한 동작으로 움직일 때, 이 움직임에 의해 근육의 끝부분 중 한 부분이 긴장된다.
예를 들어, 팔을 위로 올리면 대흉근이 당겨지고 당겨진 대흉근은 늑골을 당기게 된다.
이 늑골은 그렇게 심하게 수축되지 않으면서 당겨지게 된다.

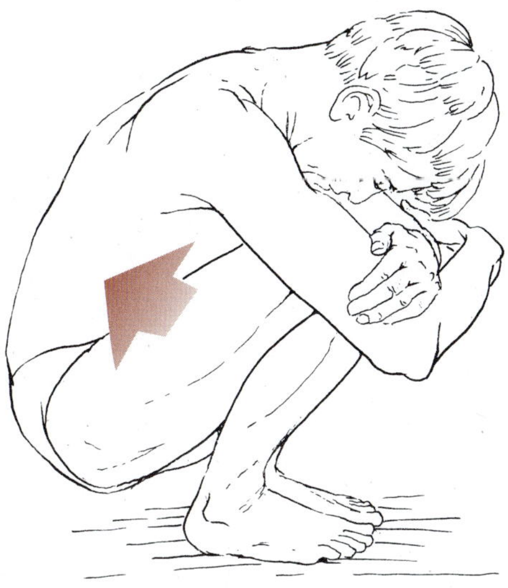

– 반대 방향으로 압력을 가하는 점탄성질의 근육에 의해서 (Their viscoelastic mass, which sometimes acts as a counterweight)

예를 들어, 쪼그린 자세로 횡격막호흡을 하려고 하면, 전대퇴근(anterior femoral muscle)이 복부를 누르면서 복부가 앞으로 불룩해지는 것을 막는다. 대신 등 쪽에서 이 호흡동작을 하게 된다.

폐의 탄성은 호흡하는데 중요한 요인이다 (Pulmonary elasticity: an important force in breathing)

역학적인 관점에서 폐가 고무줄처럼 움직이는 것을 61쪽에서 보았다. 폐는 손가락사이에서 당겨지는 실뜨기놀이의 실의 망처럼 한 개의 줄 이상으로 만들어진 3차원으로 된 입체적인 고무줄과 같다.

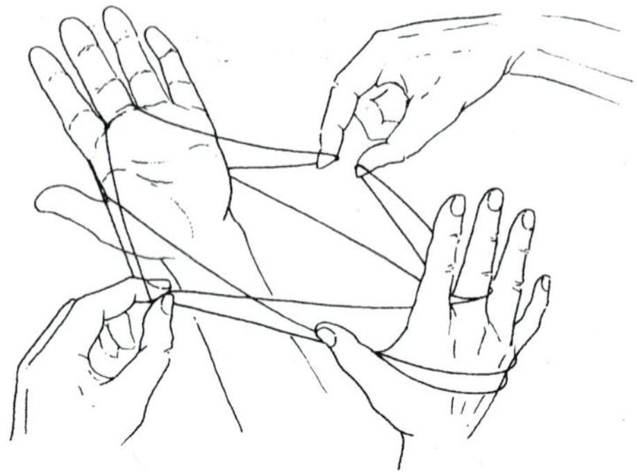

외부에서 작용하는 힘이 실의 망을 당기면 공간이 확장된다: 이를 폐의 *확장(extension)*이라 부른다.

하지만 폐는 동시에 이러한 폐의 공간이 늘어난 것에 저항한다.

그래서 당겨지는 힘이 멈추어지면 곧 원상태로 돌아오는 탄성을 가지게 되는 것이다.

이 책에서는, 폐의 신장(extension)에 의한 "폐의 탄성"에 관하여 다루고자 한다.
두 개의 폐는 용량이 하나인 탄성적인 물질로 되어있다.

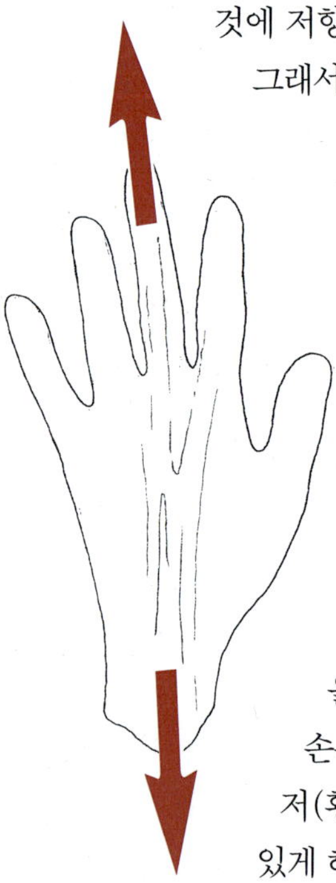

"3차원"으로 구성된 탄성적인 물질(Elasticity in "3-D")

폐의 탄성을 구체적으로 재현하는 방법 중 하나는 고무장갑을 잡고 당기는 것이다. 또한 몸 안에서 작용하는 것처럼 고무장갑을 모든 방향으로 당기는 실험을 할 수 있다.

양손으로 장갑을 아래위로 당긴다. 이것은 폐가 수직적으로 탄성을 갖게 되는 것을 나타낸다. 그 후 고무장갑의 복원력에 의해 위로 당긴 손은 아래로, 아래로 당긴 손은 위로 당겨진다. 이것은 몸 안에서 일어나고 있는 흉곽의 꼭대기(폐첨)와 흉곽기저(횡격막) 사이의 탄성적인 작용을 잘 알 수 있게 해준다.

양손으로 고무장갑을 오른쪽과 왼쪽으로 당긴다. 이런 식으로 양쪽의 반대 방향으로 당겨진 폐의 복원력을 볼 수 있다. 이 그림은 흉곽의 오른쪽과 왼쪽의 측면막 사이에 있는 폐를 단순하게 나타낸 그림이다.

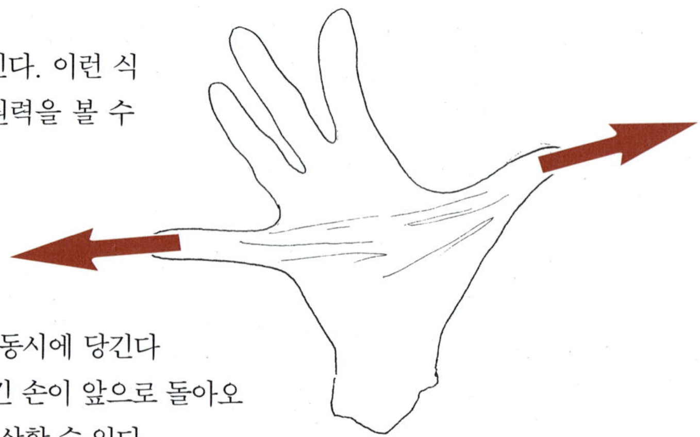

양손으로 장갑을 한쪽은 앞으로 한쪽은 뒤로 동시에 당긴다 (그림 없음). 앞으로 당긴 손은 뒤로, 뒤로 당긴 손이 앞으로 돌아오는 것을 봄으로써, 폐의 탄력적인 복원력을 상상할 수 있다.

흡기에 저항하는 폐(The lungs resist inhalation)

대체로 흡기를 하게 되면, 폐를 확장하고 늘이기 위해 얼마간의 힘이 필요하다. 폐는 탄성에 의해 이 늘어난 상태에서 반대로 작용하게 된다.

따라서 폐는 흡기에 저항한다고 할 수 있다.

이는 호흡량에 따라 다르다(117, 123쪽 참조).

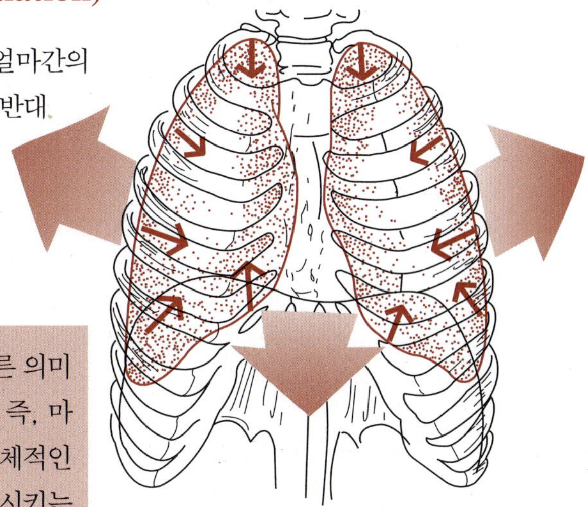

흔히, 이 탄성을 다른 의미로 생각할 수 있다. 즉, 마치 폐가 지니는 자체적인 힘으로 흉곽을 확장시키는 것처럼 오인할 수 있다.

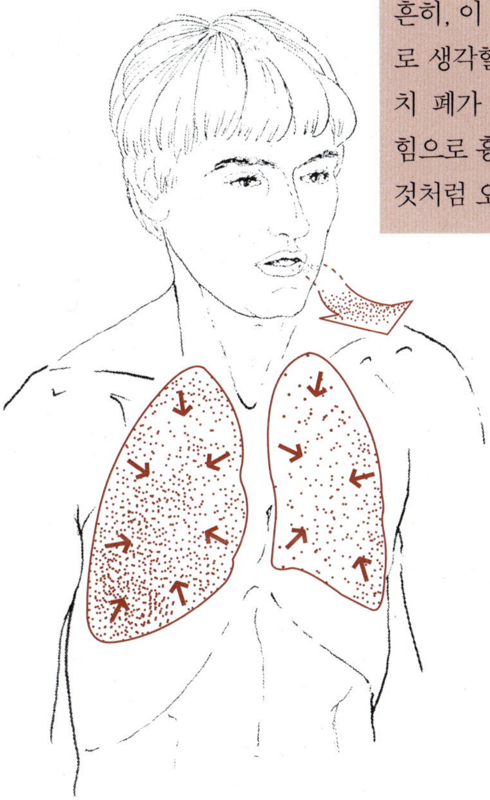

폐는 주요한 호식근육 (The lungs as the primary force of expiration)

대부분의 호기는 바로 폐의 탄력에 의해 이루어진다.
(Most exhalations are caused by the elasticity of the lungs)

그러므로 호기 시 작용하는 힘은 폐의 근육의 힘이 아니라, 폐의 탄성에 의한 힘이다.

이러한 폐의 탄력에 의한 호기는 매우 빈번하게 발생한다.

이는 원칙적으로 호흡량에 달려 있다(117/123쪽 참조).

하지만, 이 힘은 폐에서 공기를 완전히 배출시키지 못한다. 탄력에 의해 폐가 원래 상태로 돌아왔을 때 폐안에는 아직 많은 공기가 남아있다(잔기량).

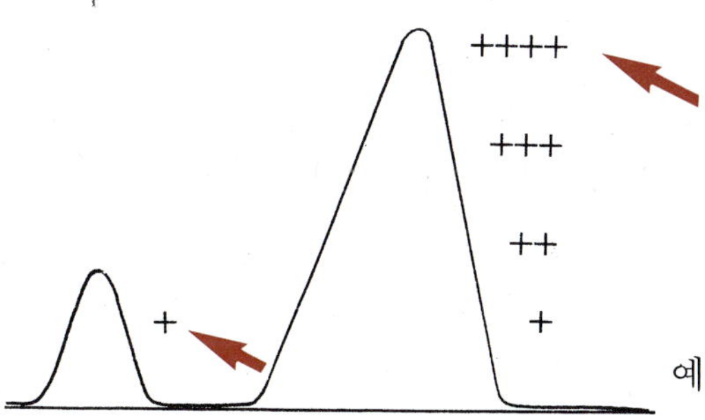

폐의 탄력은 변한다 (The elastic force of the lungs varies)

폐의 이러한 복원력은 매우 강해서 늘어난 만큼 수축한다. 예를 들어, 평상시에 흡기할 때보다 흡기예비량으로 호흡할 때 복원력이 더 강하다. 또한 이러한 폐의 복원력은 호흡할 때 외에 많은 다른 동작에 간접적으로 기여한다.

경우에 따라서, 예를 들어, 복부를 들어가게 하거나, 장기를 움직이게 하거나, 늑골을 들어가게 하거나, 요추를 굽히게 하거나, 목을 굽히게 한다("폐의 탄성, 몸통 맨 윗부분에 숨겨진 힘" 참조).

몸무게, 호흡의 요인(Gravity, another factor in breathing)

몸무게는 신체자세에 따라 다른 방식으로 호흡구조에 영향을 미친다. 따라서 몸무게는 때로는 공기를 흡입하거나, 공기를 배출하는 것을 돕는다. 여기서 두 가지 특수한 상황에 대해서 언급할 것이다.

1. 몸무게와 횡격막 (Gravity and the diaphragm)

(횡격막은 복막에 의해 복부장기와 붙어있다는 사실을 기억할 것.)
횡격막이 수축하면 골반 쪽으로 내려가는 경향이 있다.
몸무게는 복부전체에 걸쳐서 마치 "수포*"에 작용하는 것처럼 영향을 미친다. 이 "수포는" 자세에 따라 횡격막과는 아주 다르게 놓이게 된다.

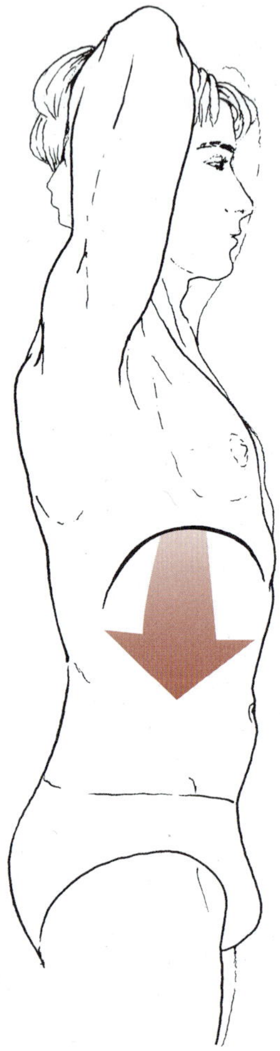

a) "수포"가 횡격막과 같은 방향일 때

예를 들어, 서 있는 자세에서 복부는 횡격막아래에 위치하기 때문에 횡격막이 아래로 내려가는 것을 방해하지 않는다. 몸무게는 횡격막과 같은 방향으로 즉, 흡기 시의 방향으로 작용한다.

b) 때로는, 횡격막이 "수포"에 의해

횡격막 자체가 수축할 때보다 더 확장될 수 있다.
복근이 수축하지 않으면, 복부의 장기는 배 앞으로 나온다.

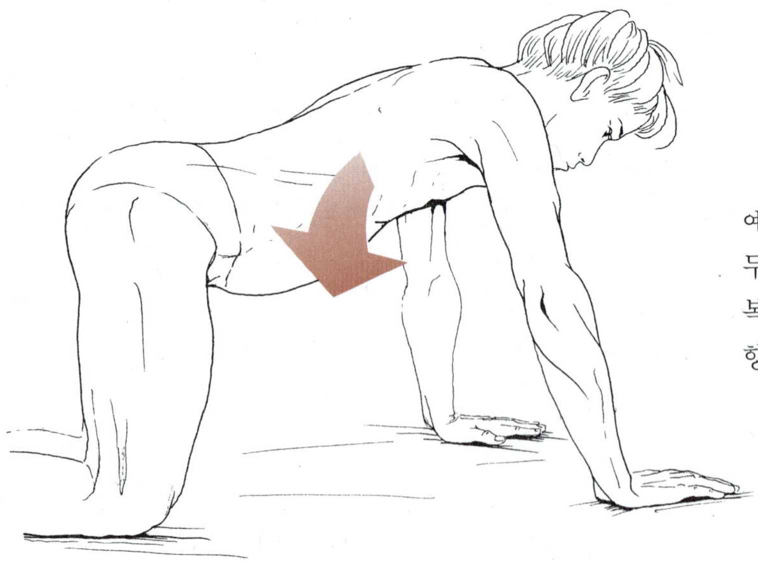

예를 들어,
두 무릎과 두 손을 지면에 대고,
복근을 이완하면, 복부는 아래로
향하고, 횡격막도 아래로 향하게 된다.

* 수포(water balloon)는 복강에 있는 장부를 의미한다. 이것이 마치 복부에서 중력과 압력에 의해 물주머니처럼 작용하기 때문에 "수포"라고 표현한다(역자 주).

또 다른 예를 들면, 서 있는 자세에서 복근을 완전히 이완시키면, "수포"는 앞쪽으로 기울어지면서 횡격막이 수동적으로 내려간다.

그러므로 흡기는 수동적으로 이루어진다.
그리고 복부무게는 호기에 반대로 작용한다.

근육을 수축하지 않고 흡기를 하는 경우는 바로 이 둘 중 하나이다.
(두 번째 경우는 123쪽에 설명되어 있음).

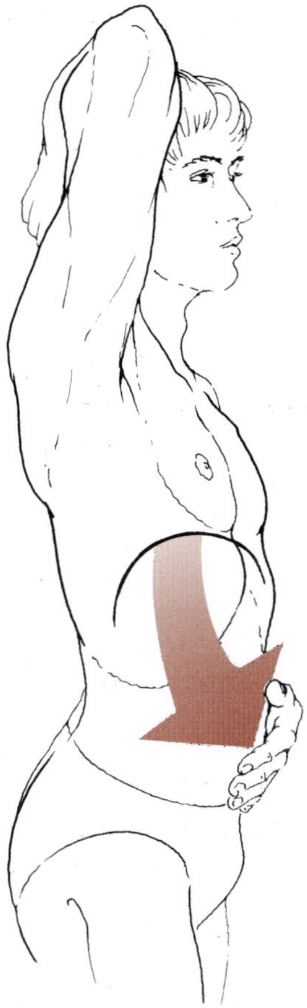

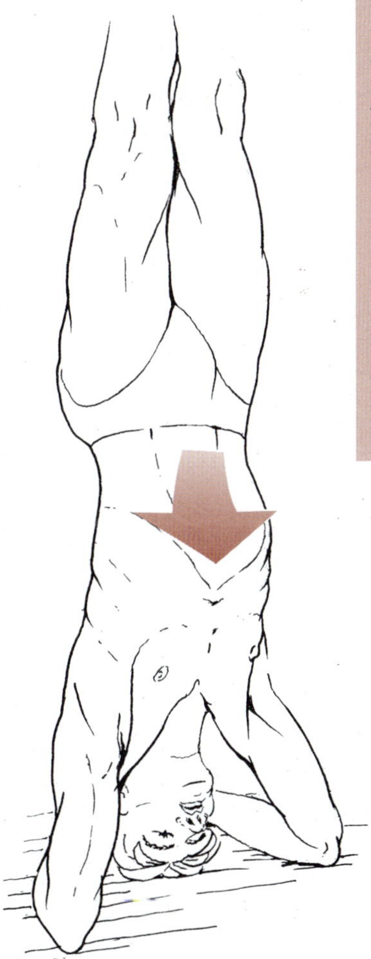

이것은 호기예비량에서 급격한 호기 후 빠르게 공기를 들이마시기 위해서 사용하는데, 성악의 가창기술에 적용된다.

이것은 또한 복부비만인 경우에도 해당된다. 앞으로 튀어나온 배는 횡격막을 복부 쪽으로 당기고, 심지어 흉곽전체를 복부 쪽으로 당기기 때문이다.

c) 때때로 "수포"는 횡격막에 압력을 준다.

예를 들어, 머리를 밑으로 향하게 하는 물구나무서기자세에서는 횡격막이 골반 쪽으로 향하게 하기 위해서는 복부장기의 무게를 이겨야 한다. 따라서 횡격막을 더 강하게 밀어야 한다.

옆으로 누운 자세에서, "복부의" 수포는 덜 직접적으로 횡격막을 누른다. 수포는 바닥 쪽으로 향한 횡격막을 더 누른다.

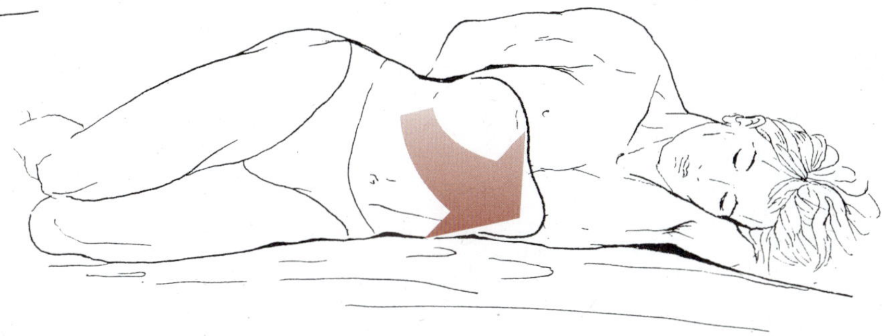

2. 몸무게와 흉곽 (Gravity and the rib cage)

서있는 자세에서 몸무게를 양쪽 늑골로 떨어뜨리면 호기방향으로 몸무게 (중력)가 작용한다(가장 빈번한 경우이다).

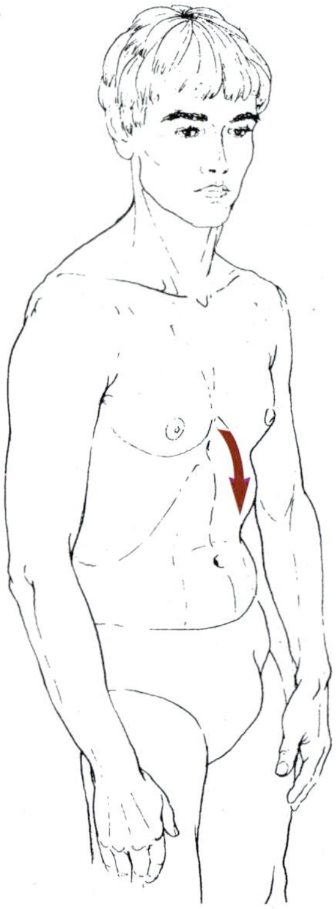

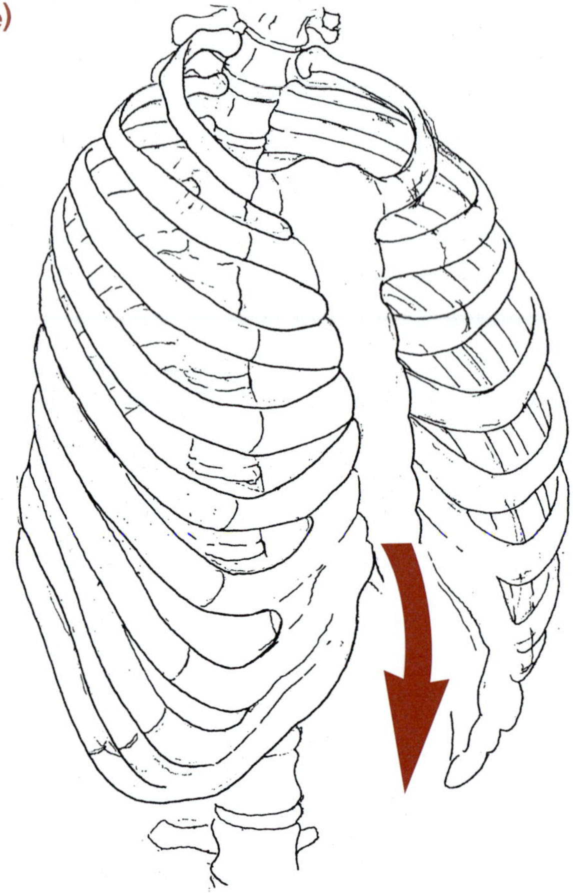

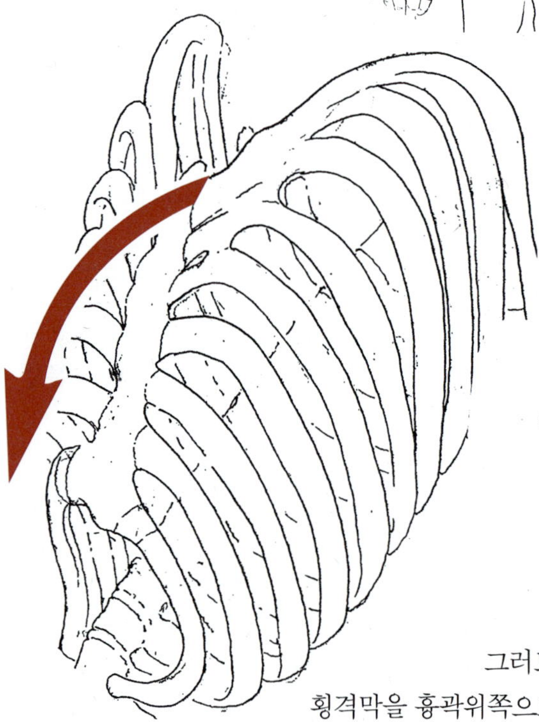

머리가 밑으로 내려간 자세에서, 몸무게는 반대로 흡기방향인 양쪽늑골이 올라가는 방향으로 작용한다.

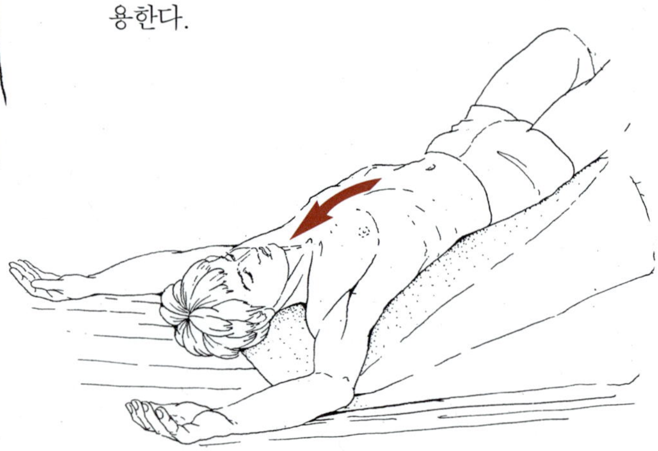

그러므로 몸무게가 횡격막을 호기로 이끌면(앞장에서 보았듯이 횡격막을 흉곽위쪽으로 밀면서) 양쪽 늑골은 흡기구조가 된다(현재 예시 경우).
몸무게는 흔히 늑골과 횡격막에 대해 반대방향으로 작용한다.

골격, 호흡의 요인(The skeleton, another factor in breathing)

골격은 견고하기 때문에 호흡하기 위하여 다른 힘들과 결합한다.
(호흡기의 경우는 거의 완전할 정도로 견고하다).

늑골궁은 반경식(semi rigid)인 뼈이기 때문에 폐가 탄력에 의해 복원되려는 것을 저지할 수 있다.

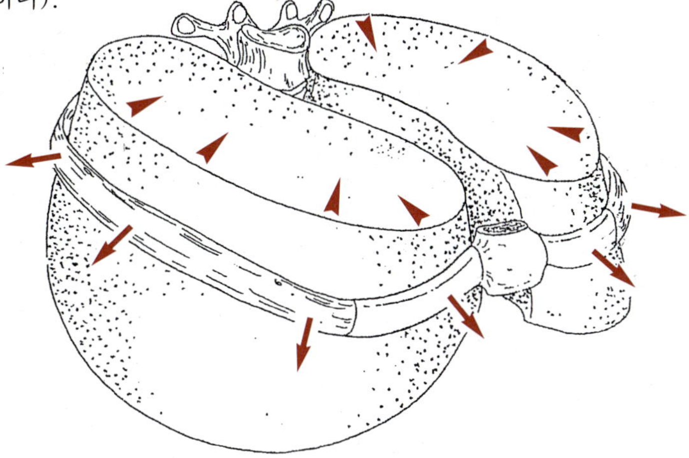

늑골 또한 반경식인 뼈이므로 호흡할 때, 호기근과 흡기근을 정확한 방향으로 작용할 수 있도록 이 근육들을 당겨주는 역할을 교대로 한다,

척주의 뼈도 반경식이므로 몸통, 흉곽의 움직임에 영향을 준다, 그리고 이러한 영향이 호흡동작에도 미치게 된다.

예를 들어, 척주를 앞으로 굽히면 *호기* 방향이 된다.

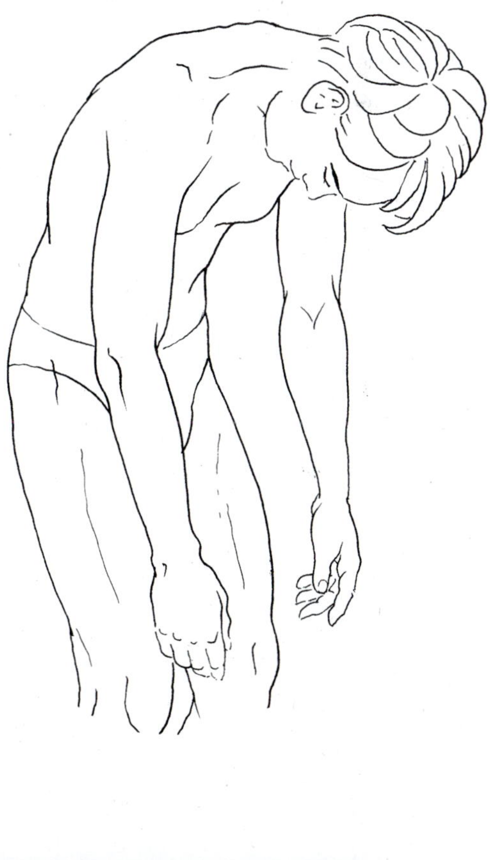

척주를 뒤로 제치면 *흡기* 방향이 된다.

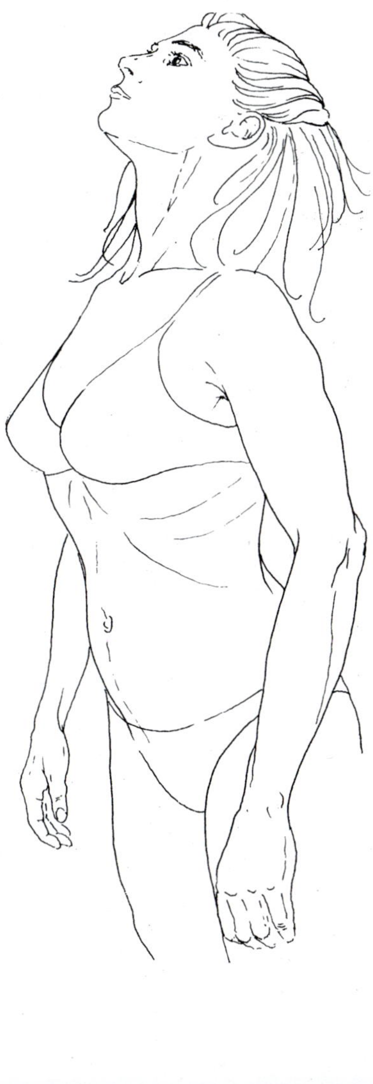

제 6 장

호흡량의 크기에 따라 작용하는 힘 (Forces Affecting Respiratory Volumes)

왜 흡기는 때로는 수동적이고, 때로는 능동적으로 이루어질까? 호흡을 정지할 때는 어떻게 휴식의 순간이 되거나 혹은 왕성한 활동의 순간이 되는가?

왜냐하면 호흡동작을 발생시키는 힘이 호흡시간이나 호흡량에 따라서 완전히 변화할 수 있기 때문이다. 다양한 호흡법에서 나타나는 이러한 현상을 이해하기 위해서는 *호흡량에 따라서 주요한 힘들이 어떻게 작용하는지*를 관찰하는 것이 필요하다.
이 장에서는, 이러한 주요한 힘들이 각각의 호흡량 –흡기와 호기 시 그리고 호흡정지 중– 에 대하여 어떻게 작용하는가를 자세히 설명하게 될 것이다.

22~29쪽에서 설명하였듯이, 흔히 우리는 동일한 한 가지 방법으로 호흡을 하지만 우리가 인식하지 못하는 상태에서 호흡작용의 힘이 아주 다르게 연결되면서 여러 가지 호흡량으로 호흡하게 된다.

따라서 *이 장에서 설명하는 내용을 이해하기 위해서 충분한 시간을 가지고 읽어야 한다.* 그 후 매우 빠른 방법으로 각 호흡량과 그 호흡동작에서 작용하고 있는 힘들을 알아내야 한다. 이러한 사실을 이해하기 위한 최선의 방법은 호흡동작이 실행되고 있는 속도에서 이 힘들을 인지하는 것이다.

이 장에서는 서 있는 자세에서 빠르거나 느린 호흡에 대해서는 다루지 않을 것이고, 보통속도로 행해지는 호흡에 대하여만 분석할 것이다.

일상적인 호흡량에서 작용되는 힘
(Force involved in breathing of tidal volume)

1. 일상적인 호흡량으로 흡기 (Inhaling tidal volume)

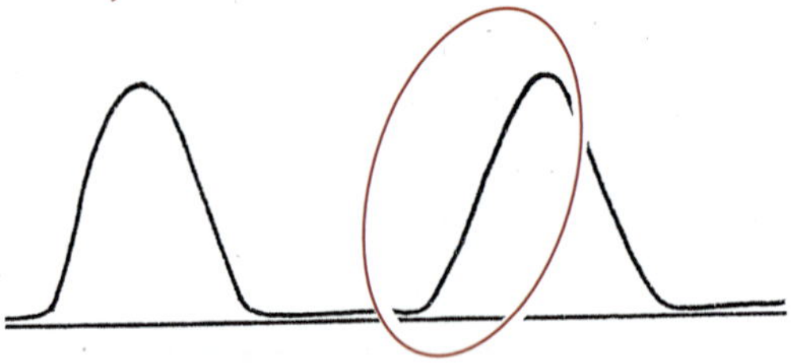

*흡기근*의 수축으로 폐가 확장된다.

(이 작은 호흡량에서는, 가장 빈번하게 횡격막만 움직인다 (134쪽 참조). 이 경우 특히 폐의 밑(폐저) 부분이 확장된다.)

이러한 흡기량은 약간의 근육이나 근육의 일부분만을 움직인다.
흡기 시 많은 근육들이 필요하지 않을 뿐만 아니라 강하게 움직일 필요가 없다.
왜냐하면 필요한 근육의 움직임이 적기 때문이다.

이 흡기는 폐의 탄성을 조금만 사용하여 폐를 늘인다.
이 때 폐의 확장에 의해 폐는 약간의 복원력을 점차적으로 갖게 된다.
호기근이 이완되게 된다.

요약하면, 이 때 작용하고 있는 근육의 힘은

- *흡기근이 완만하게 수축되고,*
- *호기근이 이완되며,*
- *따라서 폐가 약간 늘어난다.*

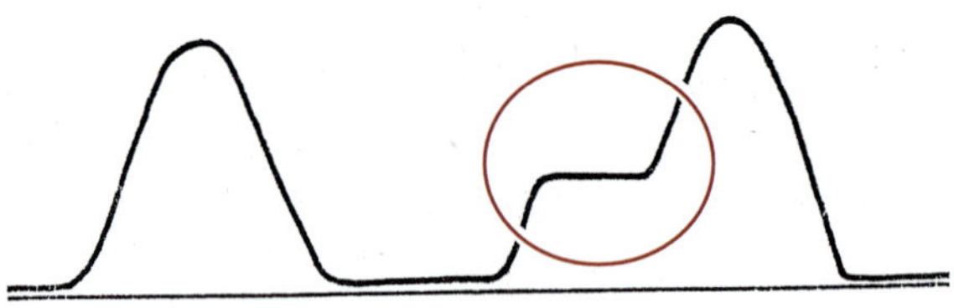

일상적인 흡기 중 호흡정지

흡기근은 "정지된" 상태(동작이 일어나지 않는다)에서 수축된다.
폐는 늘어난 위치를 그대로 유지한다.
근육의 차원에서 보면 능동적인 호흡정지이다.

---

* 서있는 자세에서는 몸무게에 의해 폐가 확장될 수 있다(113쪽 참조).

2. 일상적인 호흡량으로 호기(Exhaling tidal volume)

- 약간만 늘어난 폐는 탄성에 의해 원래상태로 돌아온다. 이러한 복원력으로 폐안에 있는 공기를 배출한다. 하지만 완전히 배출하지는 못한다. 호기예비량(expiratory reserve volume)과 잔기량(residual volume)은 폐안에 여전히 남아있다.

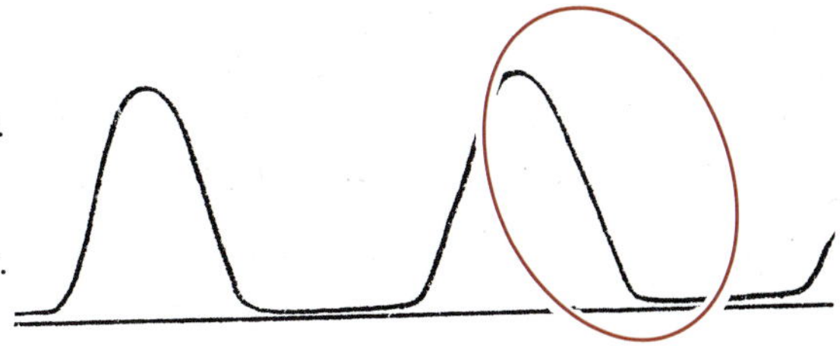

- 흡기근이 이완된다.
(하지만 121쪽에서 이 개념은 때때로 미묘한 차이를 나타낸다)

- ***일상적인 호기량에서 호기근은 작용하지 않는다.***
이 개념에 매우 유의하여야 한다.
일상적인 호기량은 사람들이 상상하는 것과 반대로 어떠한 호기근의 활동도 필요로 하지 않는다.
그러므로 호기는 매우 이완된 상태에서 이루어진다.

일상적인 호흡량에서 호기는 호기 시 발생하는 긴장의 이완, 이완된 동작, 이완 등과 같은 움직임과 일치한다.

요약하면, 호기에 작용하고 있는 힘은

- 폐의 탄성적인 복원력으로 공기를 배출하고,
- 흡기근과 호기근이 이완된다.

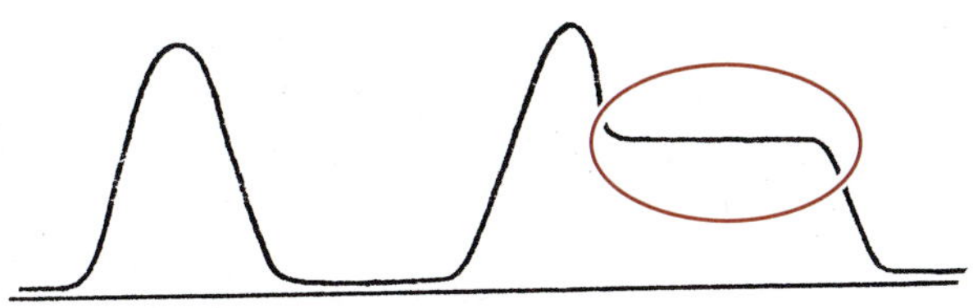

일상적인 호기 중에 호흡 정지

흡기근이 정지된 상태(움직임이 없이)에서 수축하여 폐가 원 상태로 돌아오는 것을 억제한다.
폐가 탄성에 의해 약간 늘어났고, 약간만 저항하기(폐가 복원되는 것이 조금만 방해받기) 때문에 이러한 수축은 강하게 작용하지 않는다.

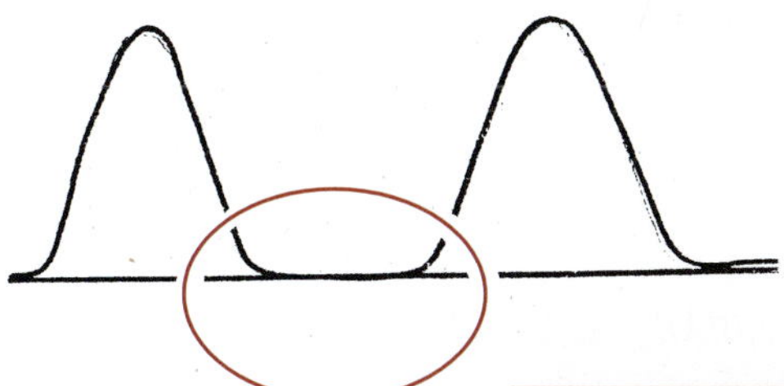

일상적인 호기가 종료하는 순간에 호흡 정지

흡기근은 휴식상태로 돌아온다.
폐는 탄성적인 상태에서 휴식상태로 되돌아온다.

이 순간에 대한 자세한 분석에 대하여 153쪽의 동작기술방법 참조.

흡기예비량에서 작용되는 힘
[Forces involved in inspiratory reserve volume(IRV)]

1. 흡기예비량에서 흡기(Inhaling IRV)

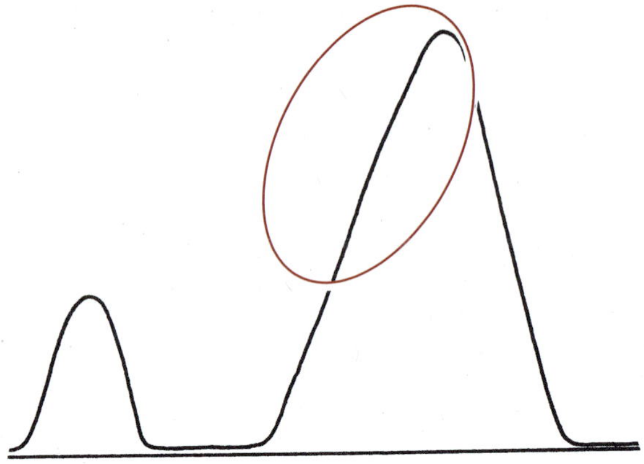

이 때 흡기근은 일상적인 흡기량 때 보다 훨씬 더 많이 폐를 "확장시킨다". 그러므로 이 순간의 흡기근은 다음과 같이 여러 가지 가능한 방법을 동원하여 폐를 더 강하게 확장시킨다.

- 하나의 흡기근만 강하게 작용하든가,
- 혹은 여러 흡기근이 다 같이 작용한다.
- 혹은 위의 두 경우가 동시에 작용한다.

폐의 부피는 일상적인 호흡량 때보다 더 많이 늘어난다.
폐가 확장되기 위해 호기근은 이완된다.

흡기예비량의 용량에 따라, 다음 3가지 현상이 다소 강하게 나타난다.
또한 폐안에 공기의 흡입이 증가함에 따라 점차적으로 다음과 같은 현상이 증가한다.

- 흡기근이 점점 더 강하게 작용한다.
- 폐의 탄성이 점점 더 늘어난다.
- 호기근이 점점 더 이완된다.

이러한 호흡량은 다음과 같은 조건일 때 잘 일어나는 동작이다. 즉 자극을 줄 때, 각성할 때, 감정이 폭발할 때이다.

이와 같이, 공기를 매우 많이 들이 마시게 되면, 공기를 최대로 흡입하는 마지막 순간이 최대 흡기량(inspiratory capacity : IC)이 된다. 특히, 극도로 늘어난 폐의 탄성조직은 매우 강한 복원력을 갖게 된다(207쪽에 동작기술에서 설명됨).

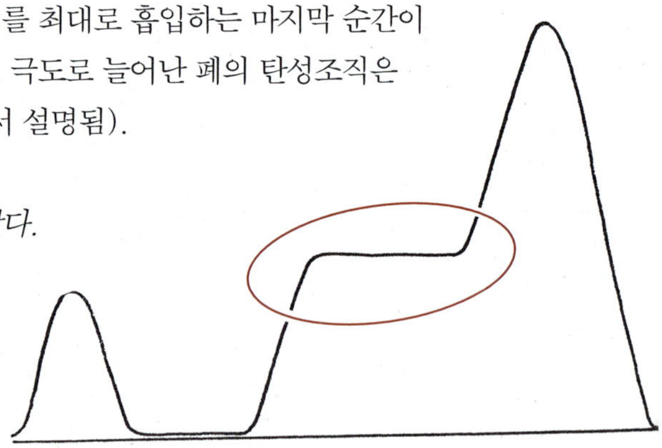

이 현상에서 작용하고 있는 힘을 요약하면 다음과 같다.
- *흡기근의 작용이 강화되고,*
- *폐의 탄성조직이 크게 늘어나고,*
- *호기근이 이완된다.*

흡기예비량에서 공기를 들이마시는 도중에 호흡 정지

폐를 확장시키기 위해서 활동했던 흡기근은 호흡 정지 상태에서 "폐의 확장"을 유지하기 위해 계속 수축이 지속된다. 즉, 흡기근은 호흡이 정지된 상태에서 수축(isometric contraction, 등척성 수축이라 부른다)을 한다. 이것은 흡기근이 "능동적(active)으로" 정지한 상태이다. 이러한 상태는 흡기예비량이 "클수록" 더 강하게 나타나게 된다.

2. 흡기예비량에서 호기(Exhaling IRV)

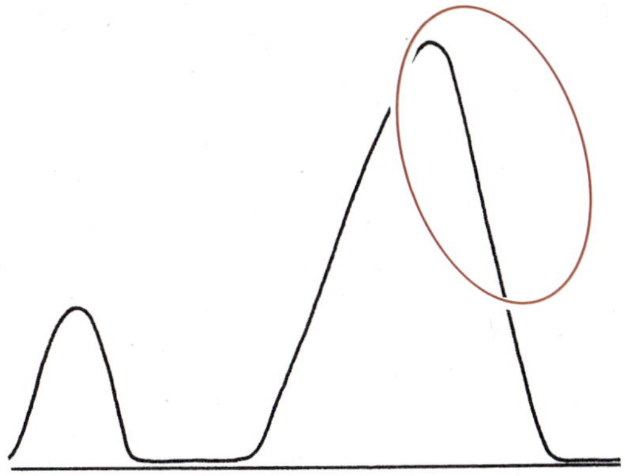

강하게 늘어난 폐의 부피는 제자리로 돌아온다.
흡기예비량에서 원상태로 돌아오는 초기에는 원래모양으로 복귀하려고 하는 폐의 탄성에 의해 많은 힘을 쓰게 되나, 일상적인 호흡량의 문턱까지 공기를 배출함에 따라 점차적으로 그 힘이 줄어들게 된다.

호기에서 이러한 폐의 탄성적인 복원력은 중요한 역할을 하며, 특히 큰 흡기예비량에서 폐가 원래의 모습으로 돌아오는 초기에는 탄성적인 복원력이 완화될 필요가 있다. 폐의 탄성이 완화되도록 하는 이러한 제어장치는 *호기 시에 사용하는 근육과 대립되는 근육인 흡기근이 수축하면서 이루어진다.*

이때 흡기근은 공기를 흡입하기 위한 것이 아니라 오히려 반대로 호기의 움직임을 제어하기 위해 작용한다. 이것을 원심성 수축(eccentric contraction)이라고 말한다.

그리고 *호기근은 느슨해지는데,* 왜냐하면 비록 호기가 강하다 하더라도, 흡기예비량에서 호기를 통해 폐가 원래모습으로 돌아오게 하는 것은 호기근이 아니기 때문이다.

이러한 모든 현상은 흡기가 큰 만큼 강하게 나타난다.

요약하자면, 이 호흡을 위해 작용하고 있는 힘은 다음과 같다.

- *폐의 탄성에 의한 강력한 복원력과*
- *흡기근의 제어 작용이 일어나고,*
- *호기근이 이완된다.*

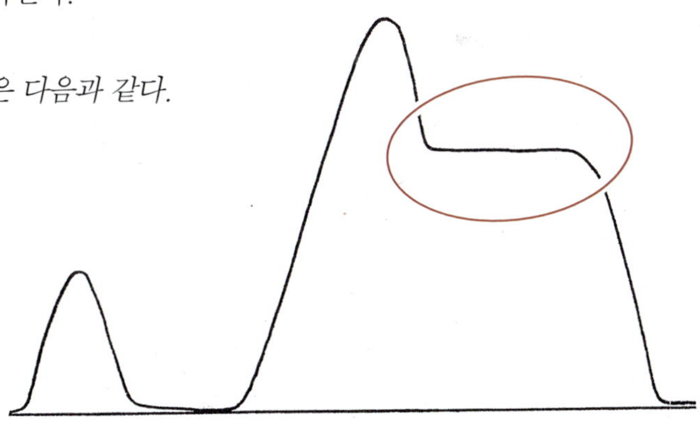

흡기예비량에서 공기를 내쉬는 도중에 호흡 정지

흡기근이 폐가 탄성에 의해 원래모습으로 돌아가는 것을 제어한다. 하지만 제어하기 위한 다른 움직임은 작용하지 않는다〔정지된(static) 상태에서 일어나는 수축〕.
이러한 흡기근의 수축은 흡기예비량에서 숨을 내쉬려는 직전의 호흡정지순간이 강렬한 만큼, 그리고 흡기예비량이 큰 만큼 더 강하게 일어난다.

120~121쪽에서 기술된 흡기예비량 호흡과 호흡정지는 *흡기근을 강화*하는데 이용될 수 있다.

호기예비량에서 작용되는 힘[Forces involved in expiratory reserve volume (ERV)]

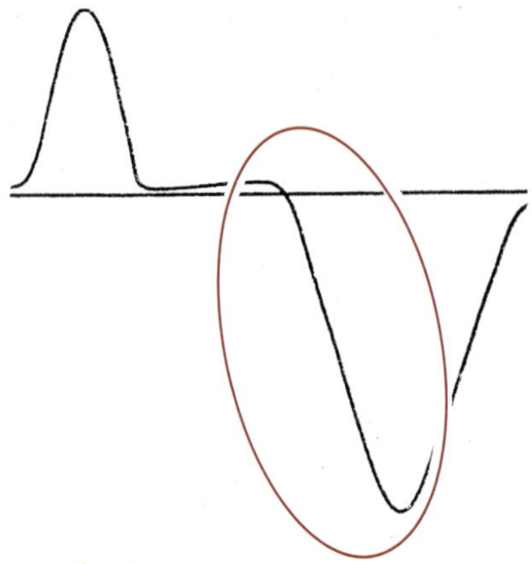

1. 호기예비량에서 호기 (Exhaling ERV)

일상적인 호흡량이나 흡기예비량에서 공기를 배출 한 후
- 폐안에 아직 많은 량의 공기가 남아있고,
- 이 공기는 호기가 완료된 후 폐가 원래모습으로 돌아와도 완전히 배출되지 않는다.

따라서 이 여분의 공기를 배출하기 위해 *숨을 내쉴 수 있도록 폐에 압력을 가해야한다.*
이 압력은 *호기근의 작용에 의해 발생한다.*
- 호기근이 늑골을 더 내리거나,
- 혹은, 호기근이 폐의 아래 부분(폐저)을 위로 밀면서 흉곽 쪽으로 복부전체를 올린다(혹은 위의 두 경우를 동시에 행한다. 146쪽의 "주요한 두 유형의 호기구조" 참조).

이 동작은 공기를 많이 배출하려고 할수록 더 강해진다. 즉, 호기예비량의 폭이 증가한다.

폐의 탄력적인 조직은 전혀 늘어나지 않고, 반대로 구겨진 천처럼 오므라든다.
흉곽은 닫혀 지고 늑골은 스스로 뒤틀린다.

요약하면, 작용하고 있는 힘은 다음과 같다.
- *호기근은 구심성운동(concentric motion)을 한다.*
- *폐 조직은 압축(compression)되고 또한 동시에 폐 조직은 이러한 압축에 저항한다.*
- *늑골은 많이 내려가고 뒤틀린다.*
- *흡기근은 이완된다.*

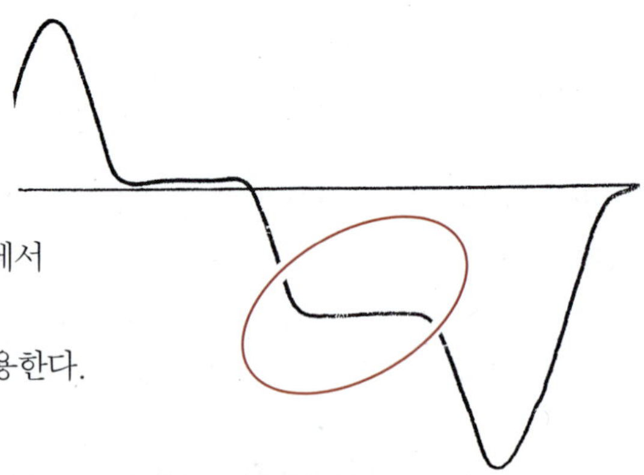

호기예비량에서 공기를 내쉬는 도중에 호흡 정지

호기근은 호기 상태를 유지하기 위해 — 정지된 상태 — 에서 수축해야 한다.
호기예비량이 큰 만큼 이 작용 또한 그 만큼 더 강하게 작용한다.

특히, 호기예비량의 호기는 다음과 같은 목적에 활용될 수 있다.
- 호기근의 활력을 촉진시키기 위해,
- 수동적인 흡기를 할 수 있도록 하기위해서(다음 쪽 참조).

2. 호기예비량에서 흡기(Inhaling ERV)

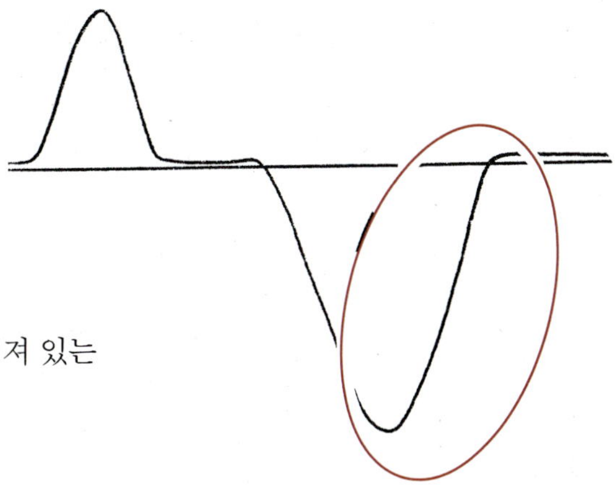

호기의 강도에 따라 폐는 어느 정도 압축되고 "구겨진" 상태에 있다.
호기의 강도에 따라 그 만큼 늑골은 더 내려가 있고 휘어져 있다.
이 상태에서 공기를 흡입하기 위해서는 우선 폐를 계속 압축하고 있는 수축된 근육을 이완시키고, 지나치게 휘어져 있는 늑골을 제자리로 돌아오게 하면 된다.
즉, ***호기근을 이완***해야 한다.

그런데 늑골은 탄성(elasticity)에 의해서 원래의 굴곡상태로 돌아오면서, 폐를 다시 확장시킨다. 이렇게 확장됨으로서, 폐는 일상적인 호흡량으로 호흡을 시작할 수 있게 된다. 이 힘은 호기예비량*에서 다시 공기를 들이 마시기에는 충분하다(216쪽 참조).

유일하게 근육수축이 없이 흡기가 이루어지는 두 경우 중 하나의 경우이다. 이 경우는 "저절로", 혹은 "자연스럽게 숨을 들이 마신다"는 매우 특별한 특성을 가진다. 이러한 형태의 흡기는 긴장완화와 이완을 시키는 호흡기술에서 사용된다.

요약하면, 이 호흡에 작용하고 있는 힘(요인)은

- *호기근의 이완과,*
- *늑골이 덜 휘어진 상태로 돌아오는 것과,*
- *원상태로 돌아오는 폐 조직은 압축 받지 않는 상태가 되는 것과,*
- *흡기근의 이완이다.*

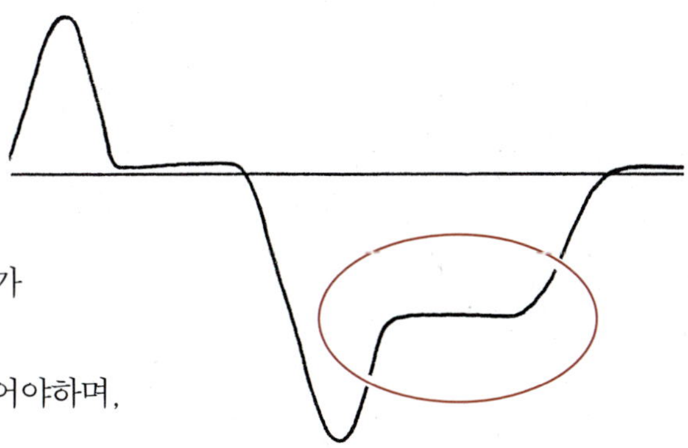

호기예비량에서 숨을 들이 마시는 도중에 호흡 정지

호흡정지는 호기근이 늑골이 펴지는 것을 제어하고, 폐가 다시 확장되는 것을 제어하고, 흡기동작을 멈추게 한다.
이러한 작용이 일어나기 위해서, 호기근은 그만 이완되어야하며, 정적인 수축을 해야 한다.

* 그리고 난 후, 더 많이 숨을 들이마시기 위해서 흡기근의 활동을 통해 다시 폐를 늘여야 한다. 즉, 118쪽에서 설명하고 있는 일상적인 호흡량으로 되돌아오게 된다.

호흡속도와 관련된 힘(Forces involved in the rate of breathing)

32쪽에서 보았듯이 여기에 서술된 모든 호흡은 다양한 호흡속도로 행해질 수 있다. 그래서 다양한 호흡속도의 조절은 여기에 작용하는 힘을 어떻게 변화시키는 가에 달려있다.

호흡동작을 빠르게 하기 위한 두 가지 중요한 조건: (To accelerate breathing there are two primary conditions:)

- 첫째, *공기가 통과하는 모든 통로에 공기흐름을 방해하는 요인을 최소화시켜야 한다.*
  왜냐하면 공기 통로들이 무슨 이유에서든지, 호흡폐쇄병으로 인해 막힐 수 있기 때문이다.
  성문, 연구개, 인두, 입, 입술 등 공기가 출입하는 인체통로 중에서 몇 곳을 의식적이고 의지적인 방법으로 어느 정도 좁아지게 하거나 더 크게 할 수 있다(130쪽 폐쇄 제어 참조).

- 둘째, *호흡을 하려면 공기의 흐름을 원할 하기 위해서 충분한 힘이 있어야 한다.*(이 힘은 항상 근육수축에 의해서만 발생되지 않는다는 사실을 기억하자.)

호흡동작을 느리게 하기 위한 두 가지 중요한 조건: (To slow breathing there are also two primary conditions)

- 공기통로인 성문, 인두, 입, 입술 등 이들 인체 부위 중에서 몇 개의 *공기통로는 직경이 좁아져야 한다.*

- *숨을 내쉬지 않도록 참을 수 있는 힘*이 있어야 한다. 즉, 흡기예비량에서 복귀하려는 폐의 탄성을 억제하거나, 일상적인 호흡량을 가진 폐의 탄성을 억제해야 한다. 호기예비량에서 호기근의 수축을 완화해야 한다.

이렇게 변화된 힘의 요인들은 118쪽에서 123쪽까지 기술된 각각의 호흡량으로 이와 같이, 호흡동작의 속도를 변화시킬 수 있다.

제 7 장

호흡의 해부학적 구조 관계
(Relationships Among Anatomical Structures Involved in Breathing)

호흡에서 분리할 수 없는 두 개의 "강" (Two cavities that are inseparable during breathing)

호흡이란 역학적으로 매우 다른 두 개의 신체구역인 강 — 흉강과 복강(thoracic cavity, abdominal cavity) — 사이에서 작용하는 특수한 움직임이다.

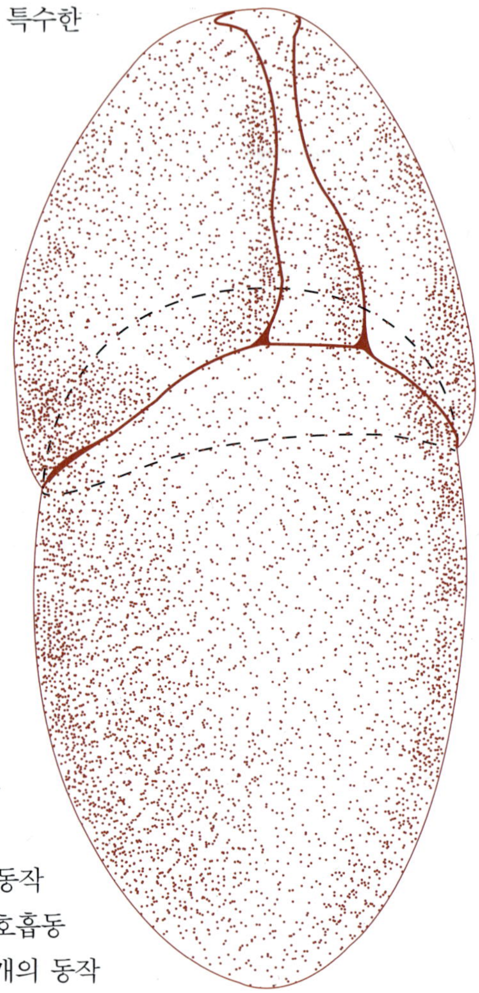

이 두 구역은 *횡격막(diaphragm)에 의해서 분리되는 동시에 결합되어 있다.* 즉, 횡격막은 늑막과 심막으로 *흉곽과 붙어 있고,* 또 복막에 의해 *복부와 접해 있다.* 따라서 횡격막은 두 강 사이에 있는 "양면 접착제"와 같다.

더욱이 이 횡격막은 다른 모든 근육처럼 *변형될 수 있고,* 또한 *수축성과 탄성*을 가지고 있는 격막이다.

이 두 개의 강은 분리할 수 없다. 그러므로 호흡동작이란 장기라는 차원에서 보면, 비록 흉곽에서 이루어지고 있다하더라도, 신체 기능적인 차원에서 보면 흉곽의 움직임과 복부의 움직임을 분리할 수는 없다.

역으로 말하면, 복부의 움직임은 흉곽에 영향을 미친다고 할 수 있다. 즉, 호흡에 영향을 준다. 그러므로 호흡행위는 어떠한 방법이든지 항상 두 강을 동시에 변형시킨다.
바로 이 점 때문에 호흡할 때 아주 다양한 조건과 다양한 호흡동작들이 생기게 된다. 때로는 이 동작들은 호흡을 하지 않으면서* 호흡동작 시 작용하는 같은 요인들에 의해서 이루어진다. 이러한 몇 개의 동작들은 다음 장에서 다루어질 것이다.

아래 사항을 인지하고 이해하기 위해, 지금 이 두 강에 대하여 살펴보아야 한다.

- 두 강의 해부학적인 구조,
- 두 강들의 역학적인(유기적) 특징,
- 두 강에 담긴 내용물의 역학적인(유기적) 특징.

---

* "복부의 감압기술" 참조

흉강(Thoracic cavity)

이 흉강의 내용물은 무엇인가?

(폐안에는) 대부분 *공기(air)*로 차있다.
이 내용물(공기)의 특징은 변형될 수 있고, 또한 탄성이 있다. 즉, 우리는 공기를 압축시키거나 동시에 감압시킬 수 있다.

그러므로 흉강 안에서 공기를 고압(high pressure)으로 또는 저압(low pressure)으로 만들 수 있다.

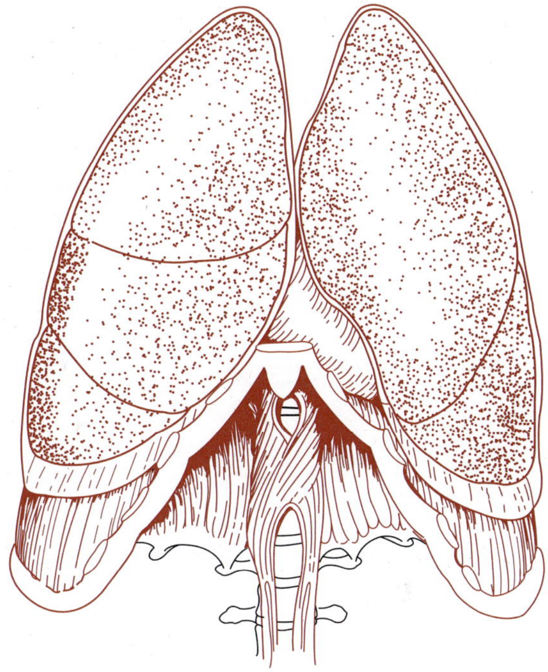

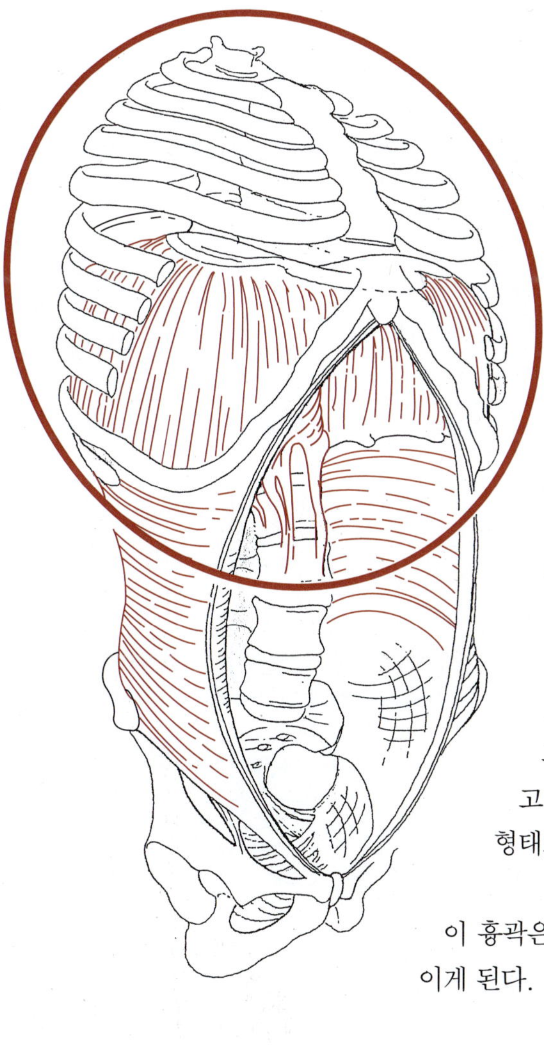

또한 이 강은 여러 가지 특징을 가진 *폐조직*을 가진다. 즉, 폐조직은 변형될 수 있으며, 탄성을 지니고 있다. 그러므로 폐를 늘일 수 있으며, 만약 이 늘어난 상태가 느슨하게 되면 원래 위치로 되돌아온다. 하지만 이렇게 늘어난 상태가 유지되면, 원래 위치로 되돌아가려는 탄성에 의해서 폐는 근접해있는 조직들을 자기 쪽으로 당긴다.

이 강은 무엇인가?

흉강은 골격구조인 흉곽 안에 자리 잡고 있다. 흉곽은 어느 정도

- 반경식이며 동시에,
- 변형될 수 있고, 특히 폐저에서 더 변형될 수 있으며,
- 탄력적이다.

그러므로 늑골만곡이 변형되면서 이 흉곽의 모양을 바꾸고 난 후 흉곽의 모양이 변하는 것을 멈추면, 흉곽은 원래 형태로 되돌아오는 경향이 있다.

이 흉곽은 수축성과 탄성을 함께 지니고 있는 *근육*에 의해서 움직이게 된다.

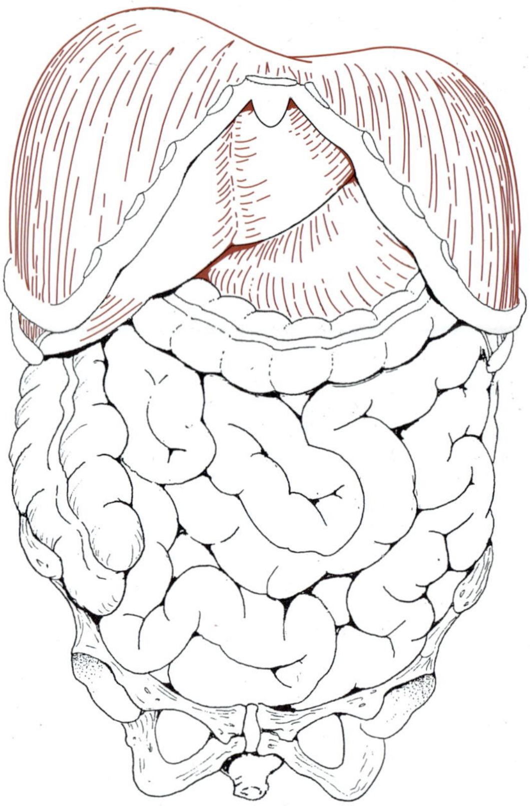

복강(Abdominal cavity)

이 강의 내용물은 무엇인가?

액체(liquid) 덩어리이며, "물주머니"로 비유할 수 있을 정도로 물렁물렁한 복부 *장기(internal organs)*이다.
이 내용물은 변형될 수 있으며, 압축은 되지 않는다. 즉, 이 주머니는 어느 한 부분이 변형되어 들어가거나 튀어 나오게 되면, 필연적으로 다른 부분에서 변형된 만큼 튀어 나오거나 들어가게 된다.

이러한 역학적인 면은 매우 중요하다. 이것은 횡격막호흡에서 왜 그리고 어떻게 복부가 움직이고 변형되는지를 설명해 준다.

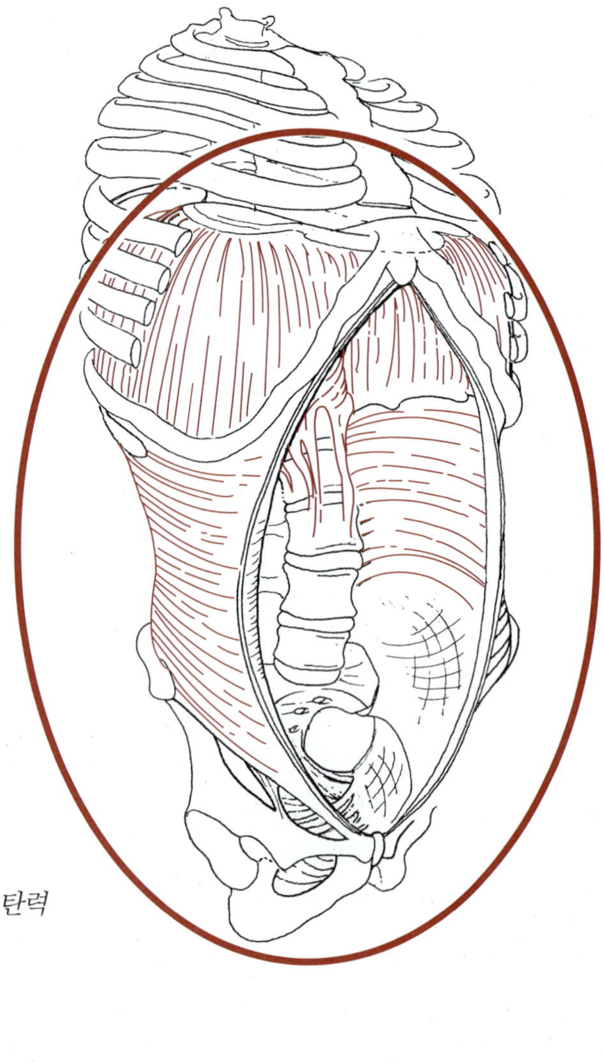

이 강은 무엇인가?

다음과 같은 구조로 형성되어 있다:

- *골격 구조*

늑골의 아랫부분의 둘레,
요추와 골반.

- *근육*

위에는 횡격막,
양 옆에는 복근,
아래에는 골반격막이 있다.

윗부분(늑골, 척추)의 골격은 *변형이 잘 될 수 있고*, 아랫부분의 골격(골반)은 견고하다.

이 부위의 근육은 모든 근육처럼 *수축되고*, 동시에 *탄력적이다*.

횡격막과 폐의 탄성(Diaphragm and pulmonary elasticity)

횡격막이 수축하면 폐를 골반방향으로 당긴다. 서 있는 자세로 있으면, "밑으로" 당긴다라고 말할 수 있다.

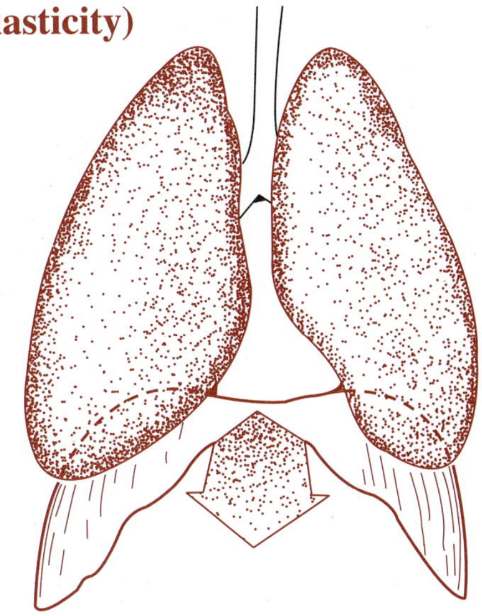

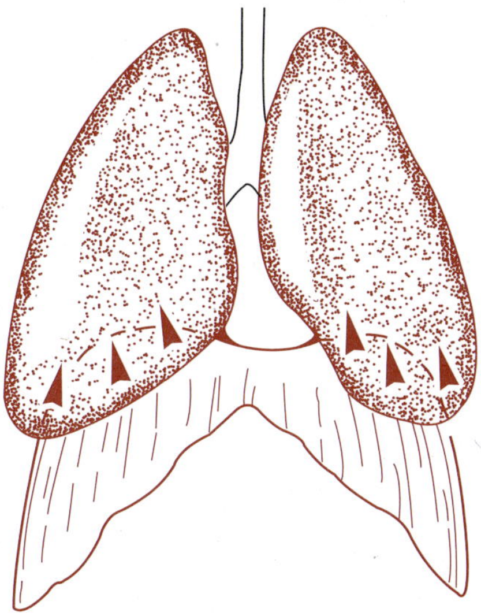

반대로, 횡격막이 이완되면 폐는 흉곽으로 다시 올라가면서 횡격막을 끌어당기는 경향이 있다.

*이 두 힘은 **항상 반대방향**으로 작용한다.*

일반적으로 이와 "반대로" 생각하는 경우가 종종 있다. 즉, "폐가 횡격막을 누르거나" 또는 "횡격막이 올라가면서 폐를 위로 밀어 올린다"라고 생각한다.

흉곽과 폐의 탄성 (Thoracic cage and pulmonary elasticity)

흉곽이 확장되면 폐는 늘어나게 되고, 커진다.
즉, 양쪽 측면 그리고 앞과 뒤쪽으로 늘어나게 된다.

반대로, 흉곽이 확장된 채로 유지되지 않으면, 폐는 탄성에 의해 원래 모양으로 되돌아온다. 다시 말해, 흉곽과 폐의 직경이 줄어든다.

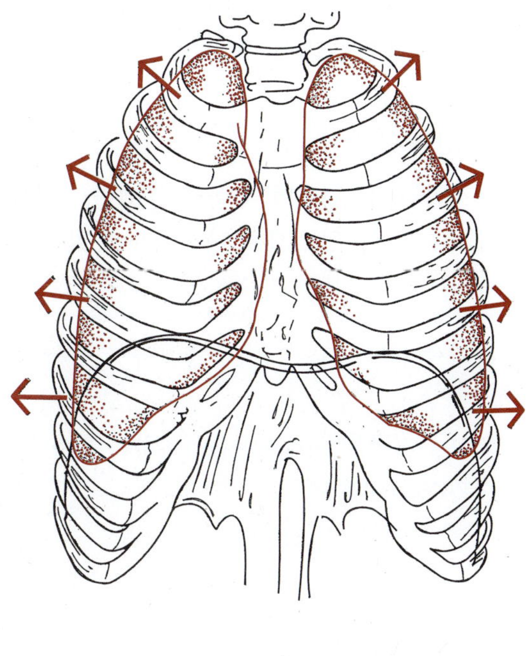

호흡제어(Respiratory stops)

흡기나 호기 시에, 호흡은 공기흐름으로 나타난다. 이 두 움직임 사이에(일반적으로 생리적인 이유로 인해서 정지한다) 공기흐름이 정지한다면, 그것은 흡기 후 이거나 호기 후에 발생하는 호흡정지이다. *하지만 의지적이거나, 혹은 그렇지 않거나 이 공기의 흐름을 방해하는 제어동작에 의해서 이 흐름을 멈추게 할 수 있다.*

폐쇄제어(Occlusives)

공기흐름을 막는 제어동작은 마치 수도꼭지를 잠그는 것처럼 통로를 폐쇄하는 것이다. 이것을 *폐쇄제어*라고 부른다.

예를 들어,

- 성대를 서로 강하게 조이면서 성문을 막을 수 있고,
- 혀의 안쪽을 인두에 붙여 공기흐름을 막을 수 있고,
- 입과 코를 동시에 막을 수 있다.

이러한 모든 경우, *공기를 들이 마실 때나 내쉴 때에나 공기통로를 완전히 막을 수 있다.*

부분적인 폐쇄제어

아래 경우는 공기흐름을 부분적으로만 막을 수 있다.

- 소량의 공기만을 통과시키면서 성문이 불완전하게 닫혀 질 때,
- 예를 들면, 입술이나 혀 안쪽에서도 이와 비슷한 경우가 발생하는데, 이 때 부분적으로 공기가 폐쇄 된다.

또한 폐쇄는 어느 정도 빠른 속도로 진동리듬을 만들면서 급격하게 이루어 질 수 있다.

예를 들어,

- 말이 앞발로 걷어차면서 '푸루루' 하고 소리 내듯이 입술을 진동시키면서 입으로 숨을 내 쉬거나,
- 흡기 시에 코를 고는 경우처럼, 혀로 연구개를 떨리게 하거나,
- 후두에서 가르랑거리는 소리를 내는 것처럼 떨리게 하거나,
- 특히 성대를 매우 빠르게 진동시키는 소리를 낼 수 있다(그러므로 소리는 부분적으로 공기의 흐름을 차단한다).

폐쇄제어는 때로는 서로 중복될 수 있다.

폐쇄제어는 병적인 상태로 나타날 수도 있다(여기서는 언급하지 않음).

폐쇄제어는 공기의 흐름을 줄인다. 따라서 흡기의 시간과 호기의 시간이 연장된다.

예를 들어, *호흡량을 좀 더 느리고 오랫동안 유지하려고 할 때는* 이 폐쇄제어동작이 유용하다.

또한 흡기근을 많이 사용하여야하는 흡기예비량에서 숨을 내쉴 때 폐쇄제어동작을 함으로써 *흡기근을 이완하게 된다*

이 폐쇄제어로 두 강 사이에서 고압과 저압의 상태가 된다("복부의 압축/감압 기술" 참조).

억제제어(Suspended breaths)

의도적으로 공기흐름의 통로를 차단하지 않고 공기흐름을 막을 수 있다.

예를 들어, 약간 크게 숨을 들이마신 후 입을 벌리고, 코를 막지 않고, 성문을 열고 공기가 통과할 때 진동을 일으키지 않고 숨을 내쉰다. 공기가 나가는 "통로를 전혀 막지 않고" 중단시키듯이 숨을 내쉬는 것을 멈춘다.

그러면 *공기관을 막거나 누르지 않고* 호흡이 정지된다.
이러한 호흡정지는 어디에서 기인하는가?
*폐의 확장된 상태를 유지하기 위해서 어떤 힘*이 작용하는데, 이 힘은 폐가 확장되어진 후에 고무처럼 탄력적으로 자신의 원래상태로 돌아가는 것을 막는다. 호기 때는 "여는" 힘이 작용하는데, 늘어난 폐의 상태를 유지하는 것은 바로 근육의 수축이다. 즉, 흡기근이다.

공기의 흐름을 제어하여 호흡동작을 "억제하는" 이러한 유형의 호흡을 억제제어라 부른다.

그러므로 늑골의 확장을 그대로 유지하거나 횡격막을 밑으로 내린 상태를 유지하거나 또는 이 두 상태를 결합하면서 호기를 정지할 수 있다.

흡기에서 같은 호흡제어기술을 사용할 수 있다.
예를 들어, 숨을 들이 마신 후 위에서 언급한 방식대로 숨을 들이 마시는 것을 멈춘다.
여기서 수축한 채로 정지된 상태에 있는 흡기근이 흡기동작을 멈추는 것은 공기흐름을 막고 있는 힘이다.

가창기법에서 사용되듯이, 억제제어동작은 성대에 공기압을 조절하기 위해 활용될 수 있다(157쪽 참조).
또한 출판예정인 'L' appogio du souffle" 참조.

제 8 장

주요한 호흡에 대한 분석
(Analysis of the Principal types of breathing)

호흡할 때와 같은 요인들이 작용하는 일상적인 동작에 대한 분석

횡격막 호흡과 그 변형(Diaphragmatic breathing and its variations)

흔히들 "배로 숨쉰다" 또는 "복식호흡(abdominal respiration)"이라고 하는 이 횡격막호흡(diaphragmatic respiration)은 특히 흡기할 때 이렇게 부른다. (반면에 횡격막이 호기 때에는 어떻게 작용하는가에 대해서는 140쪽에서 기술될 것이다.)

일상적으로 호흡할 때, 가장 빈번하게 사용하는 호흡은 바로 휴식 때의 호흡량으로 행해지는 횡격막호흡이다.

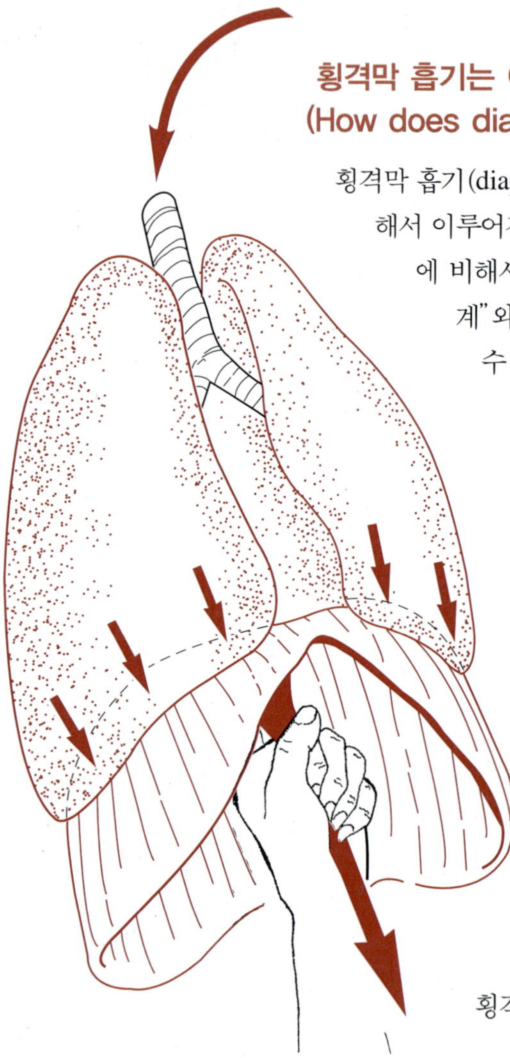

횡격막 흡기는 어떻게 진행되는가? (How does diaphragmatic inhalation work?)

횡격막 흡기(diaphragmatic inspiration)는 주요한 두 가지 호흡단계에 의해서 이루어진다. 이 두 단계는 횡격막을 둘러싸고 있는 요소(장기)들에 비해서 횡격막을 다르게 수축한다. 이 두 구조는 때로는, "1단계"와 "2단계"로 불리는데, 서로 경첩 되거나 교대로 나타날 수 있다.

첫 번째 단계의 횡격막 흡기구조 (1단계라고도 한다*) [(Diaphragmatic inhalation: 1st mechanism)]

늑골 둘레에 있는 횡격막의 부착점은 고착되어 있을 것이라고 생각하지만, 횡격막의 중심은 유동적이다. 그러므로 횡격막의 근육이 수축하면, 이 수축된 근육은 횡격막의 중심을 골반 쪽으로 당긴다(서 있는 자세라면 "밑으로"라고 말할 수 있고, 또한 횡격막이 "내려간다"고 할 수 있다).

그 위에 이러한 하강이 늑막을 통해서 횡격막 위의 폐저에 전달되고 폐는 밑으로 "늘어나게" 된다.

---

* 주의 : 1단계와 2단계는 일상적인 용어다. 상식적으로 믿는 것과는 반대로, 이 두 단계는 엄밀하게 순차적으로 일어나지 않는다.

이러한 횡격막의 하강은 음성적인 압력인
"저기압"을 만든다.

따라서 폐의 내부에 *공기가 흡입된다.*
이 때 *흡기*가 이루어진다.

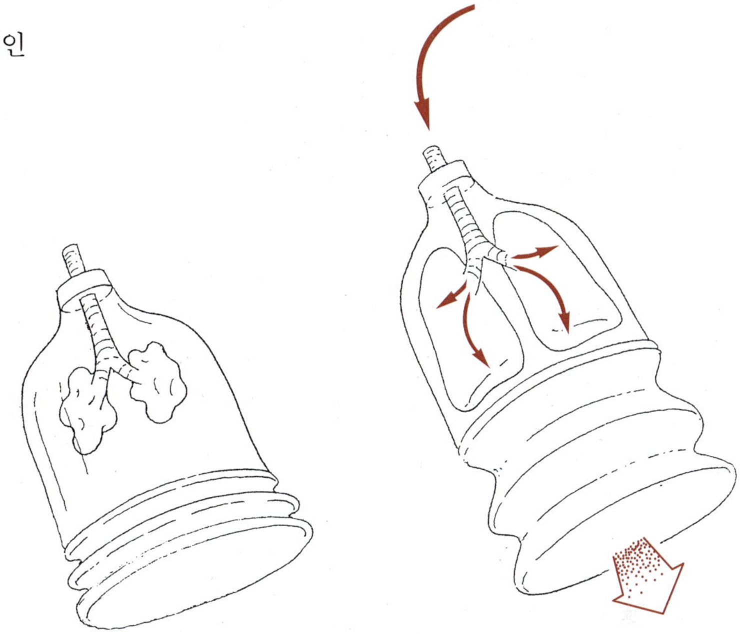

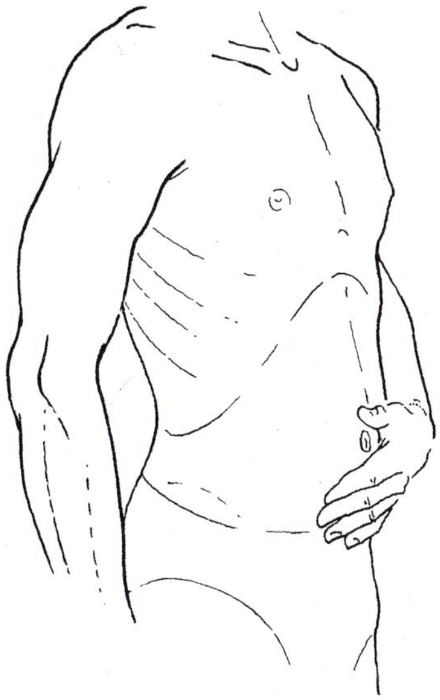

복부에서는 횡격막이 아래로 내려가면서 복부"수포"를 밀어내기 때문에 수포의 형태가 변형된다. 이러한 수포의 변형이 *가장 확실하고 가장 쉽게 일어나는 곳*은 바로 전면복부 부위이다. 왜냐하면 이 부위는 어떠한 골격도 형성되어 있지 않아서 어떤 움직임도 제어하지 못한다. 그러므로 가장 일상적인 횡격막 흡기를 "배로 숨 쉰다"라고 흔히 말한다.

하지만 다음 페이지들에서 복부"수포"가 많은 방법으로 변형될 수 있다는 것을 살펴볼 것이다.

주의 : 횡격막의 하강은 어떠한 힘도 들이지 않고 중력에 의해 떨어지는 물체처럼 "하강"하지 않는다.

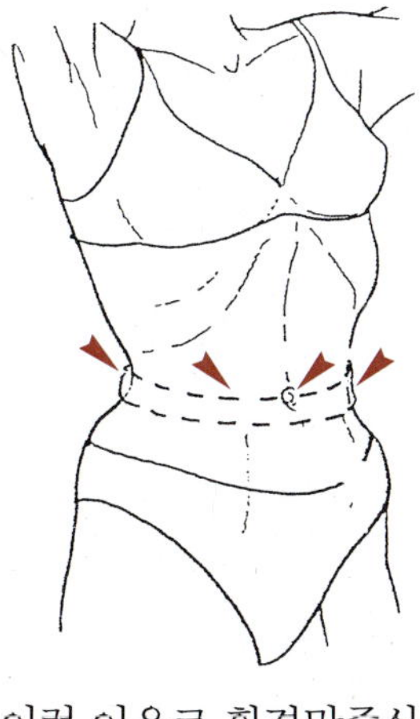

근육을 수축하지 않은 상태에서 복부를 완전히 이완시키면 횡격막이 하강하는 현상이 발생한다.

이러한 하강은 다음과 같은 상황으로 인해 저항을 받는다.

- 폐의 탄성적인 저항,
- 경우에 따라 복부의 저항은 복부가 변형되는 것을 방해한다(예를 들어, 허리가 졸리는 의복이나 거들을 입거나, 허리띠를 졸라 매거나, 수축한 복근이 복부 전체움직임을 방해한다든지, 임신의 경우 등에 의해).

이런 이유로 횡격막중심이 하강하거나, 완전히 하강하는 것은 항상 가능하지는 않다.
그런데 다른 형태로 횡격막 흡기를 할 수 있다(138쪽 참조).

첫 번째 단계의 횡격막 흡기의 변형
(Variations on the first mechanism of diaphragmatic breathing)

횡격막을 밀면 복강은 다양한 형태로 변화된다. 복강주위의 근육 한 부분이 수축된 상태에 있으면, "수포"는 그 곳에서 형태가 변형되지 않는다. 반면에 다른 부위에서 변형이 일어나게 된다. 그러므로 이와 같이 복강의 수축부위에 따라 다양하게 복강의 형태가 변화한다. 앞 페이지에서 기술하였듯이 가장 일상적인 호흡에서도 그 만큼 다양한 복강 형태의 변형이 발생한다.

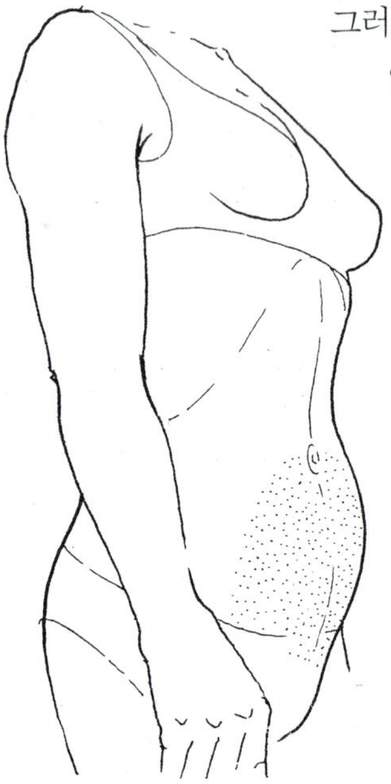

복부의 앞부분에서 변형이 일어날 때 ***복부의 형태를 단계적으로 변형시킬 수 있다.***

예를 들어:

복부의 가장 아랫부분에서 1/3 부위인 치골 윗부분만을 불룩하게 하려면, 상복근을 수축시켜야 한다.

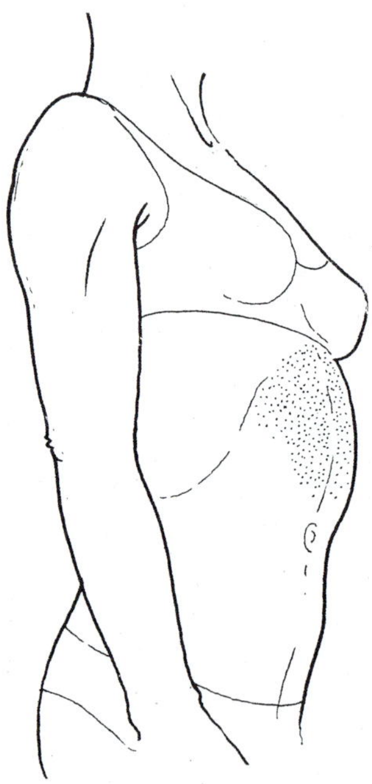

또는 허리부위만을 불룩하게 하려면, 이 부위의 복근만을 이완시켜야 하고, 이 부위의 윗부분인 상복근과 아랫부분인 하복근의 수축을 유지해야 한다.

복부에서 일어나는 이러한 모든 변형은 복근작용에 의해 이루어진다. 이는 복근이 여러 골수 층에서 전달되는 운동신경에 의해 명령을 받기 때문이다. 그러므로 복근의 수축부위에 따라 복부를 부위 별로 수축할 수 있다.

이와 같은 방법으로 "수포"의 ***변형을 비대칭적***으로 만들 수 있다. 복부를 오른쪽만 혹은 왼쪽만 불룩하게 하려면, 튀어나온 복부부위의 반대쪽 복근을 수축시켜야 한다. 즉 왼쪽이 불룩하면 오른쪽 복근을 수축시키고 있고, 오른쪽이 불룩하면 왼쪽 복근을 수축시키고 있다는 것을 알 수 있다. 또한 ***비대칭적인 호흡을 단계적***으로 명확하게 할 수 있다.

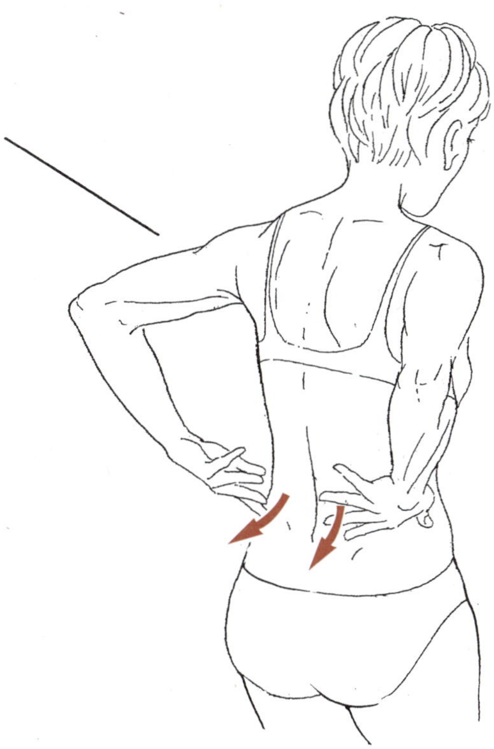

복부 앞 부위 전체를 변형시키지 않고, 수포를 복부의 뒷부분에서만 변형시킬 수 있다.
이러한 변형으로 등 부위가 불룩해지는 느낌이 든다.

이렇게 변형시키려면 전면복근이 수축하게 되는데 (특히 복직근), 이때 ***"후면횡격막"***이 작용한다.

여기서도 역시 단계적으로 ***비대칭적인*** 횡격막흡기를 할 수 있다.

복부의 전면, 후면 그리고 측면인 ***복부 둘레전체에서 수포가 변형되는 것을 방지***할 수 있다. 이때 횡격막의 미는 힘이 영향을 줄 수 있는 유일한 부위에 있는데, 바로 회음부이다.
이는 ***"회음횡격막****(perineal diaphragm)"*이라 한다.

이와 같이 횡격막흡기의 첫 번째 단계의 구조에서 흡기의 다양한 형태와 조합을 만들어 낼 수 있음을 살펴보았다.

1단계 횡격막흡기의 장점은 다음과 같다.

- *최대한의 호흡을* 최소한의 근육활동으로 *가장 효율적으로 호흡할 수 있다*는 것이다.
- 순환기 흐름을 원활하게 하고 때로는 기능을 개선시키면서 *복부장기를 움직인다*(예를 들어, 변비를 해소하는데 효율적이다). 이러한 동작은 장기 전체를 움직일 수 있고 또는 장기의 어느 한 부위만을 움직일 수 있다. 이것은 호흡할 때에, 문제가 생긴 장기부위에 있는 복부를 정확하게 움직이게 할 수 있다는 것이다.
- 허리 상부부위, 늑골부위 그리고 어깨부위를 이완시킬 수 있다.

하지만 횡격막흡기의 단점도 있다.
이 흡기 호흡이 지나치게 과도하게 행해지면 다음과 같은 문제점이 발생한다.

- 호흡이 폐상엽에서 이루어지지 않거나, 미약하게 이루어지며, 특히 폐저에서만 행해진다.
- 복부장기를 골반 쪽으로 밀면서 행하는 호흡은 일반적으로 *복부장기를 아래로 처지게* 할 수 있는데 특히 소골반 안으로 처지게 될 수 있다.
- 흉곽을 거의 움직이지 않는다. 이는 흉곽이 굳어질 수 있고 흉곽을 호기 상태로 있게 하는 경향이 있다.

176~186쪽에서 다양한 횡격막호흡법 참조.

두 번째 단계의 횡격막흡기구조(2단계라고도 불린다)

[(Diaphragmatic inhalation: 2st mechanism)]

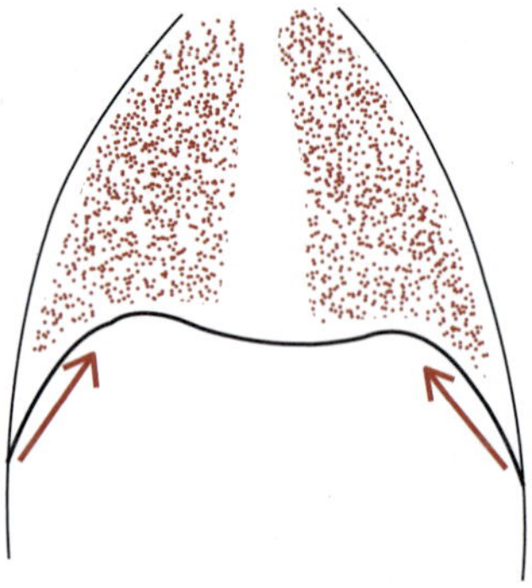

횡격막 중심이 고정되어 있는 경우에 *그 중심은 고정점이 되고 주변부가 움직이게 된다.* 그런데 횡격막이 수축하면 하부늑골부위는 이 횡격막의 중심부 쪽으로 당겨진다. 즉, 늑골의 일부분은 위쪽으로 당겨진다. 이 때 횡격막은 ***늑골을 들어올린다***.

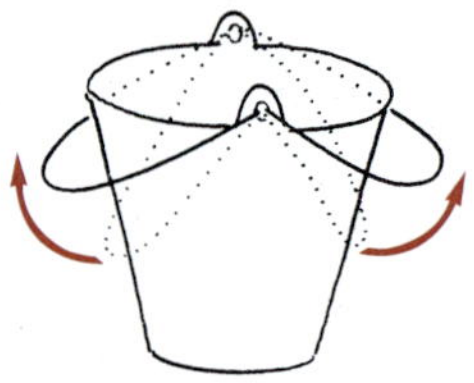

그런데 늑골을 들어 올리면 "양동이 손잡이" 형태를 하고 있는 **늑골은 양 옆으로 벌어진다**(49쪽 참조). 따라서 이 근육은 늑골의 형태로 인해 늑골거근-견인근이라고 한다.

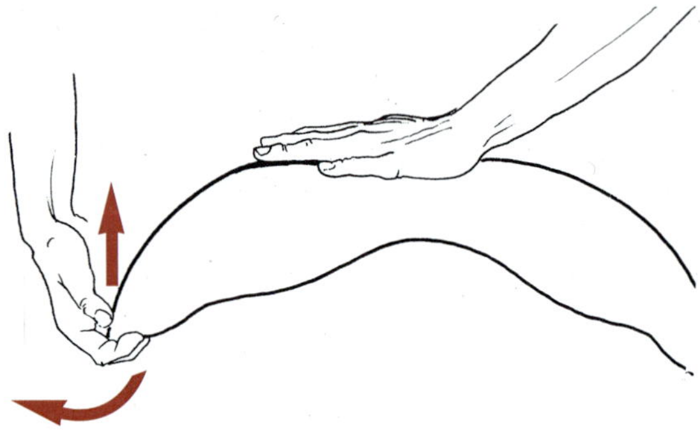

또한 이 근육은 다음과 같은 다른 결과를 낳게 된다. 횡격막이 최대한으로 내려가면, 복부 장기는 아래 위로는(수직) 더 이상 변형될 수 없게 된다. 따라서 양 옆으로(수평) 늘어나면서 변형된다.

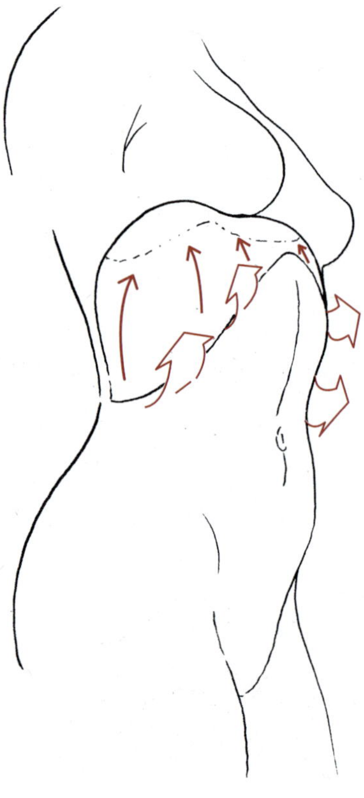

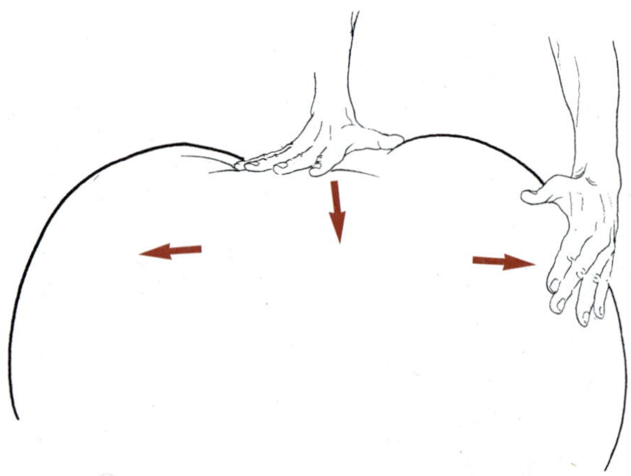

두 번째 단계의 횡격막흡기구조는 배를 튀어 나오게 하는 것이 아니라, ***하부늑골의 주변부를 올리고 벌어지게 하는 것이다.***

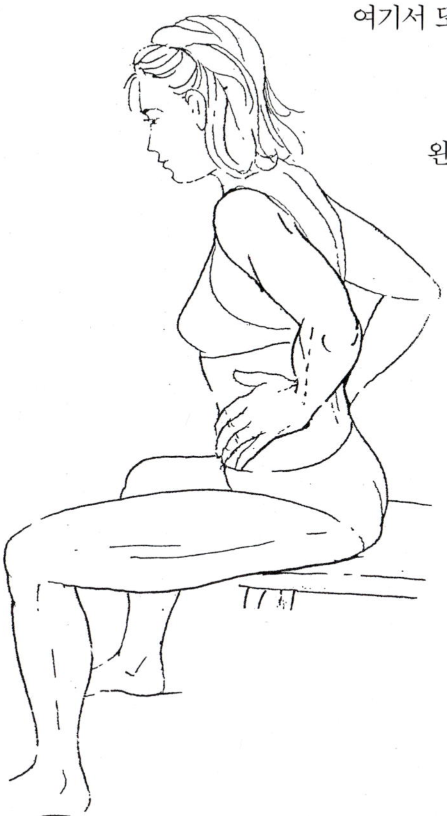

여기서 또한, 횡격막흡기 초기 동작에서 매우 다양한 형태를 만들 수 있다. 하부늑골을 앞으로 또한 뒤로 그리고 비대칭적으로 확장시키면서 공기를 들이 마실 수 있고, 아니면 왼쪽이나 또는 오른쪽만을 확장시키면서 공기를 들이 마실 수 있다.

가장 일반적으로 1, 2단계 호흡방법은 서로 혼합되어 사용되어 진다. 그렇지만, 가장 일상적으로 이루어지는 횡격막호흡은 복부를 약간 들어 올리고 늑골을 약간 벌린다.

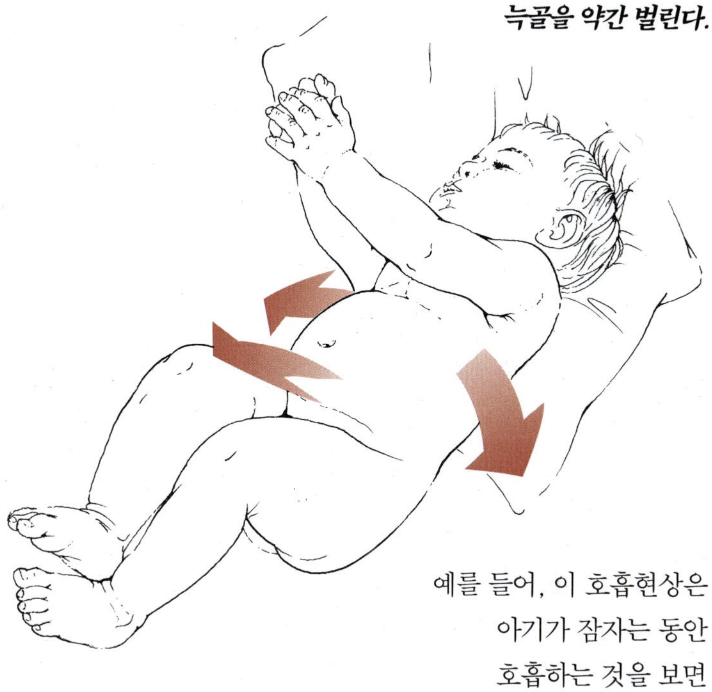

예를 들어, 이 호흡현상은 아기가 잠자는 동안 호흡하는 것을 보면 알 수 있다.

2단계 횡격막호흡의 장점은 다음과 같다.

- 횡격막호흡은 스트레스로 인해 자주 경직되는 부위인 몸통부분을 움직여 준다. 즉, 상복부를 움직이게 한다.
- 첫 번째 방법의 횡격막호흡보다 복부장기를 아래로 덜 밀어 낸다.

다음은 2단계 방법인 횡격막호흡의 단점이다.

- 늑골흡기와 복식흡기인 이 두 가지 방식의 호흡을 쉽게 구별할 수가 없다는 것이다.

187~188쪽에서 횡격막호흡에 관한 실기기술을 참조할 것.

횡격막과 호기
(The diaphragm and exhalation)

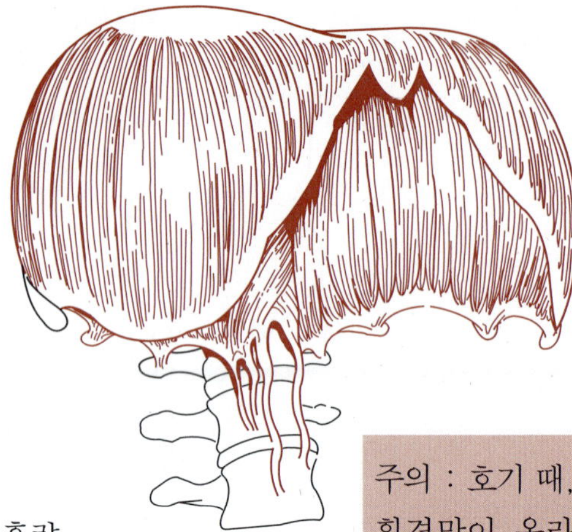

흔히 우리가 생각하는 것과는 달리, 호기에 관여하는 것은 횡격막이 아니다. 왜냐하면 횡격막이 둥근 지붕 모양처럼 생겨서 공기를 배출할 때, 횡격막이 다시 올라가기 때문에 호기에 관여할 것이라고 생각하기 쉽다. 그러나 이러한 재상승은 횡격막의 작용에 의한 것이 아니며, 호흡량에 따라 변하게 되는 다른 원인에 기인한다.

주의 : 호기 때, 횡격막이 올라간다고 말하지만, 그래프상에서는 이 호기를 내려가는 동작으로 나타내고 있다.

하지만 그럼에도 불구하고, 이렇게 횡격막이 재상승 할 때 호흡량에 따라 자주 변화되는 호흡작용에 관여할 수 있다.

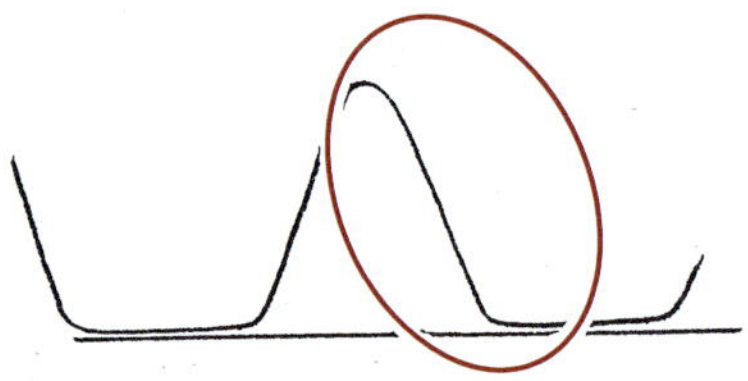

*일상적인 호흡량*으로 다시 돌아오면서, 폐는 탄성(119쪽 참조)에 의해서 호기를 하고, 횡격막을 올라가게 한다. 횡격막은 폐가 탄성에 의해 다시 원위치로 되돌아가는 것을 완화하고 조절하기 위해서 수축된 채 그 상태를 유지할 수 있다. 이것은 강도가 거의 없거나, 거의 있지도 않은 것 같은 수축작용이다.

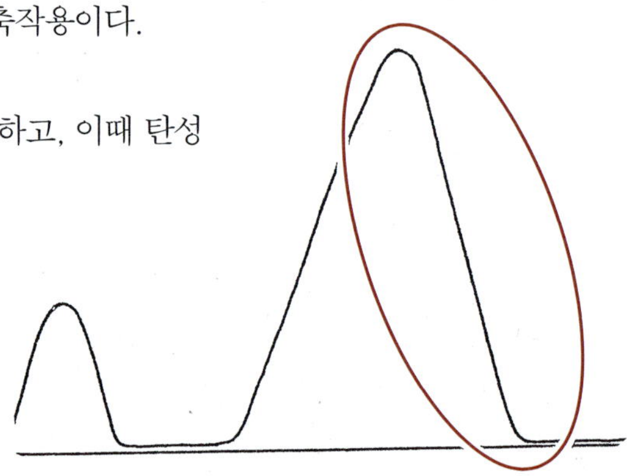

반면에 *흡기예비량에서 호기로 바뀔 때,* 폐는 복귀되려고 하고, 이때 탄성 매우 커진다. 마찬가지로, 횡격막은 특히 흡기예비량이 클수록 그리고 최대한의 탄성력을 지니고 있는 호기 즉, 복귀하고자 하는 호기의 초기에 심하게 수축된다(121쪽 참조). 하지만 주의할 점은 *어떠한 경우에도 횡격막수축은 숨을 내쉬게 하지는 않는다는 것이다.* 횡격막의 수축은 호기운동에 중요한 요인으로 작용하는 것이 아니라, 오히려 호기운동을 제어하여 호기의 강도를 조절하려고 하는 것이다.

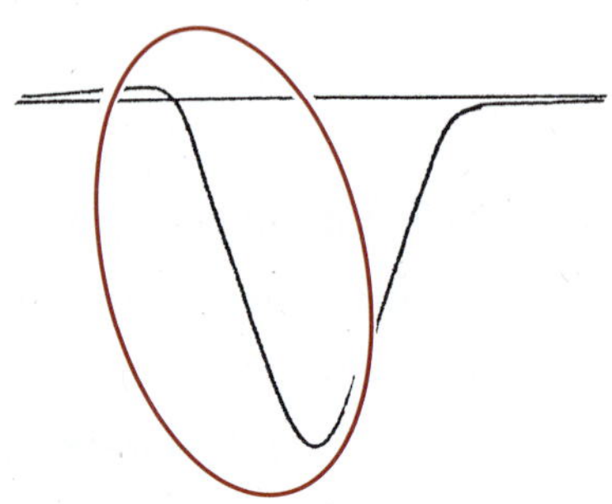

호기예비량의 호기에서, 폐는 호기근의 작용으로 호흡량이 감소된다. 또한 호기근의 작용으로 폐는 탄력에 의해서 원래 모습으로 더이상 복귀되지 않는다. 횡격막은 더 이상 작용하려고 하거나 어떤 동작을 제어하려고 하지 않는다.
횡격막은 최대로 올라간다. *이는 횡격막이 수동적으로 재상승하는 것이다.*

늑골흡기와 그에 따른 변화(Costal breathing and its variations)

늑골흡기의 구조(The mechanism of costal inhalation)

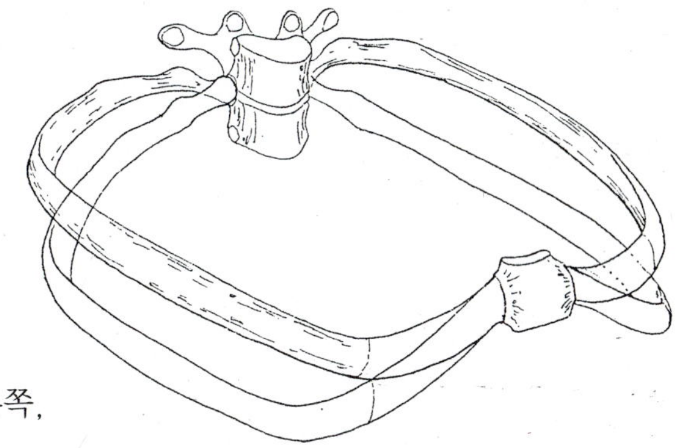

늑골흡기에서 폐를 확장시키는 것은 *흉곽직경이 커지는 것이다.* 39쪽에서 보았듯이 늑골이 상승해서 직경이 커지는 것이다. 이와 같은 *늑골의 상승은 다음과 같이 이루진다.*

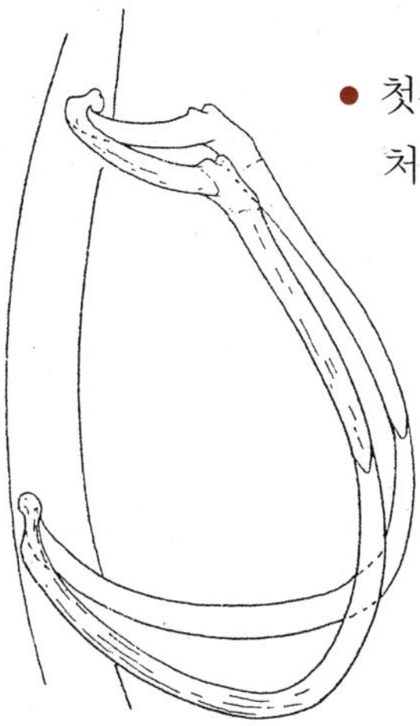

- 첫째, "양동이 손잡이형태" 처럼 늑골은 왼쪽과 오른쪽, 양쪽의 측면이 상승한다.
- 둘째, "펌프 손잡이모양"처럼 흉골이 앞으로 상승하는데, 이 때 늑골은 앞에서 뒤로 상승한다.

따라서 전체적으로 늑골의 흡기는 크게 두 방향으로 나아가며 이루어진다. 즉, 양쪽의 측면으로 그리고 앞에서 뒤로 향한다.

늑골에 연결된 모든 근육과 위로 향해 있는 근섬유는 늑골흡기의 동작에 관계된다.
각 근육은 한 방향 혹은 다른 방향으로 움직이게 되는데, 이는 나중에 살펴보게 될 것이다.

늑골흡기의 변화(Variations on costal inhalation)

늑골흡기는 위에서 언급한 두 개의 중심적인 방향 안에서 많은 변화를 일어 킬 수 있다. 예를 들면, 다음과 같다.

- 서로 결합할 수 있다.
- 매우 강한 흡기예비량의 흡기에서 서로 겹칠 수 있다.
- 한 가지 흡기동작 중에 서로 교체될 수 있다(예를 들어, 하부늑골부위에 공기를 채운 후, 전면상부 늑골부위로 이 공기를 이동시킨다).
- 비대칭적으로 할 수 있다.
- 좀 더 정확하게 3~4개 늑골에 집중시킬 수 있다.

하지만, 횡격막의 주위상황과 횡격막의 작용이 결합하여 횡격막호흡이 변한다면, 늑골호흡은 전혀 다른 이유로 인해 변화 한다. ***왜냐하면 늑골흡기근에는 서로 다른 작용을 하는 많은 근육이 있는데, 각각의 늑골흡기근은 서로 독특한 방법으로 흉곽을 움직이기 때문이다.***

이미 85~105쪽에서 살펴보았듯이, 각각의 근육은 다음과 같이 서로 다른 작용을 한다.

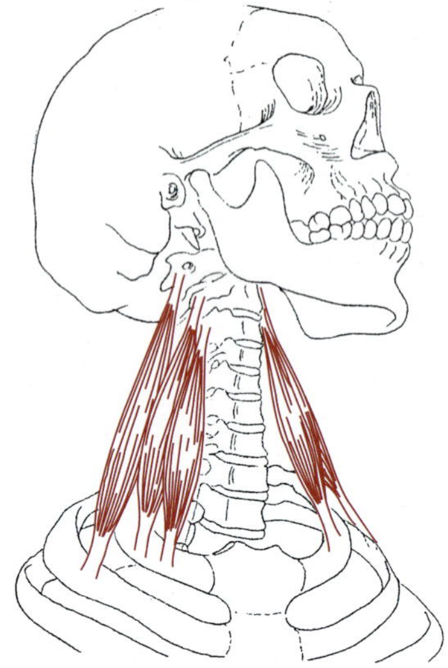

사각근은 제2~3늑골을 양옆으로 당긴다.

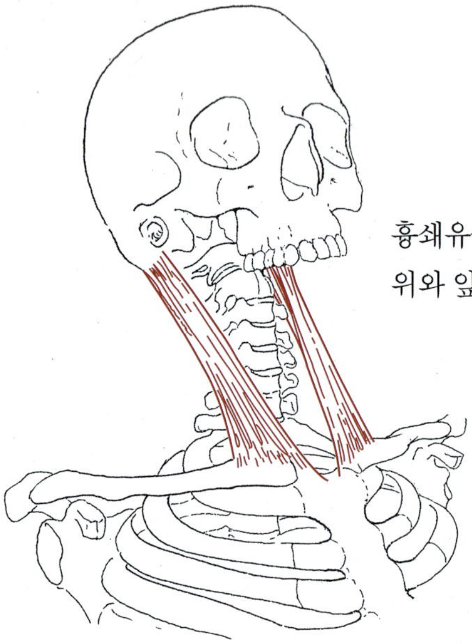

흉쇄유돌근은 흉골을 위와 앞으로 당긴다.

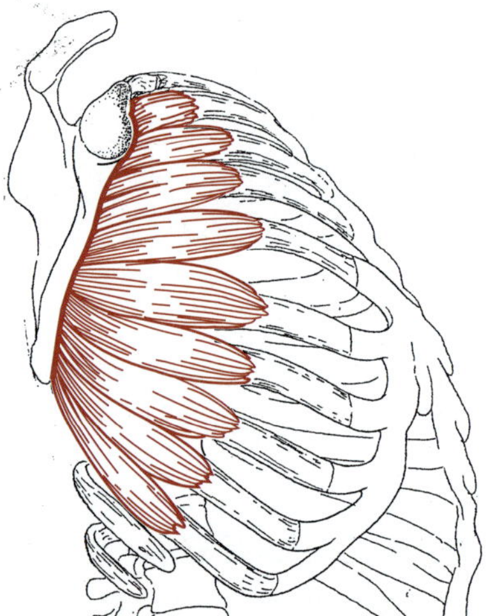

전거근은 제7,8,9,10 늑골을 위와 양옆으로 당긴다.

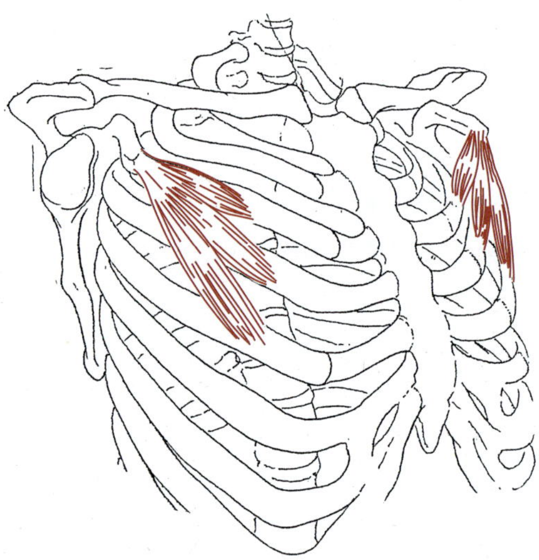

소흉근은 제3,4,5늑골을 전상방으로 당긴다.

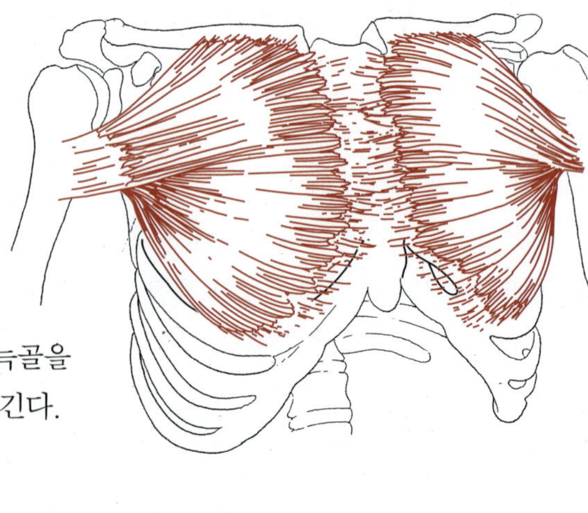

대흉근은 제6,7,8늑골을 위와 양옆으로 당긴다.

배근(muscle of the back)은 척주를 신장시키면서 흉곽을 전면으로 들어올린다.

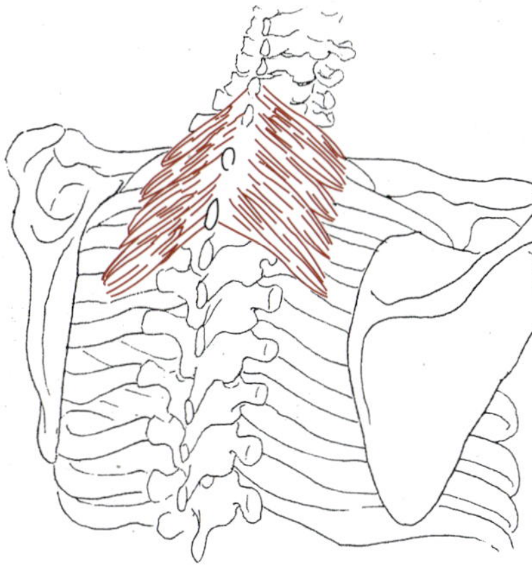

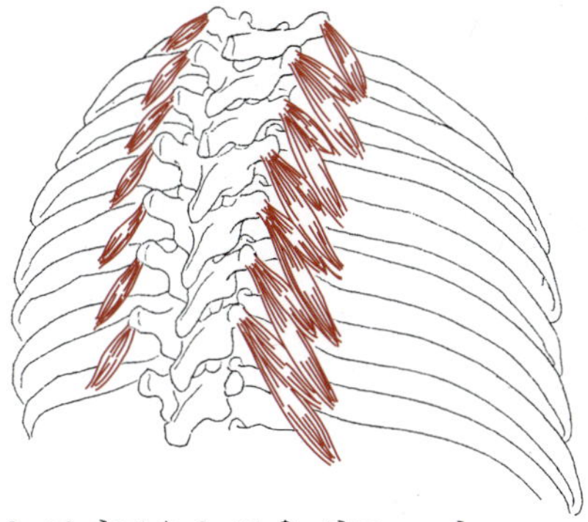

늑골거근은 늑골을 위로 그리고 뒤로 당긴다.
상후거근은 제1,2,3,4늑골을 위와 뒤로 당긴다.

이 모든 근육은 다양한 방법으로 흉곽을 움직인다.
그러므로 늑골흡기를 하기 위해서 다양한 방식으로 호흡을 할 수 있다는 것을 알 수 있다.

다음은 늑골흡기의 장점이다.

- 흉곽 주위전체에 있는 *늑골근육을 튼튼하게 한다.*
- *흉곽의 확장을 유지시킬 수 있다.* 이는 몸을 움직이지 않고 사무실 같은 곳에서 가만히 앉아서 업무를 보는 경우에 해당되는 유익한 호흡이다.
- 횡격막근육을 함께 움직여 *크게 숨을 들이 마실 수 있도록 한다.*
- *활력을 상승시키고* 매우 역동적으로 만든다.

늑골흡기의 단점은 다음과 같다.

- *호흡의 관점에서는 비효율적이다.* 왜냐하면 흡입하고, 배출하는 공기의 양이 조금밖에 되지 않지만, 근육을 많이 사용하기 때문에 더 힘이 든다.
- 횡격막흡기의 방식으로 호흡연습을 의식적으로 하고자 한다면, 이 늑골흡기호흡 때문에 횡격막흡기호흡을 하는데 매우 방해를 받게 되고, *제한을 많이 받게 된다.*
- 흉곽부위에 수축이 강하게 일어나기 때문에 *그 부위가 딱딱하게 될 수 있다.*
- 과도한 긴장을 초래하여 스트레스요인이 될 수 있다.
- 흉곽의 상부부위에 있는 근육활동이 주축이 되기 때문에, 호흡움직임과 몸의 일반적인 움직임이 동시에 같이 일어날 수 있는데, 이때 몸통의 하부부위와 상부부위의 단절을 초래할 수 있다.
(특히 발성연습을 할 때는 머리/목의 부위와 아주 근접해 있고 같은 부위만을 사용한다.)

늑골흡기에 관한 기술은 189-199쪽 참조 할 것.

역식호흡(Paradoxical breathing)

"역식호흡"이라 불리는 것은 늑골호흡이다.
이 호흡은 폐가 늘어날 정도로 늑골을 과도하게 벌어지게 하는 호흡이다. 이 늑골호흡은 늑골의 하부부위를 위로 올리고, 복부장기를 폐저 방향으로 당기게 한다.

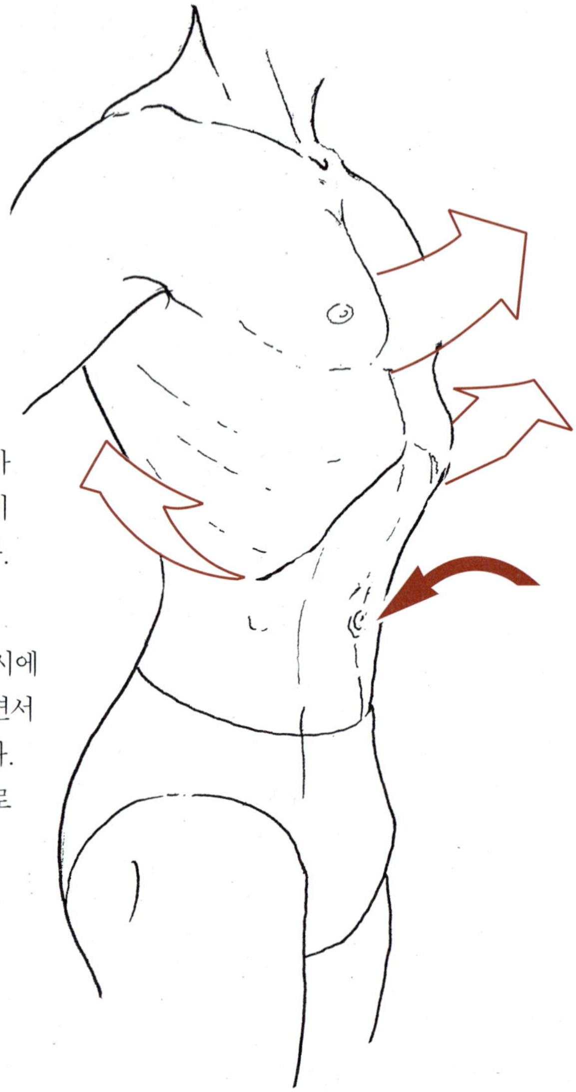

결과적으로 흡기 시에 배가 심하게 많이 들어가면서 늑골이 확장하게 된다.

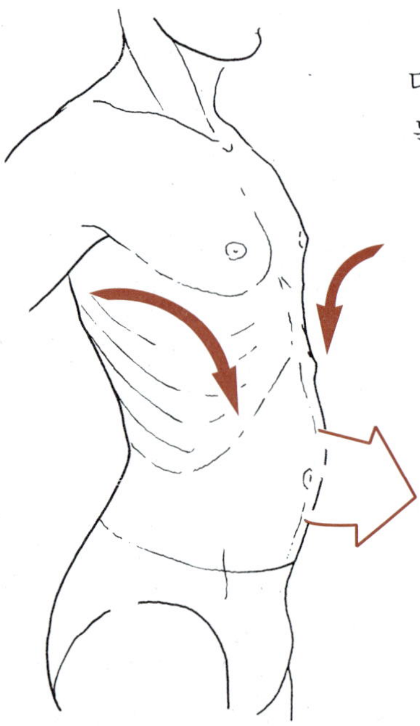

다시 이어지는 호기 시에 늑골이 다시 내려가면서 원 위치로 돌아온다. 복부는 골반 쪽으로 다시 내려가고 배가 불룩해진다.

역식호흡은 횡격막호흡과 완전히 반대로 행해진다.

일반적으로 초보자는 흔히 횡격막호흡을 연습하려고 하면서 역식호흡을 한다. 왜냐하면, 86쪽에서 살펴보았듯이 횡격막수축은 감지하기가 쉽지 않은 반면, 역식호흡은 늑골흡기근을 동원하는데, 이는 매우 표면적으로 드러나는 근육이기 때문이며, 피부 바로 밑에서 감지하기가 아주 쉬운 근육이기 때문이다.

초심자가 어떤 방법이든 호흡연습을 "하려고 하면" 우선 흉곽부위의 근육을 움직이려고 하는 경향이 있다.

그러므로 횡격막호흡을 가르치려고 하는 경우에, 학습프로그램에서는 역식호흡을 제외시킨다.

역식호흡에 매우 익숙해진 경우 횡격막호흡을 학습할 경우 우선 호기부터 시작한다. 이렇게 함으로써 다시 흡기하려고 하면, 단숨에 복부를 움직이게 할 수 있다(178쪽 실기편 참조).

이 호흡의 장점은 다음과 같다.

- *늑골흡기근을 강화한다.* 늑골흡기근을 강화해야 할 경우는 매우 유용하다. 특히 흉추가 앞으로 기우는 경우나, 늑골이 일반적으로 너무 움직이지 않는 경우에 유용하다.

- *횡격막호흡과는 완전히 반대방향으로 두 강에 위치한 장들을 움직인다*(126쪽 참조). 이러한 의미에서 횡격막호흡과 교대로 연습하는 것이 유리하다. 특히 횡격막을 강도 있게 움직이는 상황(성음이나 소리연습을 준비하는 호흡)에서, 균형유지, 장기(긴장이완, 변비 등)를 움직이는 호흡동작을 할 때마다. 역식호흡은 횡격막호흡과 반대로 장기를 움직인다.

- *복부장기의 압력을 줄인다(150쪽 참조).*

이 호흡의 단점은 다음과 같다.

- "역식"호흡만 한다면 호흡은 매우 한정적이고, 다양한 호흡동작들을 하는데 방해요인이 된다.
- 흉곽부위에 강한 수축을 유발하게 되고, 이 수축이 지나치게 반복하게 될 경우에는 이 부위가 *경직될 수 있다.*
- 마찬가지로, 복부가 항상 안으로 들어간 상태를 유지하게 하고, 따라서 *복부장기를 움직이는 데는 매우 제약적이다.*

역식호흡연습은 180쪽 참조.

주요한 두 유형의 호기(Two mechanisms of exhalation)

흡기와 마찬가지로 호기에서도 매우 다르지만, 주요한 두 가지 유형의 구조가 있다.

- ***흉식***구조: 흉곽을 "닫는다"(이와 거의 비슷하게, 늑골흡기에서는 바로 이 흉곽을 열게 된다).
- ***복식***구조: 복부("수포")를 흉곽 쪽으로 올린다. 이는 폐를 압축시킨다(거의 마찬가지 방법으로 횡격막 흡기에서는 폐를 확장시키기 위해 "수포"를 내린다).

주의: 일상적인 호흡에서나 혹은 흡기예비량에서 공기를 배출하기 위해서는 근육작용이 필요하지 않다. 이러한 호흡은 전적으로 폐의 탄성에 의해 이루어진다.

1. 흉식호기(Thoracic exhalation)

흉곽을 닫는데 다음과 같이 두 가지 주요한 방법이 있다.

- 늑골사이의 간격을 줄이거나,
- 또는 흉곽을 밑으로 내린다. 이 방법은 흉곽의 직경(diameter)을 줄인다.

a) 늑골사이의 간격 줄이기

늑간근의 수축으로 늑골사이가 줄어들 수 있다. 104쪽에서 살펴보았듯이, 이렇게 늑골사이의 간격을 축소시키려면, 지속적으로 늑간근이 수축해야 한다.

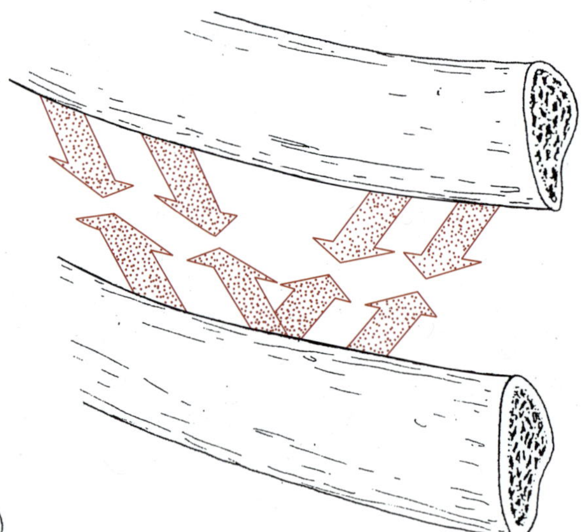

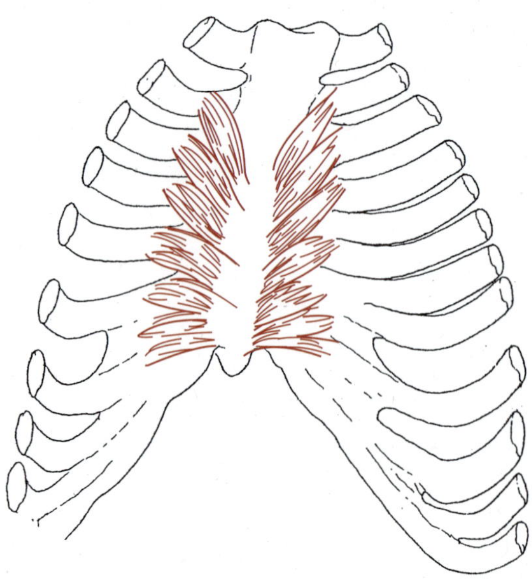

늑연골사이의 간격을 좁히고 그리고 흉골과 늑연골 사이를 좁힐 수 있는데, 이는 ***흉골 삼각근(흉횡근)***이 흉골 주위에 있는 "수레바퀴 살" 모양의 구조를 좁히기 때문이다.

b) 흉곽을 밑으로 내리기

흉곽직경을 줄이는 주된 방법이다.
흉곽의 하강은 여러 자세에서 몸무게에 의해 자연스럽게 일어난다. 즉, 서 있거나 등을 대고 바로 눕거나. 옆으로 누울 때이다(114쪽 참조).

하지만 흉곽의 하강은 또한 늑골을 골반 쪽으로 당기는 *근육에 의해 일어날 수 있다.*

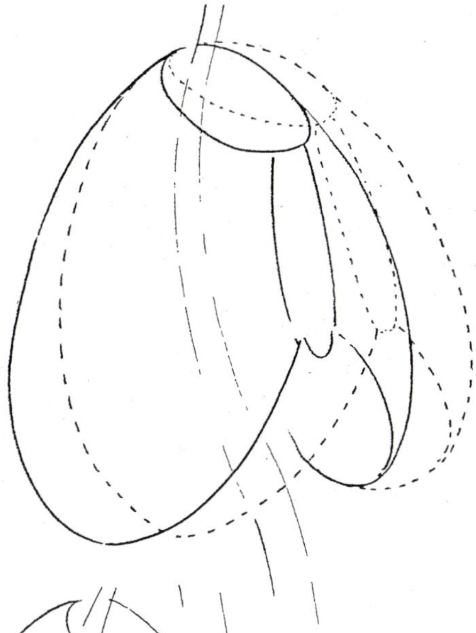

측면에는, 내복사근과 외복사근에 의해서*,

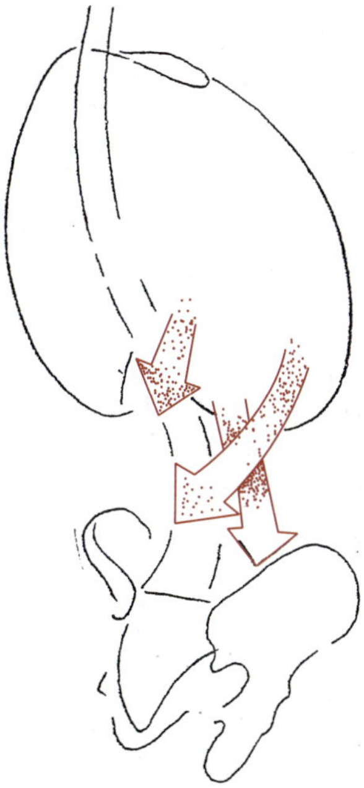

후면에는, 요방형근, 광배근, 하후거근에 의해서,

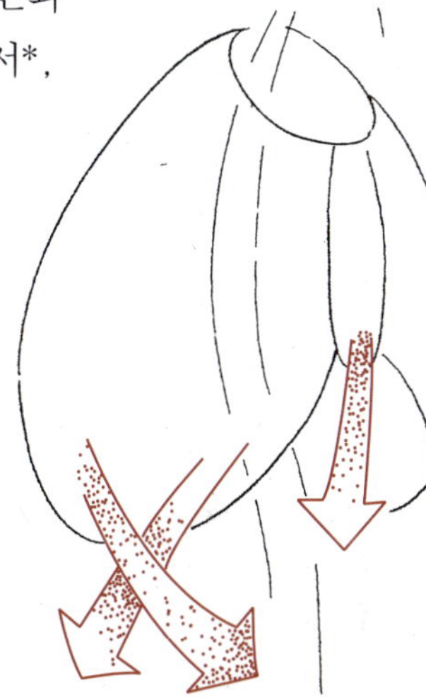

전면에는, 복직근에 의해서 흉곽이 하강하게 된다.*

늑골호기의 장점은 다음과 같다.

- 호기방향으로 늑골과 늑연골을 움직이게 할 수 있다.
- 늑골을 크게 확장시킬 때, 이런 식으로 늑골과 늑연골을 교대로 움직이게 한다(특히, 성악의 기법에서).

다음은 늑골호기의 단점이다.

- 늑골호기를 지나치게 강하게 연습하면, 허리의 힘이 매우 약해져서 흉추가 굽어질 수 있다.
- 흉곽과 복부를 아래로 처지게 할 수 있다(복부가 불룩해지게도 할 수 있다). 그리고 소골반의 내장이 탈장될 수 있다.

---

* 이 근육들은 복부의 "수포"보다는 골격을 더 많이 움직이게 한다.

2. 복식호기(Abdominal exhalation)

이 호기방법은, "수포"를 위로 그리고 뒤로 밀어낼 수 있는 근육이 복부를 흉곽 쪽으로 올라가게 하는 것이다. 이 근육은 복근이다. 이런 식으로 복근은 늑골을 움직이게 하지 않고 "수포"를 조일 수 있다.

a) 허리를 조이면서 호흡하는 호기

가장 "조여지는" 근육은 복횡근이다. 이 근육은 허리에 있는 거의 모든 부위를 수축시킬 수 있다.
복횡근이 수축되면, 복횡근섬유는 수평적으로 배꼽 높이에서 진짜 ***허리띠***처럼 된다.
이때 복부의 일부분인 상복부의 반을 상부로 민다. 이는 바로 이 호기로 발생한 결과이다.

동시에, 복부의 나머지 반을 밑으로 눌리게 된다.

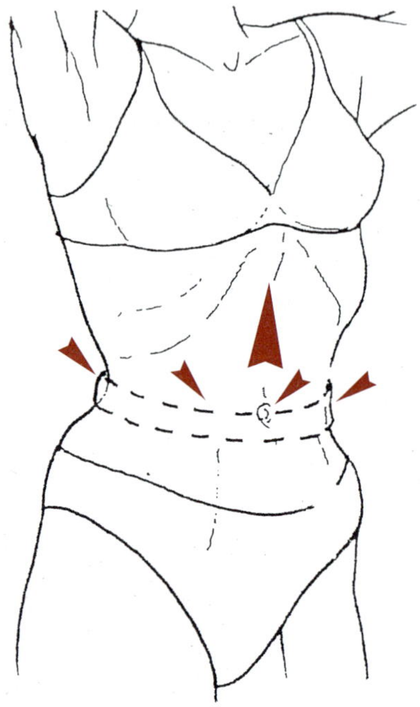

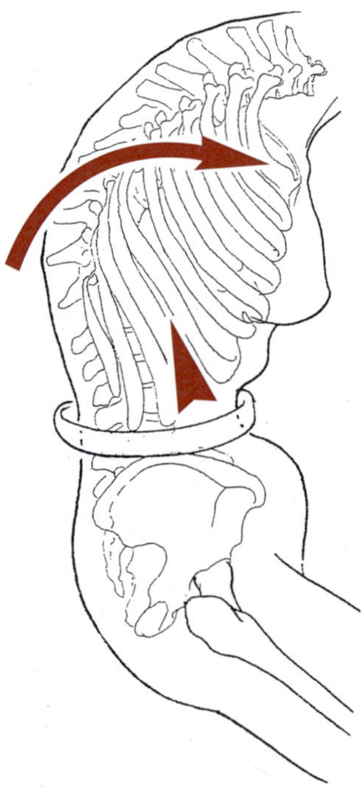

이러한 유형의 호기의 장점은 다음과 같다.

- 이는 몸통의 굴곡과 흔히 결합되어 일어나는 *매우 자연스러운 호흡*이며, 서 있는 자세에서 몸무게에 의해서 매우 쉽게 이루어지는 호흡이다.
  이 호기는 한숨과 잘 결합할 수 있다(152쪽 참조).
  이 호기는 *자연스러운 호흡을 연습*하는데 포함될 수 있고, 특히 더 복합적인 호흡을 배우고자 할 때, 이 복식호흡과 번갈아 가며 연습할 수 있다.
- *흉곽부위의 순환을 자유롭게 하면서* 몸통의 상부방향으로 지나치게 압력을 주지 않으면서 숨을 내쉴 수 있다.

이 호기의 단점은 다음과 같다.

복부 가장 아래에 위치한 내장을 누를 수 있는데, 이는 소골반에 있는 내장이 탈장할 수도 있다.

b) 복부를 올리면서 행하는 호기

"수포"를 밑에서 위로 압력을 가할 수 있다.
이는 복강의 근육을 "위로 올리면서" 연속적으로 수축한다고 가정한다.

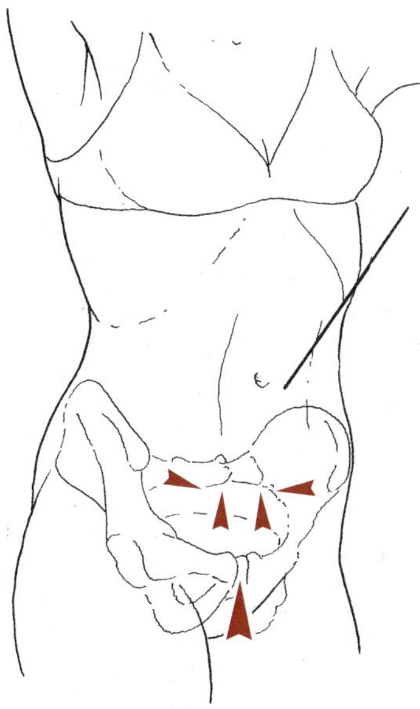

이 호기는 가장 아래 부분에서부터 시작한다. 즉, 골반격막근에서 수축을 시작하여, 두 번째 단계에서는 하복부와 전면하복부에 있는 근육을 수축한다. 이 때 첫 번째 단계에서 이루어진 근육수축을 유지해야 한다.

그 후 계속해서 점진적으로 위로 올리면서 복근을 수축시킨다.

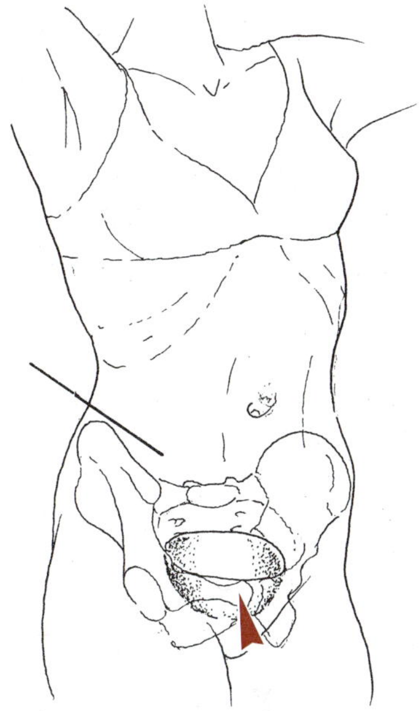

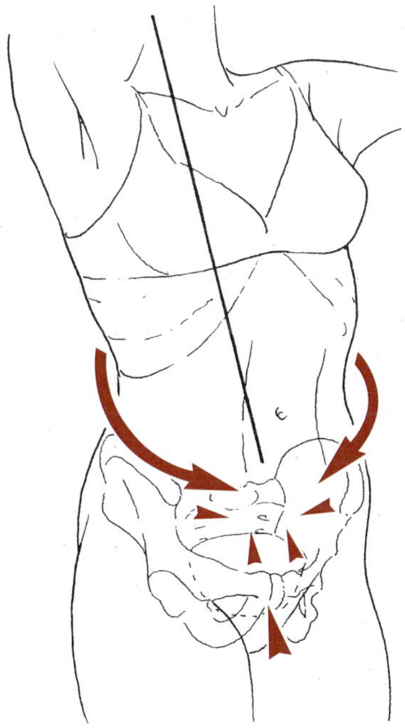

골반격막근과 하복근의 수축을 계속 유지한다.

"골반격막/복근*을 올리면서 공동작용 (coordination)"이 이루어진다.

이 유형의 호기의 장점은 다음과 같다.

- 요추를 잘 보호할 수 있도록 요추의 둘레를 보강하는 "피복작업"처럼 몸통의 하부를 강화한다.
- 골반격막과 복근사이를 잘 조절할 수 있다.

그러나 이 유형의 호기의 단점도 역시 있다.

- 복부장기를 위로 올라가게 하는데 수축이 강하게 일어나면, 흉곽에 위치한 혈관을 압박할 수 있다.
- 근육이 위로 향할 때, 다른 근육들과 함께 움직이므로 시너지작용이 생겨서, 몸통과 목의 상부부위에서 과도한 근육경직이 일어날 수 있다.

---

* 저자의 복근 연구인 "주제별 해부학"저서를 참조.

복부장기의 감압기술 (Techniques for decompressing the abdominal organs)

여기서는 누운 자세로 묘사되어 있지만, 다른 자세로도 연습할 수 있다.

복부장기의 감압기술은 몸통의 두강이 상호협력 작용을 함으로써 복부"수포"에 늘 가하는 압력의 결과와 다른 반대되는 결과를 가져올 수 있다.

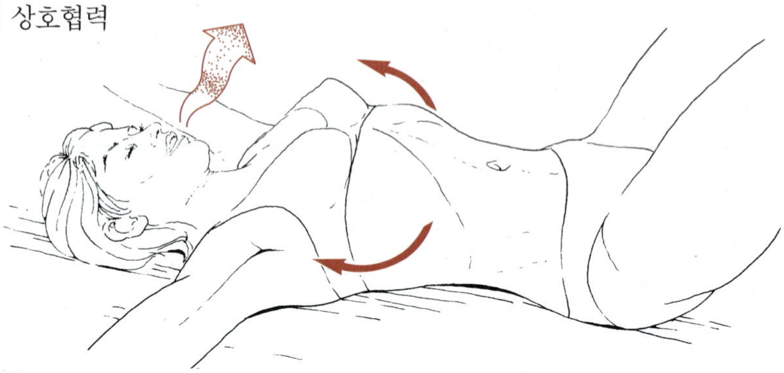

다음의 두 가지 방법은 이 같은 목표에 도달할 수 있다.

첫 번째 방법은 숨을 내쉬는 동안 늑골 *부위를 확장하면서* 이를 계속 유지한다.

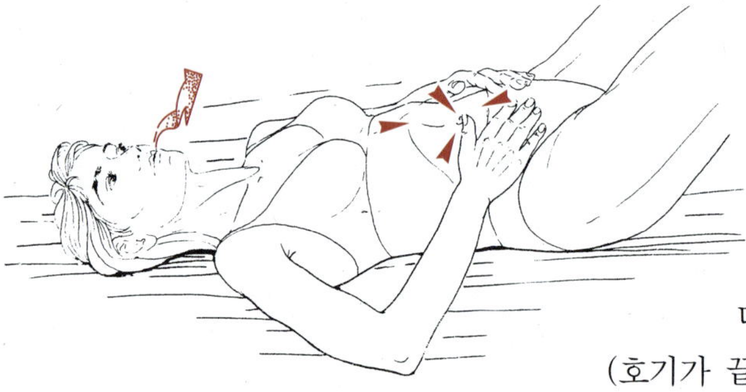

호기 시 폐는 탄성에 의해 원래 위치로 돌아오려고 한다. 하지만 이 복귀는 늑골확장에 의해 부분적으로 방해를 받는다. 그러므로 폐저는 위로 올라오면서 횡격막과 복내장을 끌어올리게 된다.

다른 기술은 우선 약간 강한 호기를 행한 후 성문(호기가 끝난 후 숨을 멈춘다)을 닫는다. 그리고 *공기를 흡입하지 않고* 늑골을 *확장하는 흡기동작을 실행한다.* 이러한 동작을 때로는 "성문을 닫은 후 흡기를 흉내 낸다" 또는 "가짜 흡기를 한다"라고 칭한다.

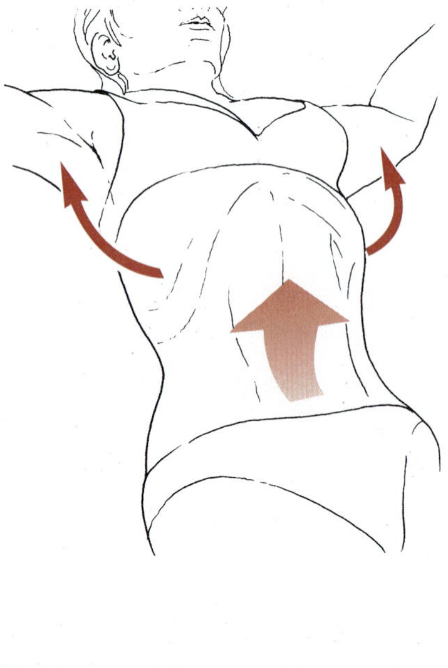

그러므로 폐는 공기를 채우지 않은 상태에서 늘어난다. 외부공기를 끌어들이는 대신(135쪽에서 보았듯이), 복부를 폐 쪽으로 당기고 흉곽 방향으로 복부를 올라가게 한다.

이 두 방법은 특히 소골반에 위치한 내장의 압력을 줄이는 데 활용된다. 하지만 **이 방법은 약간 복잡하고, 올바르게 행하지 않으면 불쾌한 부수적인 결과가 발생한다.** 따라서 상세한 부분은 "복부 감압기술"이라는 책에서 보충적으로 설명되어 있다. 또한 "여성의 회음"이라는 저서(142쪽)에서도 언급되어 있다.

Valsalva 기술(Valsalva's method)

특히 무거운 물체를 들어 올릴 때, 원래 척주(특히 요추)를 보호하기 위해서 사용되는 몸통자세와 호흡방법이다.

- 척주를 굽히는데, 특히 앞쪽으로 많이 기울어질 때 사용한다.
- 손에 무거운 물체를 들었거나, 등에 지고 있을 때,
- 세게 밀거나, 당기거나, 들어 올릴 때 사용한다.

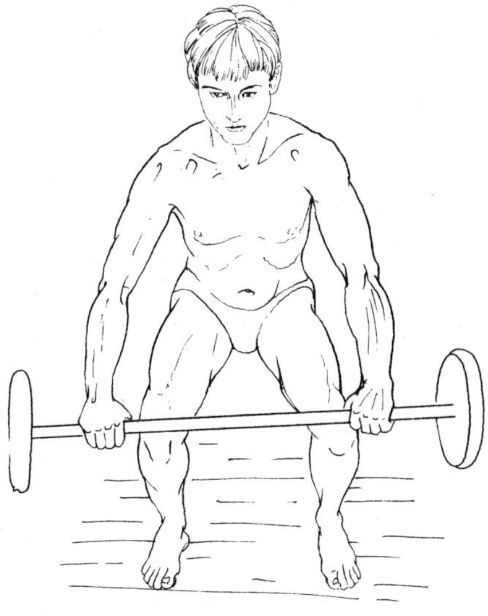

Valsalva 기술의 구조

이것은 척주의 앞쪽을 접히지 않도록 복부를 딱딱한 주머니나 가방처럼 단단하게 만들어서 척주가 의지할 수 있게 하는 것이다.

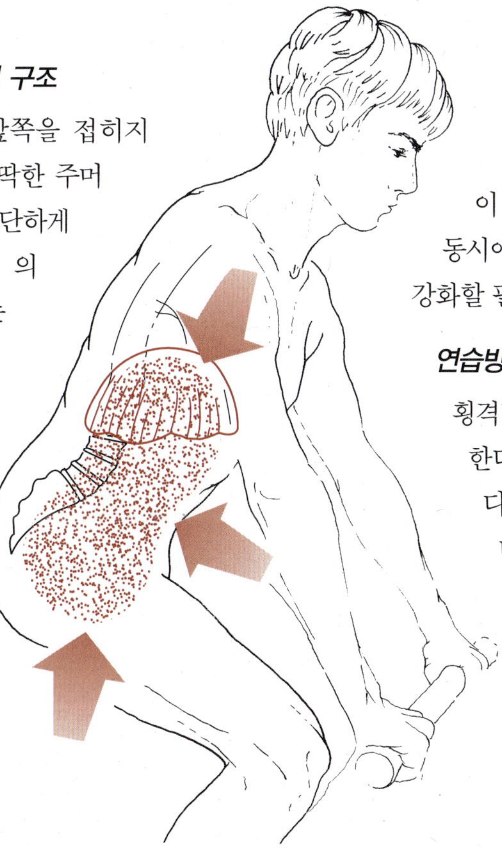

이 기술은 척주가 앞으로 밀리는 것을 막고, 동시에 이렇게 밀리지 않기 위해서 등 근육을 강화할 필요성도 어느 정도 줄일 수 있다.

연습방법

횡격막을 내리면서 공기를 들이마시면서 시작한다. 그 후 성문을 닫는다(호흡을 중지한다). 그리고 내려간 횡격막을 그대로 유지한다. 그 후 허리주변 전체 복근과 골반격막을 수축시킨다.

그 때 복부은 모든 내장을 압축시키고 척주 쪽으로 당겨지게 된다.

Valsalva 호흡기술이 척주 외에 다른 인체구조에 미치는 결과는 다음과 같다.

- 복부에 가해지는 *압력이 밑으로 전달되면* 회음 쪽으로 강하게 미는 것을 느낀다. 회음근육이 너무 약하면 이러한 미는 힘을 견딜 수 없다.
- 복부에 가해지는 압력이 *위로 전해지면*, 흉곽에서 일어나는 순환을 막게 된다.

게다가 목이나 머리 쪽으로 강한 압력을 느끼는데 혈관의 충혈을 초래할 수 있다.
너무 강하게 이 기술을 행해지거나 약한 사람이 이 기술을 행하게 되면, 해로운 결과를 가져올 수 있다.

한숨, 횡격막의 이완(The sigh: relaxing the diaphragm)

한숨(sigh)은 자신을 스스로 이완시키기 위해서 본능적으로 숨을 쉬게 되는 작은 호기다.

정상적인 호기에 비해서 한숨의 특성은 *공기흐름이 약하게 도약하며, 공기흐름의 가속이 생기는 것이다.* 이 경우에 한숨을 시작하는 순간이나 마지막 순간에 공기의 도약이 가속될 수 있다.

한숨은 가장 일반적으로 *일상적인 호흡량에서 호기 때에* 이루어진다.
그러므로 숨을 내쉬는 힘은 호기근이 아니다.
하지만 폐가 탄성에 의해 원래 위치로 돌아올 때 늑골이 아래로 떨어지고 흉추가 약간 완곡해진다
왜냐하면 일반적으로 한숨을 내쉴 때, 몸의 자세를 유지하고 있는 근육이 이완되기 때문이다.

한숨을 쉴 때, 호흡의 가속을 만드는 것은 흡기근이 조금도 폐의 탄성을 억제하지 않으면서, 폐의 탄성을 ***"정말로 느슨하게"*** 하는 것이다.
한숨을 쉬게 되면 약간의 "압력"을 동반하게 된다. 즉, 폐를 느슨하게 하기 전에 아주 미약하게 공기를 가두면서 폐쇄제어하는 순간에 이 "압력"이 생기게 된다.

입에서 특별하게 모음을 찾지 않고 성대에서 약간 소리가 날 수 있다.
만약 입술을 닫은 채 소리를 억제하려고 하면, 숨소리가 날 수 있다.

일상적인 호흡량에서 숨을 내쉬는 이 짧은 순간에 근육의 힘은 휴식을 취한다.
일반적으로 한숨을 내쉰 후 호흡정지시간은 연장되고, 이 상태가 깊어진다(다음 페이지 참조).

한숨은 짧은 기간 동안 대부분의 자세를 유지하는 근육과 호흡근육 — 특히 횡격막근 — 을 이완을 하는 방법이며, 그러한 이완의 징표이다.
특히, 한숨은 휴식이나 이완할 때, 유연함을 필요로 하는 동작에 적합하다.
마찬가지로, 성악기법에서 가볍게 소리를 내는 한숨은 몸을 이완시키거나, 자연스러운 음성을 표현하려고 할 때 적합하다.

빠른 휴식: 일상적인 호흡량에서 호기 후 호흡정지의 순간
(Post-expiratory pause: the apnea following an exhalation of tidal volume)

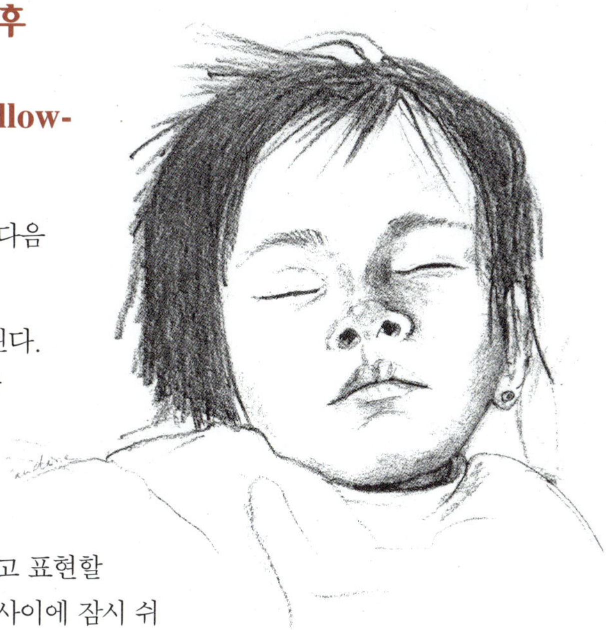

일상적인 호흡에서 공기 배출이 끝나면 호흡계는 다음과 같은 상황에서 균형 상태에 도달한다.

- 폐의 탄성적인 복귀력으로 폐의 길이는 최소화된다.
- 그리고 흡기근이 이완된다. 즉, 근육은 더 이상 수축하지 않는 상태가 된다.

"서로 상쇄되어진 힘들 사이에 취하는 휴식상태"라고 표현할 수 있는 신체적인 균형 상태로, 휴식과 근력의 활동사이에 잠시 쉬는 휴식상태이다.

그러므로 일상적인 호흡량으로 호흡할 때, 호기 후의 순간과
공기를 다시 흡입하기 직전의 순간은, 호흡정지(호흡동작이 없는) 순간이다.
하지만, 이 호흡정지는 호흡을 막거나, 호흡을 위한 활동적인 순간은 아니다.
몸이 이완하는 순간이다.
그리고 좀 더 확대하면, 몸의 긴장을 풀어주기 위한 일상적인 이완의 순간이다.
"숨을 내쉰 직후의 휴식순간"이라 부른다.

일상적인 호흡량에서 숨을 내쉰 직후의 휴식순간의 장점은 무엇인가?

- 휴식, 긴장완화, 이완 기술에서 중요한 순간이다. 스트레스를 줄 수 있는 모든 상황에서 벗어날 수 있으며, 혹은 이러한 상황을 대비해서 연습하면 유용하다.
- 수면호흡으로 활용할 수 있다. 수면을 취하는데 도움을 줄 수 있다.
- 일상생활에서 짧은 휴식이 될 수 있다.

이러한 휴식의 순간과 신체적인 장점을 연구하기 위해 실기편 205쪽 참조.

딸국질(Hiccupping)

횡격막과 늑골흡기근이 갑작스럽고 무의식적으로 수축하게 되면, 딸꾹질(hiccup)을 하게 된다. 만약 그때 동시에 *성문이 즉시 닫힌다면*, 이는 갑작스럽게 흉곽을 확장하게 하고 강한 흡기를 유발시킨다.
딸꾹질 할 때 숨을 들이 마시는 움직임은 폐 조직을 급작스럽게 신장시킨다. 이는 폐에 공기가 채워지지 않으므로 흉곽이 복부를 갑자기 당긴다. (특히, 아기의 경우) 상복부 부위가 갑자기 움푹해지는 것을 볼 수 있다.

기침(Coughing)

기침(cough)은 특히 호흡기에 있는 무엇인가를 몸 밖으로 내보내기 위해서 하는 가장 흔한 행위이다. 이러한 행위가 이루어지기 위해서 *공기를 강한 속도로 몸 밖으로* 내보낸다.

이 행위가 어떻게 이루어지는지 느린 속도로 보자.

- *성문을 닫으면서* 준비한다(성대가 서로 강하게 유착됨).

그리고 *닫힌 성문 밑에 공기압이 증가한다.* 즉, 성문이 닫힌 상태에서 호기근(복근, 회음, 늑골호기근)은 강한 호기예비량을 준비하기 위한 것처럼 폐를 압박한다.

- 그 후 *갑자기 성문을 연다.* 이 때 압력에 눌린 공기가 단숨에 나간다.

기침은 폐나 기관지 안에 있는 어떤 물체나 점액을 배출하는데 이용된다. 하지만 아무것도 배출할 것이 없어도 기관지점막의 염증으로 기침을 유발할 수 있다. 이는 마른기침이다.

모든 경우, 기침은 복부와 흉곽인 이 두 강을 움직이는 기능을 하는데, 이것은 *회음방향으로 매우 강한 배압(back pressure)이 생긴다.* 그러므로 회음은 배압과 같은 강도의 근력을 지니고 있어야 한다.

재채기(Sneezing)

재치기(sneeze)는 매우 강한 기침이고, 코의 점막이 자극(흔히 알레르기의 원인)되어 발생되는데 거의 억제할 수 없다. 기침과 같은 작용으로 발생하지만, 더 빠르고, 더 격렬하며 배출된 공기의 일부는 코를 통해 나온다.

음성(Voice production)

음성(voice)은 공기를 배출하는 동안(일상적인 호흡량이나 흡기예비량 혹은 호기예비량에서 호기에 의해)에 발생한다. *성대에서 공기가 진동하면서 나간다.* 이렇게 첫 소리를 내고, 그 후 성문 위에 있는 공명기와 조음부에서 음성이 여과되고 구체화된다.

고함(Crying)

고함(crying)에서는 한 가지 변화만을 제외하면 음성과 같은 구성요소를 가진다. 고함을 칠 경우에, 호기근에 의해 공기의 흐름이 더 많이 생기게 되고, 동시에 아주 세게, 목의 성대가 많이 죄이면서 밀착되기 때문에 *공기압은 더 강하다.* 그런데 음성의 힘은 공기의 배출속도와 연결된다. 148쪽에서 기술되어 있듯이 본능적인 고함은 자주 상복부에서 기인하는 호기의 한 유형으로 연관시킬 수 있다.

헐떡임(Panting)

헐떡임(panting)은 *소량의 공기로 호흡의 빈도를 증가시킨다.* 동시에 *호흡정지의 순간이 없어진다.* 특히 호기 후에 일어나는 호흡정지 *순간이 없어진다.*

빠르게 공기를 다시 들이 마시려고 하면서 헐떡거리는 것은 흡기를 *강하게 한다.* 이러한 호흡은 쉽게 산소를 과다하게 들이 마신다. 이는 호흡의 빈도수가 증가하고, 동시에 호흡정지의 순간이 소멸하거나 단축하기 때문이다. 헐떡거림은 성행위 때 흔히 일어난다. 때로는 어떤 심리치료나 신체치료에서 감정에 대한 연습을 하는 경우에 호흡기술로 활용된다.

헐떡거림은 또한 반대로, *호기를 강하게 할 수 있다.* 예를 들어, 때로는 고통을 수반하면서 지속적으로 쉬는 한숨을 연습할 경우이다. 또한 많이 지쳐있을 때 숨을 헐떡일 수 있는데, 이때 공기를 수동적으로 들이 마시게 된다. 이는 순간적으로 흡기근, 특히 횡격막운동을 대신한다(215쪽 "상반되는 힘의 작용에 의한 호흡" 참조).

웃음(Laughing)

웃음(laugh)은 *음성(즉, 성대의 진동이 있다)과 함께 압력을 가하여 공기를 배출한다. 공기의 배출과 전달을 빠르고 리드미컬하게* 차단하며 소리를 낸다.
웃기 위해서는, 기침할 때처럼 어느 정도의 공기량과 기침보다는 적은 정도의 압력으로 공기를 배출한다. 성문이 닫힐 때 마다 공기압에 의해 간결한 소리가 형성된다. 이러한 압력을 만들기 위해 호기근을, 특히 복근을 수축한다. 이는 사람들이 너무 웃은 뒤 자주 "배가 아프다"라고 하는 것에 대한 원인이 될 수 있다.

아래로 배출하듯이 밀기(Thrusting push downward)

힘을 복부 아래로 배출하듯이 밀 때, *동시에 (회음쪽으로 복내장을 밀면서 내려가는)횡격막과 (몸통주위에서 회음쪽으로 복내장을 미는)복근을 수축시킨다.* 이와 동시에 *회음은 괄약근 중 하나를 이완한다.* 즉, 요도에서는 배뇨, 항문에서는 배설. 여자들에게는 출산 할 때에 질이 이완하게 된다. 이러한 미는 힘이 회음에서 매우 강하다. 때로는 너무 강하기 때문에 가능한 한, 미는 힘을 완화시키든지 피하는 것이 좋다.

수면호흡(Breathing during sleep)

잠을 잘 때, 근육의 경우를 두고 말하면 가장 경제적인 환기(ventilation)작용을 한다고 할 수 있다. 옆으로 누워서 잠드는 것이 최적의 경우이다. 복내장을 받치고 있는 복부가 앞으로 쏠린다. 복내장은 횡격막을 흡기 위치로 되게 한다. 그러므로 이 근육이 흡기운동을 하는데 매우 용이하게 한다.
호기 때는 폐가 횡격막을 위로 당기는데 이때 횡격막은 약간 위쪽으로 이동한다. 근육의 작용이 없는 상태에서 일상적인 호흡량으로 일어나는 호기다.

배를 부풀리는 호기(Exhalation with bulging belly)

144쪽에서 보았듯이, 복부는 역식흡기 때 흉곽 쪽으로 당겨진 후 호기 시 복부는 아래와 앞쪽으로 향한다. 하지만 복부를 밑으로 밀면서 호기를 할 수 있다. 이를 위해 147쪽에서 보았듯이 늑골을 낮추고 동시에 횡격막수축으로 복부를 민다.
이러한 형태의 호기는 때로는 아래로의 배출을 수반한다(배설, 배뇨). 또한 좌선을 할 때 하는 자세에서 행해진다. 마지막으로, 성악연습을 할 때, 음성이 통과하는 부위에서 공기압을 잘 조절하여 폐가 탄력적으로 복귀하는 것을 완화하는데 이 방법이 때로는 유용하다.

호기에서 흡기움직임(Inspiratory actions during expiration)

16쪽에서 보았듯이, 호흡동작과 호흡과는 늘 일치하지 않는다. 흡기는 습관적으로 흡기동작으로 이루어진다. 즉, 흉곽이 확장되고 그리고/혹은 횡격막이 내려간다. 그 후에 호기에서 이 구조는 호기 구조가 된다. 즉, 흉곽이 내려가고 그리고/혹은 횡격막이 올라간다.

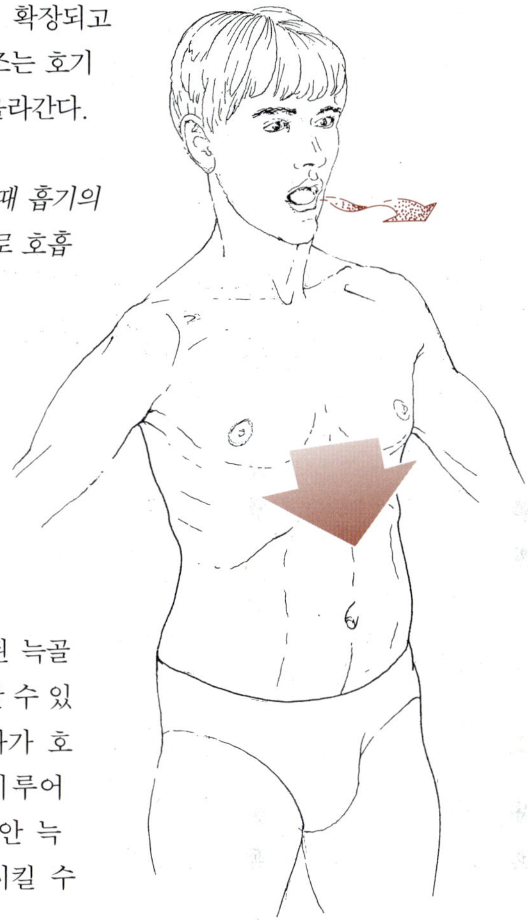

하지만 *호기 때 이 구조를 흡기 자세로 유지하거나, 호기 때 흡기의 자세에서 이러한 호흡방식으로 호흡할 수 있다.*

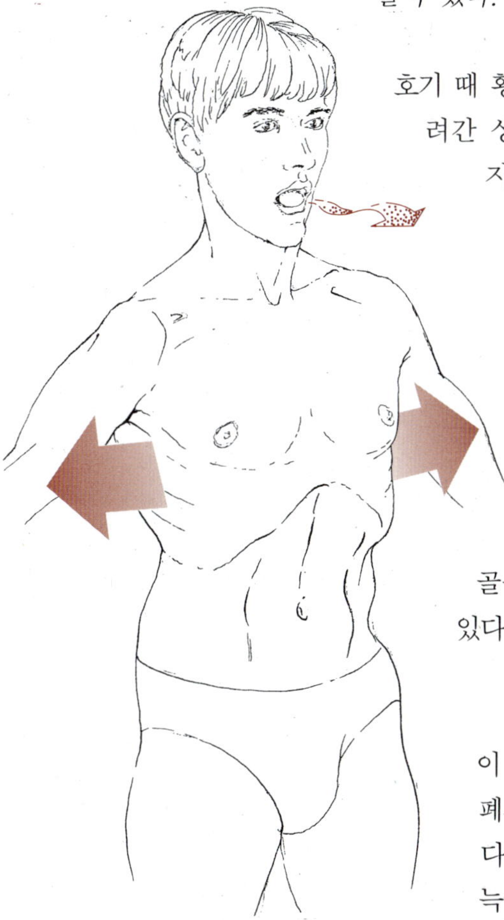

호기 때 횡격막이 내려간 상태를 유지할 수 있다.

또한 확장된 늑골을 유지할 수 있다. 게다가 호기가 이루어지는 동안 늑골을 더 확장시킬 수 있다.

이 경우, *흡기근이 호기동안 계속 수축된다.* 심지어는 흡기근이 폐의 탄성적인 복귀를 억제하기 때문에 더 강하게 작용할 수 있다. 횡격막은 폐저가 올라가는 것을 제어하고, 늑골흡기근은 늑골 안에서 폐가 원래로 돌아가는 것을 제어한다.

이 호흡연습을 하는데 평상시와 아주 다른 목적이 있다.

- 복내장을 움직이는데 이용된다.
- *호기에서 호기를 조정하고 억제제어 역할을 한다.* 성악이나 관악기를 연습(준비)하는 기술에 사용된다.

이 호흡연습법은 "L' appogio du souffle"이라는 책에서 더 상세히 설명되었다.

제 9 장

실기편
(Practice Page)

Blandine Calais Germain에 의해 구상되고 완성되었다.

실기편(Practice page)

앞으로 보게 될 실기편에서는 어떤 하나의 호흡법에 대해 설명하는 것이 아니고, 책의 첫 장에서 여러 차례 연구되어 졌던 많은 호흡 형태들에 대한 실험(experiment)으로 구성되어 있다. 이 실기편은 모든 호흡법에 관한 완벽한 총람(repertoire)이라기보다는 오히려 많은 형태의 호흡방법을 서로 결합시킬 수 있는 기본적인 호흡동작들로 구성되어져 있다고 말 할 수 있다.

중요한 주의 점: 실기편에서는 다양한 호흡의 실기기술들을 보여 준다. 즉 감각의 발견, 이런 저런 근육의 작용, 여러 호흡에서 근육작용의 결합 등이다.
이 기술들은 치료법이 아니다. 하지만 특히 몸에 대한 의식화, 훈련, 살아가는 법에 대한 하나의 제안으로써 소개한다. 경우에 따라서 병리학적인 상황은 고려하지 않았다.
하지만, 다양한 병리학적 증세에 이 기술들을 응용하여 치료프로그램에서 활용될 수 있다.

어떤 호흡연습법은 모든 사람들에게 적합하지 않을 수 있다. 즉, 척추신경통, 류마티즘, 내장에 생긴 병, 심장순환호흡기병, 암, 신경계통의 병, 정신병 등을 앓거나 치료받는 사람들에게는 어떠한 기술을 선택하거나, 지켜야 할 금기 사항과 주의 점 등등의 모든 상황을 고려하여 주치의의 의견을 참작하는 것이 좋을 것이다.

A) 호흡 준비(Preparing for breathing exercise)

다음에 소개되는 연습법은 호흡을 하기위해서 해당되는 신체부위들을 준비운동 시키는 것이다. 엄격하게 말해서 이 연습법들은 호흡법이 아니다.

이들 호흡연습의 공통점은 호흡동작에 따라 흉곽을 자유롭게 움직이게 하는데 있다.

흉곽부위는 우리가 인식하지 못하는 사이에 조금씩 굳어진다. 그런데 "흉곽"이 매우 유연하면 예기치 못할 만큼 호흡동작이 폭 넓게 이루어진다는 것을 알게 된다. 특히 이러한 유연성으로 호흡동작은 다음과 같은 큰 장점을 가지게 된다. 즉, 호흡운동을 더욱 더 유연하고 원활하게 할 수 있고, 여러 가지 호흡동작을 쉽게 결합시킬 수 있다.
요점을 말하면, 흉곽을 부드럽게 한다는 것은 흉곽을 넓히는 것만을 의미하지 않는다. 다시 말해, 흉곽을 넓히는 것만큼 흉곽을 원위치로 되돌리는데도 유연성이 필요하기 때문이다.

다음 기술들은 흡기와 호기 시에 특히 폭 넓은 호흡을 필요로 하는 사람들에게 권장될 수 있다. 즉, 말을 많이 하는 강사나 가수, 관악기 연주자, 운동선수(특히 수영선수나 산악인)에게 필요한 호흡이다.
또한 호흡곤란을 느끼는 사람, 즉 천식환자, 만성기관지염환자에게도 필요하다. 하지만 이 경우, 운동요법사의 지도하에서 각 개인에게 알맞도록 기술의 정도와 강도를 조절하여 실행하는 것이 절대적으로 필요하다.

여기 호흡준비에서 제시된 기술에는 여러 종류가 있다.

- *늑골 자체의 유연성 연습기술,* 늑골곡선을 변화시키는 능력을 위한 연습(162쪽),
- *늑골과 척추관절을 움직이는 기술*(165쪽),
- *늑간근을 신장시키는 기술* 그리고 늑골들의 간격을 좀 더 확장시키는 기술(166쪽),
- *흉곽에서 흉곽과 복부, 머리, 어깨를 연결하는 큰 근육을 유연하게 하는* 기술(168쪽)
- *상복부 부위를 이완시키는 기술*(172쪽)
- *횡격막근을 늘이는 기술*(173쪽)

1. 늑골을 휘게 하기(Curving the ribs)

1) 손으로 늑골을 누르기

서있는 자세에서, 오른쪽 손바닥을 오른쪽 늑골로 가져간다. 특히 이 부위를 밀면서 흉곽 곡선을 변형시킬 수 있는지 느낀다.

양손을 양쪽의 늑골에 놓고, 같은 동작을 한다. 즉, 오른쪽 늑골과 왼쪽 늑골을 흉곽안쪽으로 누른다. 흉곽이 좁아지게 된다.

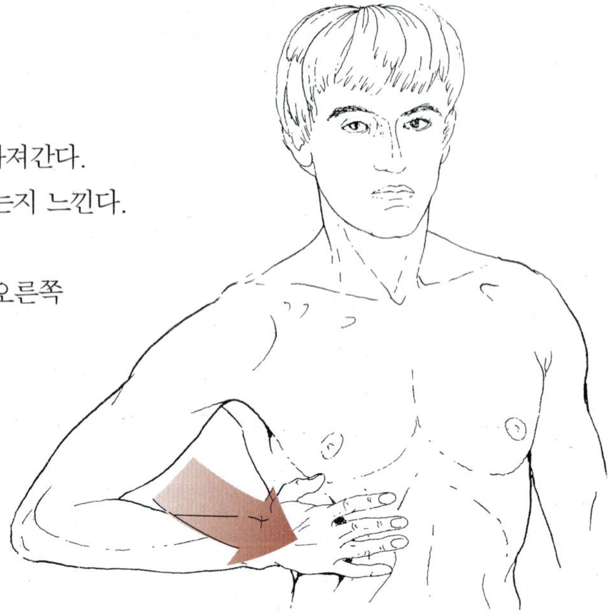

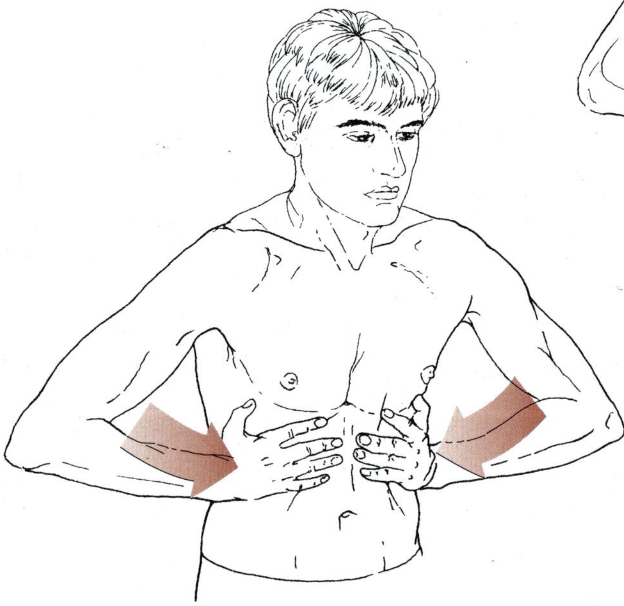

위의 동작에서 느낀 Charpy 각의 각 측면과 같은 효과를 전면늑골에서도 찾도록 한다. 앞에서 뒤로 또는 오른쪽에서 왼쪽으로 누른다. 이곳은 가장 길고 가장 유연성이 있는 늑연골의 부위이다. 그 후 뒷면에서 허리 바로 위 늑골을 손으로 누른다. 아마 이번에는 쉽게 효과를 느낄 수가 없을 것이다.

그리고 다음으로 늑원주(costal cylinder)가 비대칭적인 모양이 되도록 한쪽은 뒤에서 누르고, 동시에 다른 쪽은 앞에서 누른다.

상부늑골 부위를 누르려고 한다면, 이 부분은 다른 부위보다 좀 더 딱딱할 것이다.(흉곽에서 덜 유동적인 이 부위에는 다음 기술이 매우 효율적이다.

이 기술은 늑골을 반대방향으로 밀기 때문에 늑골이 움직인다.)

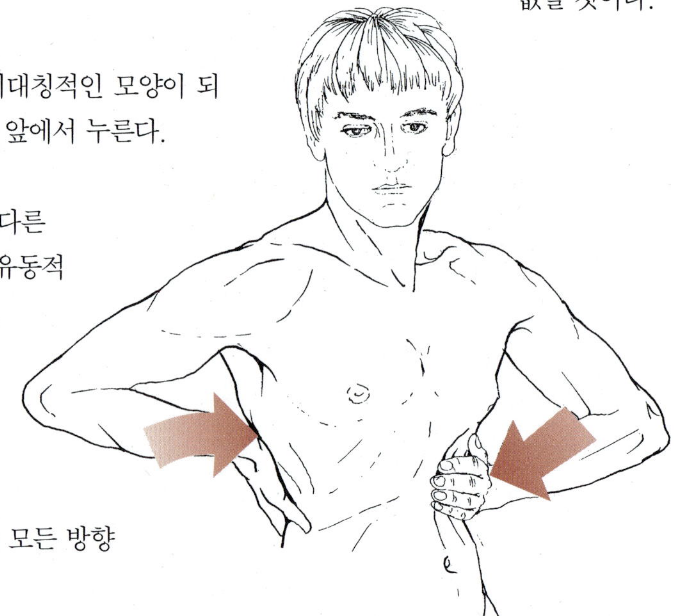

일상생활에서 의자 등받이를 사용하여 늑골을 모든 방향으로 "밀 수" 있다.

2) 방석 위에 늑골을 놓기

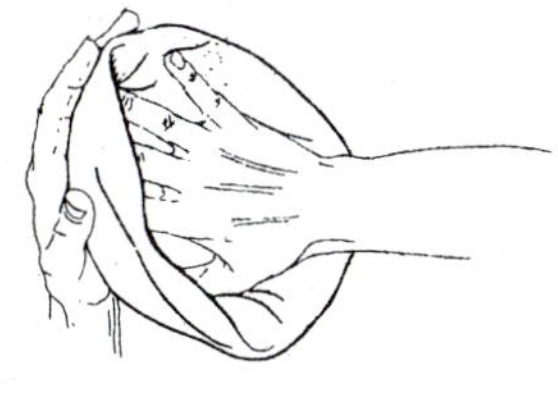

여기서 부드럽고 공기가 반쯤 빠진 공 크기 정도의 물건이 필요하다. 방석이 적당할 것이다. 누운 상태에서 지면에 흉곽의 받침점과 지지점을 관찰한다. 그리고 오른쪽 늑골의 중간정도 위치에 공이나 방석을 놓는다. 즉, 견갑골 높이 정도이거나, 약간 그 밑에 둔다. 너무 척주가까이에 놓지 않는다. 척주에서 옆으로 약 10 cm 정도 되는 위치에 둔다. 그러면 측면이 불룩 튀어나온다.

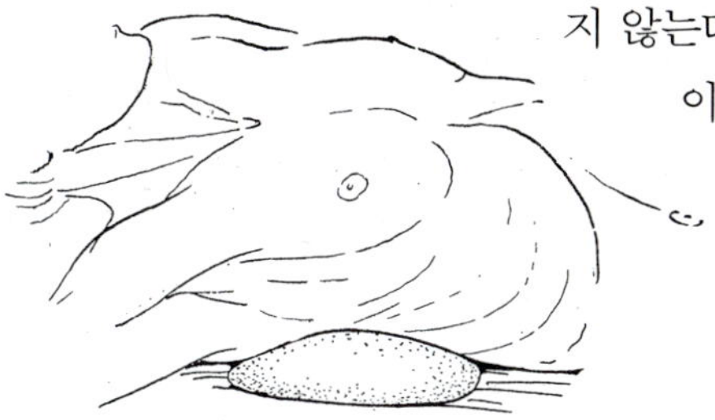

늑골이 튀어나온 상황에 적응하고 있는 것을 느끼기 위해 공 위에 누워서 조금 기다린다. 늑골이 어떻게 다소 쉽게 밀리는지 알아본다.

3) 머리를 움직이면서 늑골의 받침점을 변화시키기

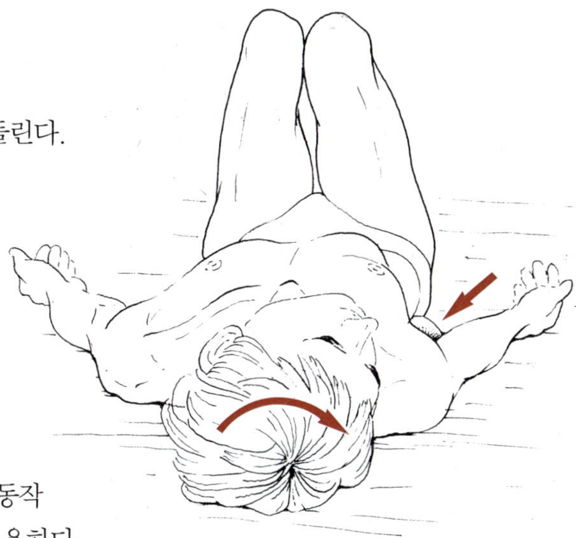

어느 정도 천천히 머리를 왼쪽으로 혹은 오른쪽으로 돌린다. 힘을 주지 않고 크게 돌린다.
이 동작의 목적은 목을 크게 움직이는데 있는 것이 아니라, 머리를 오른쪽으로 돌릴 때 흉곽, 특히 상부 흉부가 오른쪽으로 당겨지는 것을 느끼는데 있다.
또한 늑골이 더욱 더 방석을 누르는 것을 느낄 수 있다.
이렇게 하면 늑골이 밀리고 좀 더 휘게 된다. 늑골이 공을 누르는 압력을 조절할 수 있다는 것을 느끼면서 여러 번 반복한다. 다른 동작들을 시도하는 것보다 한 동작을 조절하고 변화시키면서 그 동작을 반복하는 것이 유용하다.

4) 엉덩이를 움직이면서 늑골의 받침점을 변화시키기

엉덩이, 무릎, 발목을 굽히고 양쪽 발바닥을 지면에 붙인다.
오른쪽 무릎을 부드럽게 "펴면서" 오른발을 든다.
오른발로 마치 천장에 원을 그리 듯 둥글게 돌린다. 약 20 cm가 넘지 않는 직경의 원을 그리도록 하지만, 골반의 받침섬이 변화하고 있는지, 특히 이때 하부늑골 부위의 받침점이 변화되는 것을 느낄 수 있도록 충분히 움직인다. 여기서 중요한 점은 다리로 원을 그릴 때, 빠르고 크게 그리는 것이 아니라, 원을 그리는 동작을 통해 늑골을 움직이게 하는데 있다.

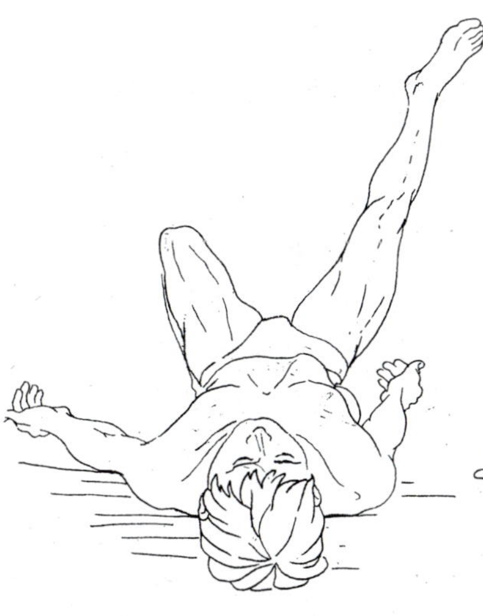

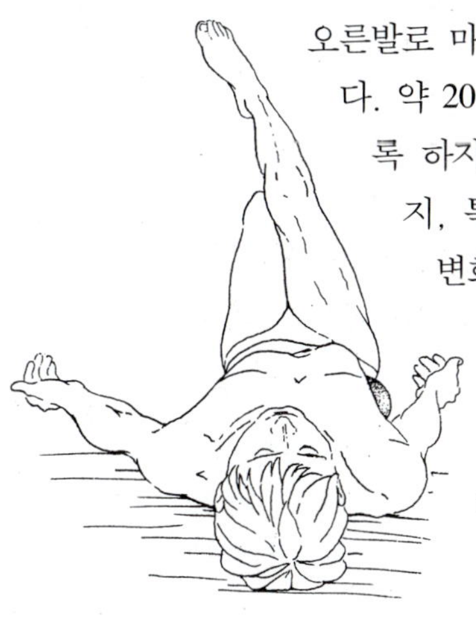

이 동작을 10여회 정도 한다.

5) 팔을 움직여 늑골의 받침점을 변화시키기

가슴과 수직이 되도록 양손을 깍지진 채 팔꿈치를 부드럽게 앞으로 편다. 지면에서 견갑골이 어떻게 떨어지는지를 느낀다.

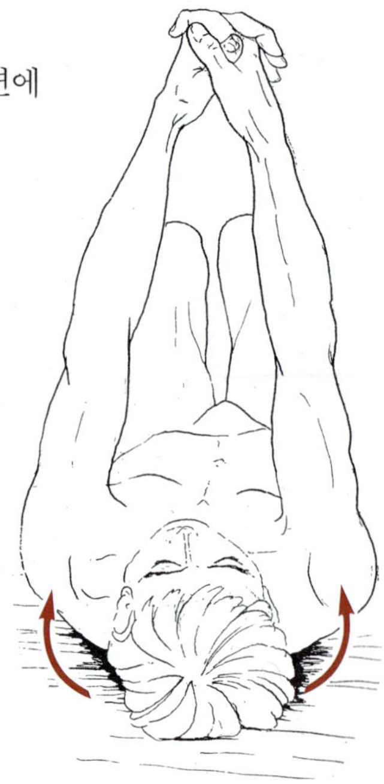

그 후 양쪽 팔꿈치가 교대로 지면에 닿도록 굽히는데, 굽힌 팔이 뻗은 팔을 당기면서, 양손을 같은 동작으로 오른쪽과 왼쪽으로 번갈아 움직인다.

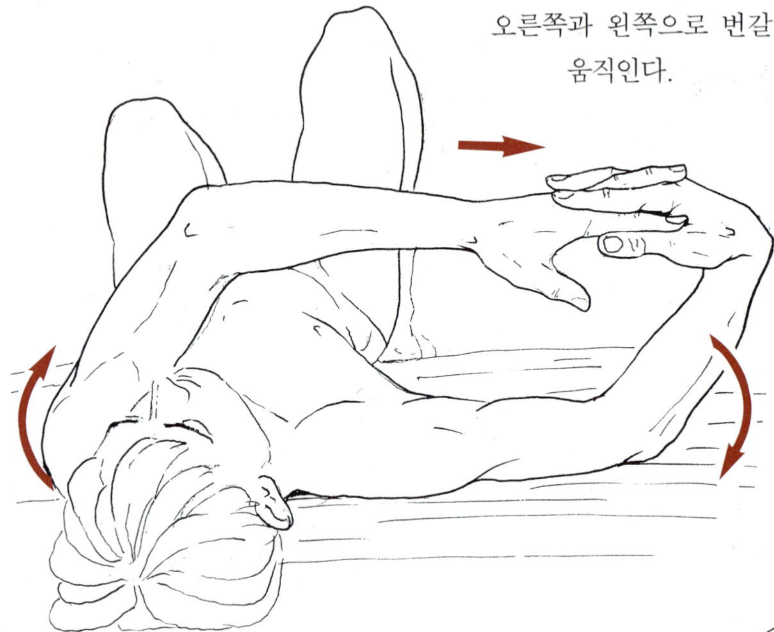

이 동작은 당겨진 견갑골이 지면에서 떨어지도록 하는 것이다.

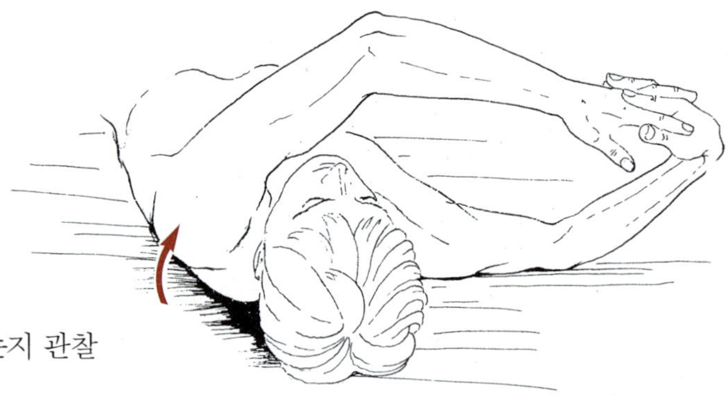

여기서, 팔의 동작에 따라서 공은 압력을 다르게 받고, 이와 같이 변하는 압력에 의해 늑골이 제각기 다르게 튀어나온 공의 불룩한 부분과 접하면서 늑골이 또 다시 — 이때 중간정도의 늑골 — 어떻게 밀리고 변화되는지 관찰한다. 이 동작을 10회 정도 반복한다.

이 세 단계를 연습한 후 이번에는 완전히 눕는다. 연습 초기 때 늑골이 지면에 닿는 것과 연습 후 늑골이 지면에 닿는 것을 비교하여 살펴본다. 오른쪽과 왼쪽의 차이점을 알아보고, 어떻게 누워있는지, 어느 부위를 누르고 있는지를 살펴본다. 양쪽으로 늑골호흡을 한다면, 오른쪽늑골과 왼쪽늑골의 차이점이 어떤지 관찰한다. 그리고 난 후 연습을 하지 않은 반대쪽 늑골을 연습한다. 그리고 일어나서 늑골호흡을 하면서 변화된 상태를 관찰해 본다.

이 모든 기술은 늑골이 더욱 더 유동적으로 되게 하며, 특히 후면늑골이 더 유동적으로 되지만, 간접적으로 전면늑골도 역시 유동적으로 된다. 이 방법은 189-199쪽에 제시된 모든 늑골호흡법을 행하는데 훨씬 더 효율적이다.

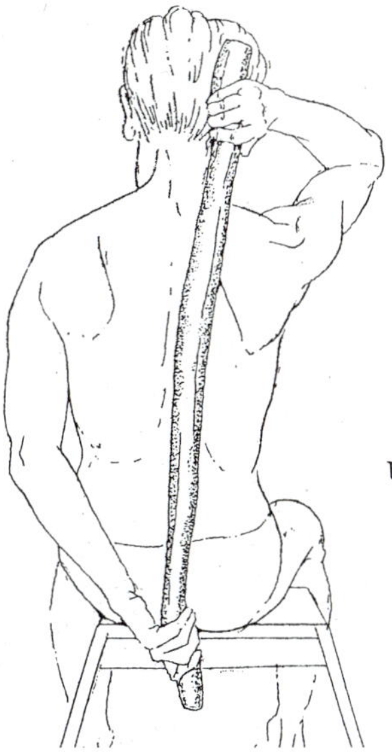

2. 늑골관절/척추관절을 움직이기 (Mobilizing the articulations between the ribs and vertebrae)

이제 척추부위의 움직임에 대하여 살펴보자. 척주의 움직임을 알아보기 위해 길고(50 cm) 가는 방석이 필요하다. 사정에 따라서, 돌돌 말은 부드러운 타월이나, 직경이 1 cm를 넘지 않는 작고 단단한 막대기이라도 괜찮다.

다시, 등을 대고 누우면서 극돌기에서 약 6 cm 정도에서 떨어진 흉추 옆을 따라 그 긴 방석을 놓는다.

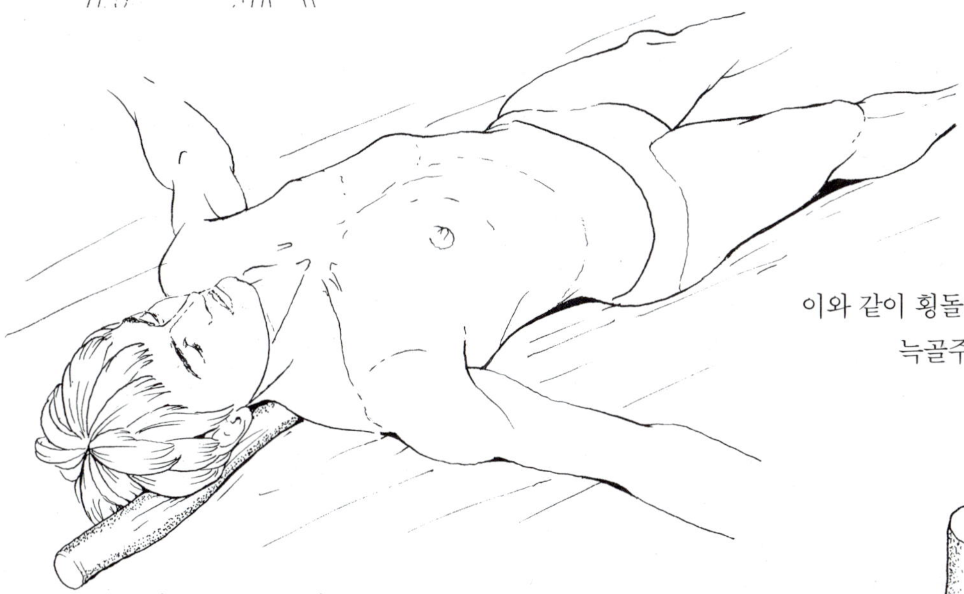

이와 같이 횡돌기 바로 바깥쪽이나, 늑골주행이 시작되는 곳에 이 방석을 둔다.

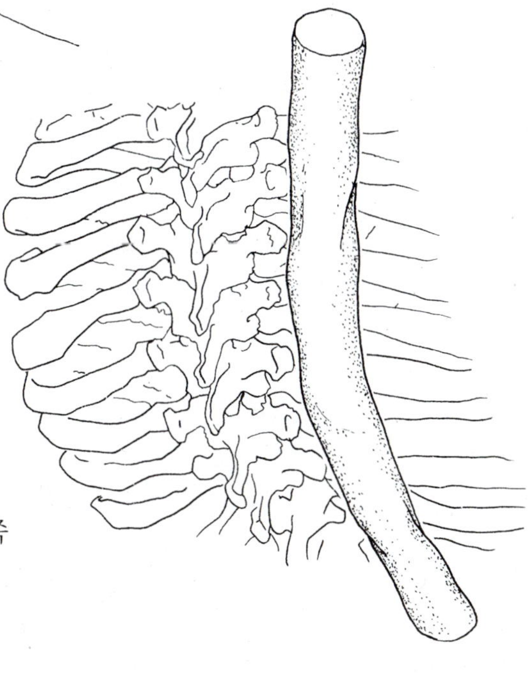

이제 162쪽-164쪽에서 설명한 모든 동작을 반복한다. 전과 다른 이 방석으로 늑골과 척추 관절은 이전과는 아주 다르게 움직일 것이다. 움직임에 대한 감각은 등의 중간 부위에서 명확해질 것이다. 이 관절들은 일상 생활에서는 거의 움직이지 않는다. 여기서 거의 움직이지 않은 부위를 다시 움직이게 함으로써, 피막과 인대를 움직이게 하고, 결과적으로 흉곽의 등 부위를 가장 정확하게 잘 느끼게 할 수 있다. 이와 같이 함으로써 후면늑골호흡을 분명하게 느낄 수 있을 것이다(196~197쪽 참조).

3. 늑골간 근육을 유연하게 하기(Stretching the muscles between the ribs)

1) 비대칭적인 자세로 흉곽을 놓는다.

이 방법을 실습하기 위해서 반쯤 딱딱하고 약간 두툼한 방석 같은 것(큰 베개 크기의)이 필요하다. 지면에 이것을 놓고 흉곽을 그 위에 두면서 엉덩이, 무릎, 발목을 약간 구부린 채로 앞쪽으로 향하도록하고 옆으로 눕는다. 그러면 이 방석이 흉곽에 "주조하는 것"처럼 딱 맞게 느끼게 된다.

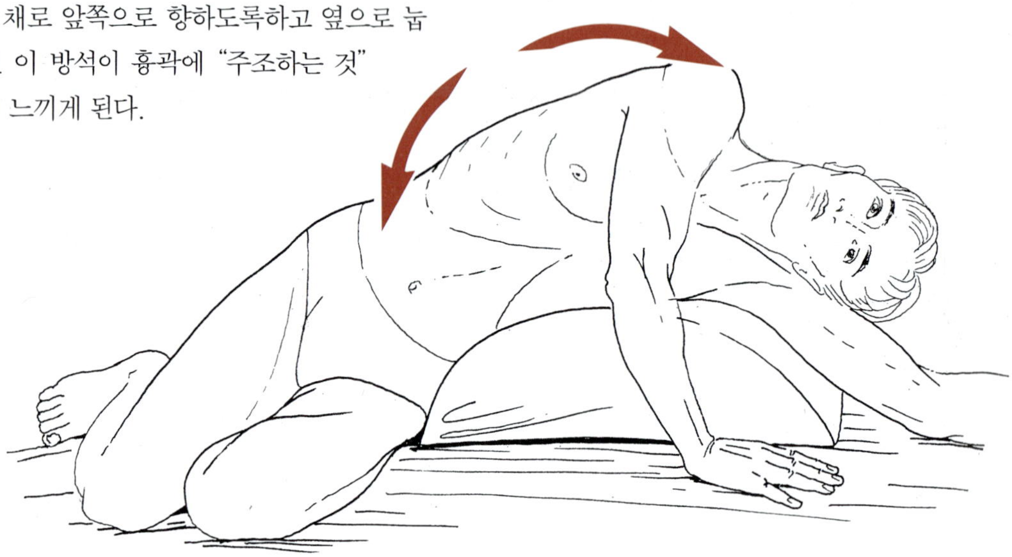

부채 살처럼 늑골의 측면 윗부분이 벌어진다. 반대로, 방석에 닿은 늑골은 서로 닿을 만큼 좁혀진다.

2) 안쪽에서 흉곽을 열기

마치 움푹한 곳, 예를 들어, 이글로나 천막 등에 "들어가는" 것처럼 생각하면서 오른쪽 흉곽이 반쯤 벌어지게 한다. 이 움푹한 장소의 안쪽을 크게 확장시킨다고 생각하면서 늑골사이의 공간을 늘인다.

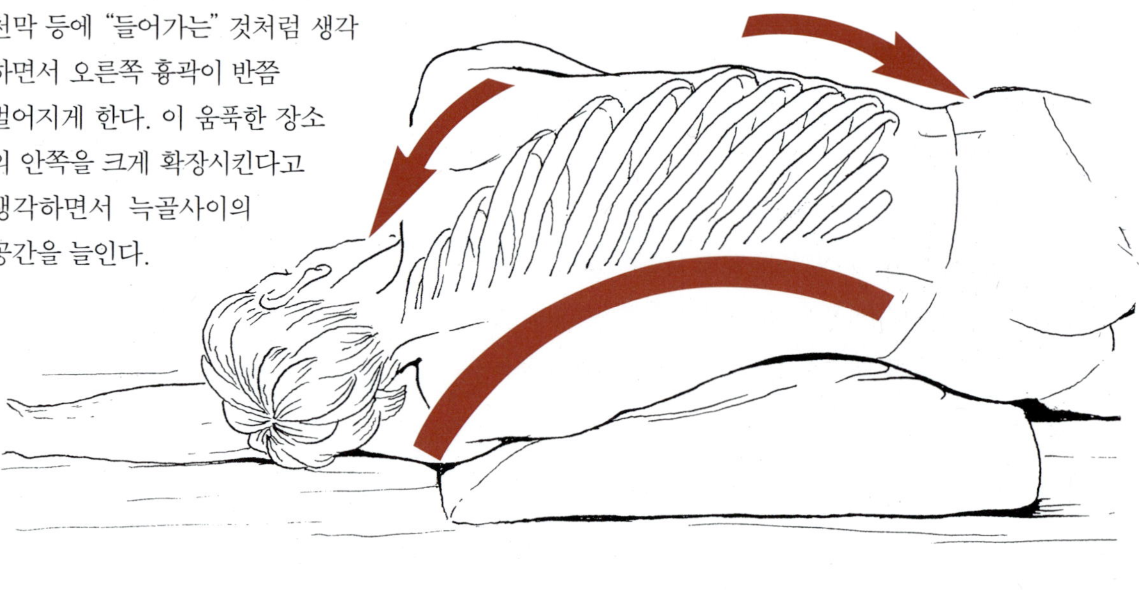

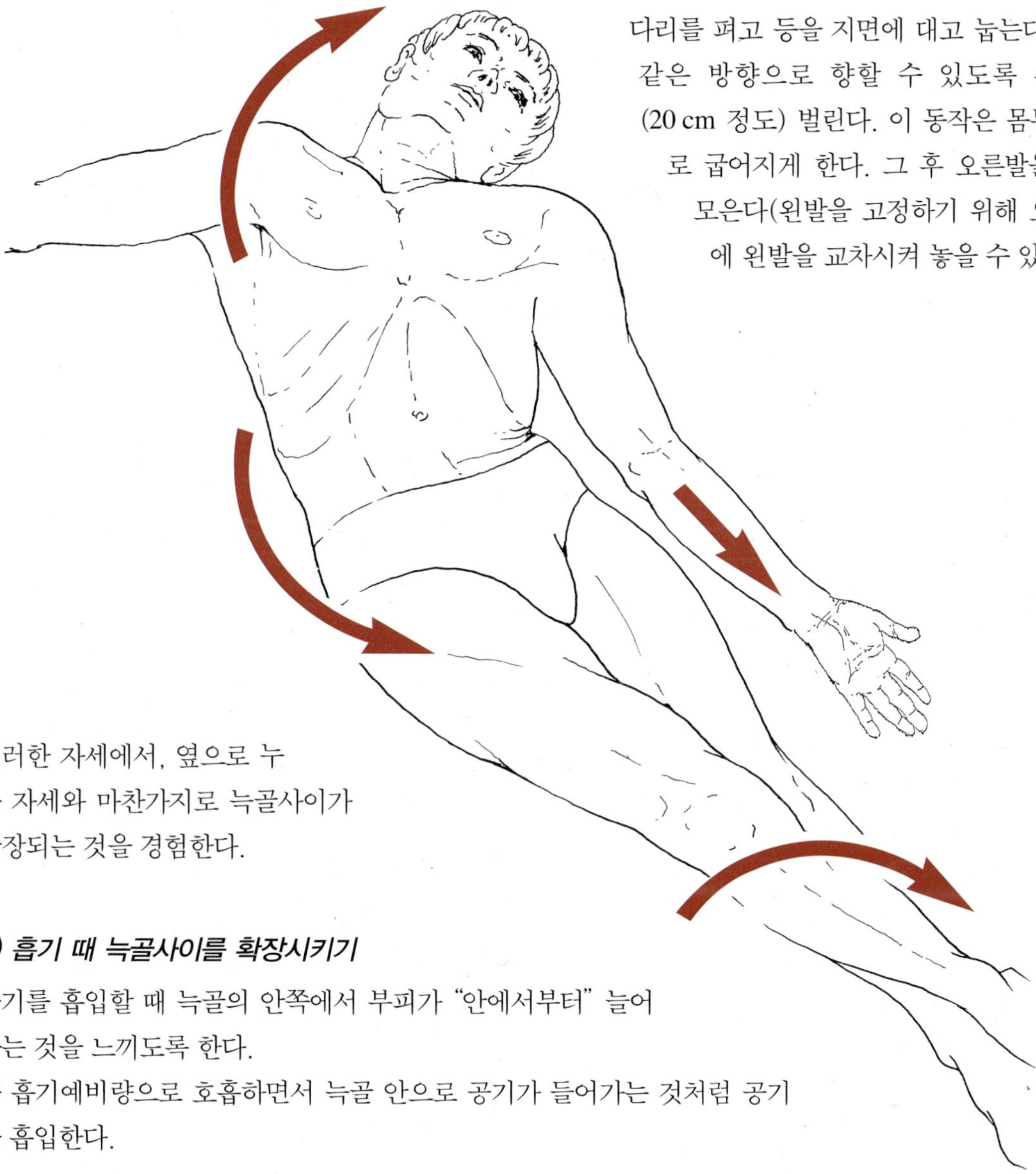

다른 자세:

다리를 펴고 등을 지면에 대고 눕는다. 골반이 같은 방향으로 향할 수 있도록 왼다리를 (20 cm 정도) 벌린다. 이 동작은 몸통을 옆으로 굽어지게 한다. 그 후 오른발을 왼발에 모은다(왼발을 고정하기 위해 오른발 위에 왼발을 교차시켜 놓을 수 있다).

이러한 자세에서, 옆으로 누운 자세와 마찬가지로 늑골사이가 확장되는 것을 경험한다.

3) 흡기 때 늑골사이를 확장시키기

공기를 흡입할 때 늑골의 안쪽에서 부피가 "안에서부터" 늘어나는 것을 느끼도록 한다.

큰 흡기예비량으로 호흡하면서 늑골 안으로 공기가 들어가는 것처럼 공기를 흡입한다.

4) 늑골의 확장을 유지하기

최대한으로 공기를 들이 마신 후 몇 초 동안 흡기자세로 숨을 정지한 상태로 멈춘다. 흉곽의 부피가 확장된 채로 있다는 것을 느끼게 된다. 이때 흉곽이 확장된 상태를 유지하기 위해서 흡기근이 작용한다.

5) 호기 때 늑골간격을 좁히기

여러 번 일상적인 호흡을 한다. 그 후 호기 시 반대부위인 좁혀진 늑골 쪽에서 흉곽을 "닫으면서" 호기예비량을 연장시킨다.

4. 늑골 쪽으로 향해 있는 큰 근육들을 유연하게 하기 (Stretching the big muscles which run toward the ribs)

앞에서 기술한 한두 가지 방법에서 팔을 사용하여 자세를 덧붙일 수 있다.

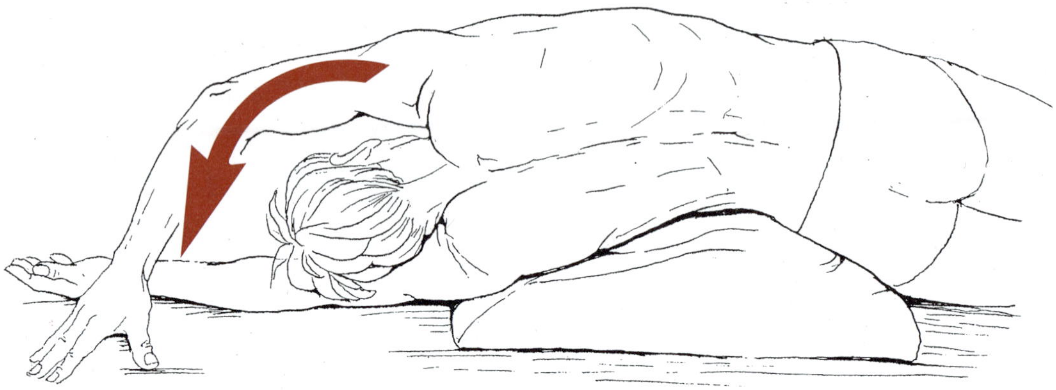

1) 옆으로 누운 상태에서 행하는 방법

팔을 귀 위로 스치게 하면서 손을 머리 위쪽으로 향하게 한다.

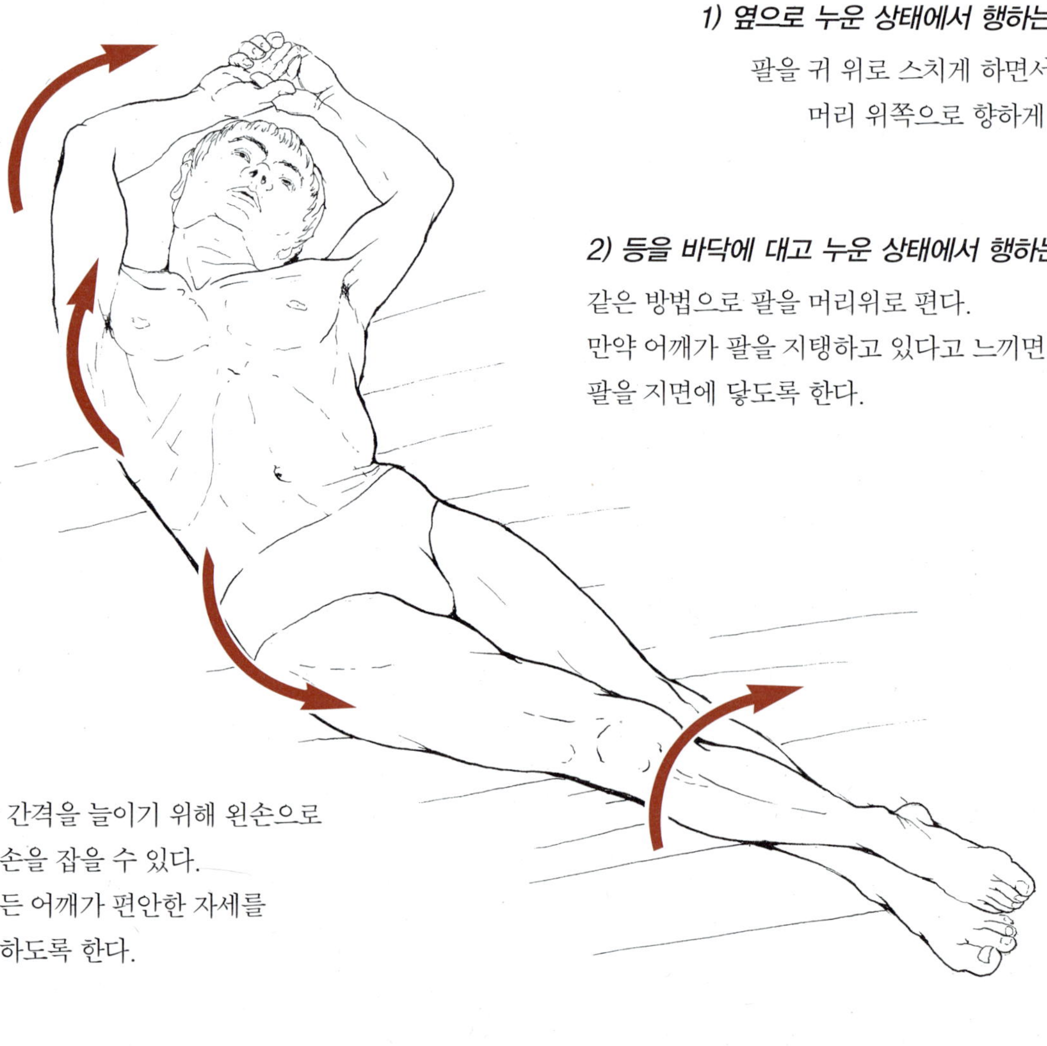

2) 등을 바닥에 대고 누운 상태에서 행하는 방법

같은 방법으로 팔을 머리위로 편다.
만약 어깨가 팔을 지탱하고 있다고 느끼면,
팔을 지면에 닿도록 한다.

늑골 간격을 늘이기 위해 왼손으로 오른손을 잡을 수 있다.
어째든 어깨가 편안한 자세를 유지하도록 한다.

늑골이 더 확장되는 것을 느끼도록 한다. 이때 몸통에서 3 개의 큰 근육이 늘어나기 때문이다. 즉, 앞쪽에서는 대흉근, 측면에서는 전거근, 뒤쪽에서는 광배근이 늘어난다. 이 세 근육이 흉곽을 끌어당기면서 늑골이 확장되는 것이다.

3) "쉬운" 늑골호흡

이 두 자세에서 호흡운동의 효과를 증대시키기 위해 늑골호흡을 할 수 있다. 가장 명확한 방법으로 호흡을 시작한다. 즉, "확장된 늑골부위"를 더 많이 확장시키기 위해서 이 부위로 숨을 크게 들이마신다. 몇 초 동안의 호흡정지 상태에서 이 자세를 유지하도록 한다. "좁혀진 늑골부위"를 더욱 더 좁게 만들고, 휘어진 등이 더 휘어질 수 있도록 좁혀진 늑골부위로 숨을 내쉰다.

4) 근육 혹은 늑골을 신장시키기 위해 호기를 이용하기

그 후 자세를 유지하고 큰 호기예비량으로 숨을 크게 내쉰다. 늑골이 다시 원위치로 복귀되면서 늑골 쪽으로 향해 있는 이 근육들은 늘어나게 된다.

더욱 더 일반적인 방법으로, 모든 자세에서 늑골과 팔을 동시에 움직여 이 근육들을 늘일 수 있다.

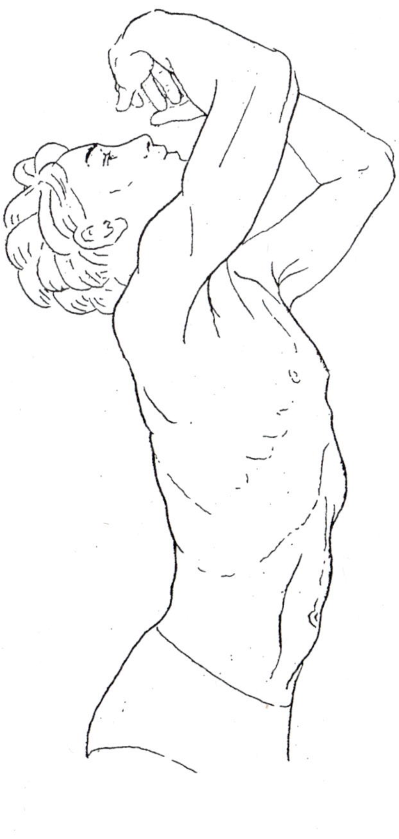

예를 들면, 앞쪽에서 흉곽을 넓히기 위해서 등을 뒤로 제치고, 그 다음에 이 자세의 효과를 늘이기 위해서 팔을 위로 들어 올리는 것이다.

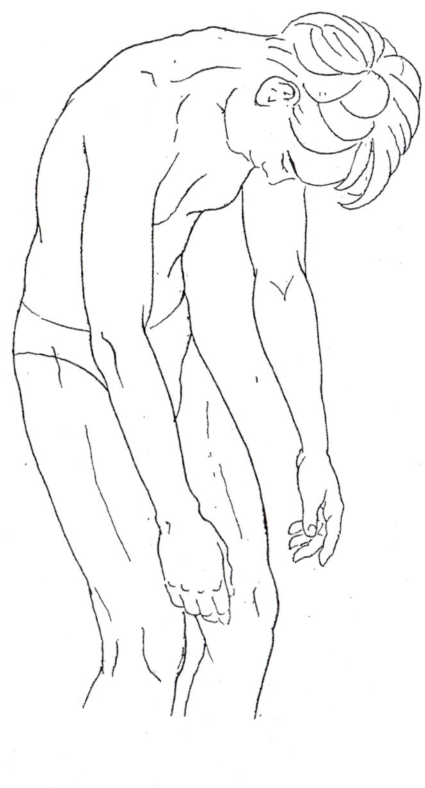

혹은 등을 앞으로 굽힌다. 이 자세는 등 쪽에서 늑골이 벌어진다. 그리고 팔을 몸통 앞으로 늘어뜨린다.

가슴근육(흉근) 늘이기(Stretching the pectoral muscles)

흉근은 자주 수축되는 근육이다(88쪽 참조). 이때 흉근은 어깨를 흉부의 앞쪽으로 당겨지면서 모이게 되고 흉부는 앞쪽으로 굽는다. 흉곽을 잘 움직이게 하려면, 흉근을 자주 늘려주는 것이 중요하다.

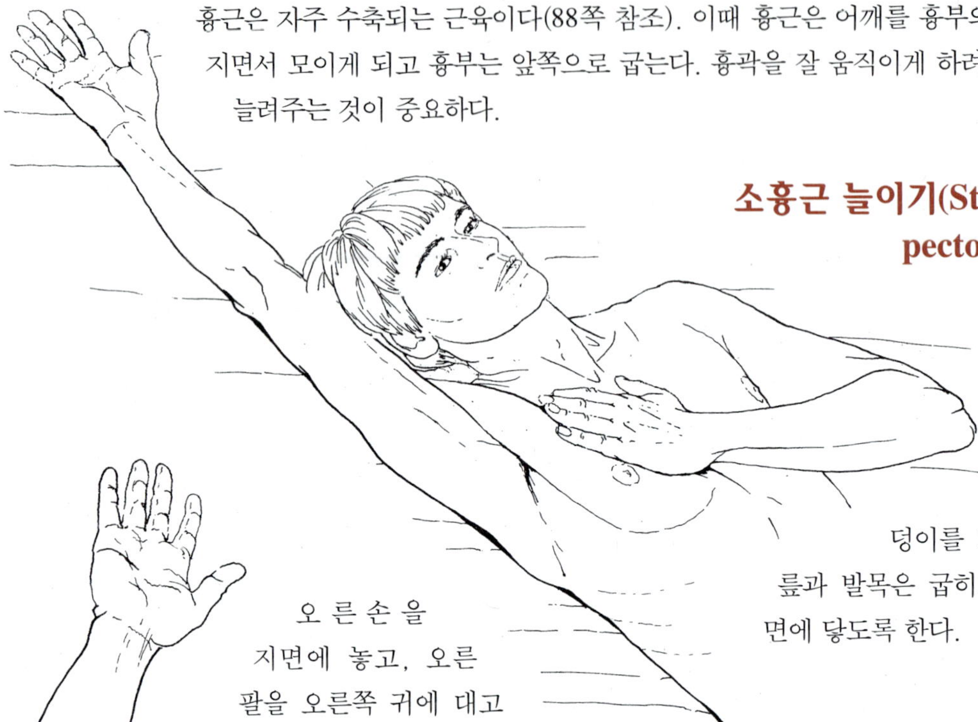

소흉근 늘이기(Stretching the pectoralis minor)

등이 다 지면에 닿을 수 있도록 편안하게 눕는다. 그러기 위해서 엉덩이를 가볍게 들고, 무릎과 발목은 굽히고, 발바닥은 지면에 닿도록 한다.

오른손을 지면에 놓고, 오른 팔을 오른쪽 귀에 대고 쭉 뻗어서 머리 위에서 가능한 한 멀리까지 손을 뻗는다. 팔을 뻗침으로서 견갑골을 세게 당기게 된다.

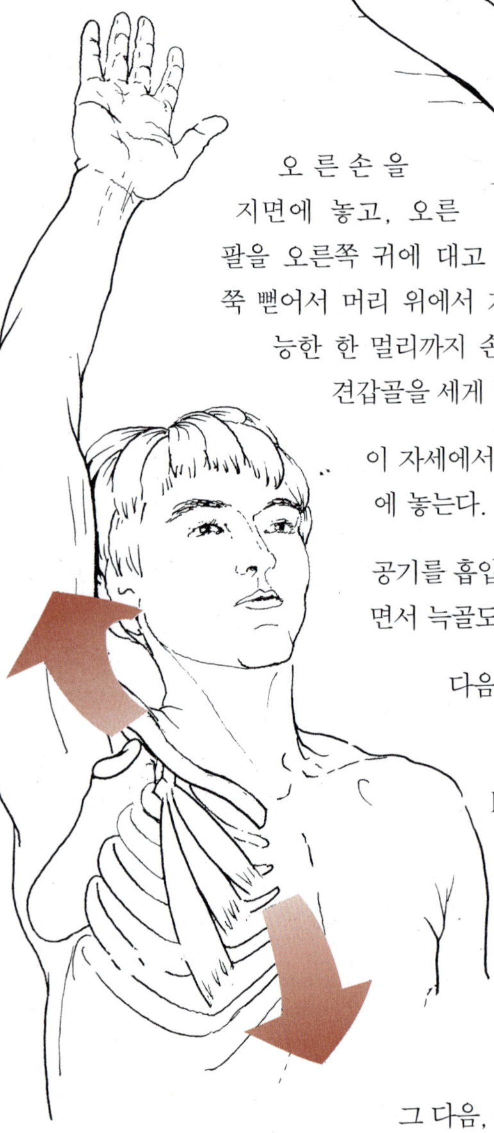

이 자세에서, 왼손바닥을 쇄골 바로 아래에 위치한 늑골의 가장 윗부분에 놓는다.

공기를 흡입하면서, 오른팔을 최대한 위로 뻗는다. 이때 호흡을 조절하면서 늑골도 상승시키도록 한다.

다음, 공기를 배출하면서 오른팔은 최대한으로 위로 뻗친 상태를 그대로 유지하도록 한다. 이때 왼손으로 늑골을 아래로 당긴다.

그리고 한번 내지는 두 번 휴식하면서 호흡한다.
이 동작을 3~5 정도 반복한다.

그 다음, 두 팔을 내려 몸에 붙여서 지면에 닿게 둔다.

견갑골과 팔이 닿는 부분, 그리고 흉곽의 움직임에 대하여 관찰한다.

그 다음, 왼쪽도 같은 동작으로 반복한다.

대흉근 늘이기(Stretching the pectoralis major)

바닥에 등을 대고 눕는다. 무릎을 배 쪽으로 굽히고, 굽혀진 무릎을 허리를 꼬는 것처럼 왼쪽으로 돌린다.

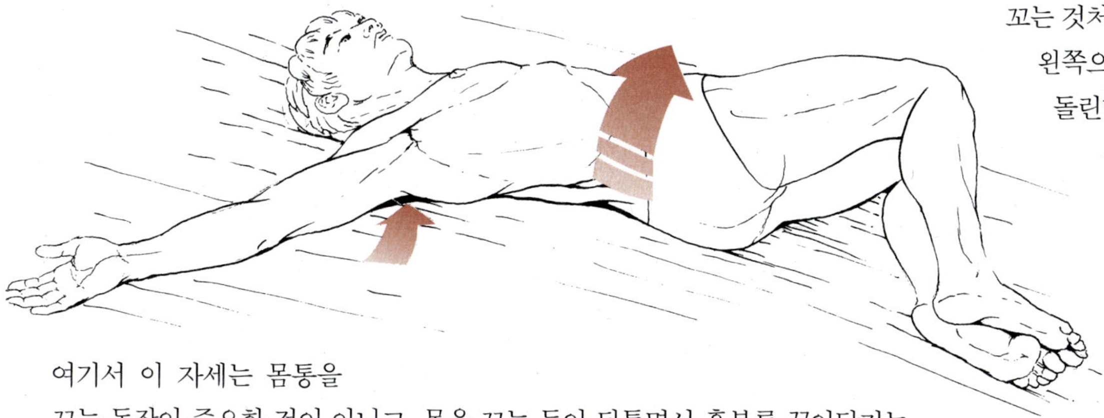

여기서 이 자세는 몸통을 꼬는 동작이 중요한 것이 아니고, 몸을 꼬는 듯이 뒤틀면서 흉부를 끌어당기는 것과 오른쪽 어깨를 지면에서 약간 떨어지게 하는 것이 중요하다.

이와 같이 굽힌 무릎을 돌림으로써, 어깨가 약간 들릴 수도 있다. 이때 어깨를 너무 많이 들어 올리면 근육이 너무 심하게 당기게 되므로 조심해야 한다. 또한 어깨가 지면에서 너무 떨어지게 되면 이 동작의 운동효과는 상쇄될 것이다.

몸을 꼰 상태에서 오른쪽 팔꿈치는 언제나 지면에 닿게 한다. 그리고 반원을 그리듯이 오른팔을 아래위로 흔든다. 이때 어깨는 들려져 있고, 팔은 몸통의 약간 뒤에 있다는 것을 알게 된다(후방돌진 — 뒤쪽으로 비틀거림 — 상태이다).

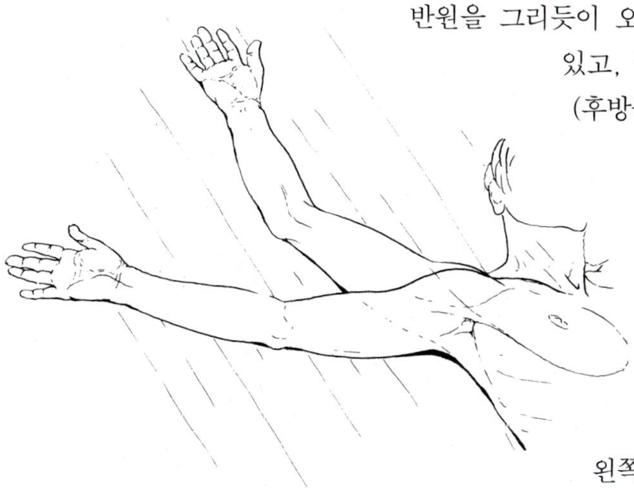

팔을 흔드는 도중, 가슴앞면과 겨드랑이 앞면 가장자리에서 대흉근이 늘어나는 것을 감지할 수 있다.

주의할 점: 이 근육을 늘일 때, 편안함을 느낄 수 있도록 잘 조절해서 늘어야 한다.

근육이 너무 심하게 당겨지는 것을 느끼게 되면, 왼쪽으로 젖혀져 있는 무릎을 바로 세워서 배 쪽에 둔다. 그러면 오른쪽 어깨가 지면에 닿게 된다.

그 다음, 팔과 어깨가 같은 방향으로 움직이도록 손을 편 채, 차례대로 회내와 외전을 행한다. 대흉근의 각 부위들이 이 움직임에 따라서 제각기 다르게 늘어나게 되는 것을 느낄 것이다.

이 동작을 3~5 정도 반복한다. 그 후, 두 팔을 내려 몸에 붙여서 지면에 닿게 둔다. 소흉근 경우와 같이 견갑골이 닿는 부분, 그리고 늑골의 유동성을 오른쪽, 왼쪽에서 관찰한다. 그 다음, 왼쪽도 같은 동작으로 반복한다.

5. 하부늑골 부위와 상복부 부위를 이완하기 (Relaxing the lower rib cage and epigastric area)

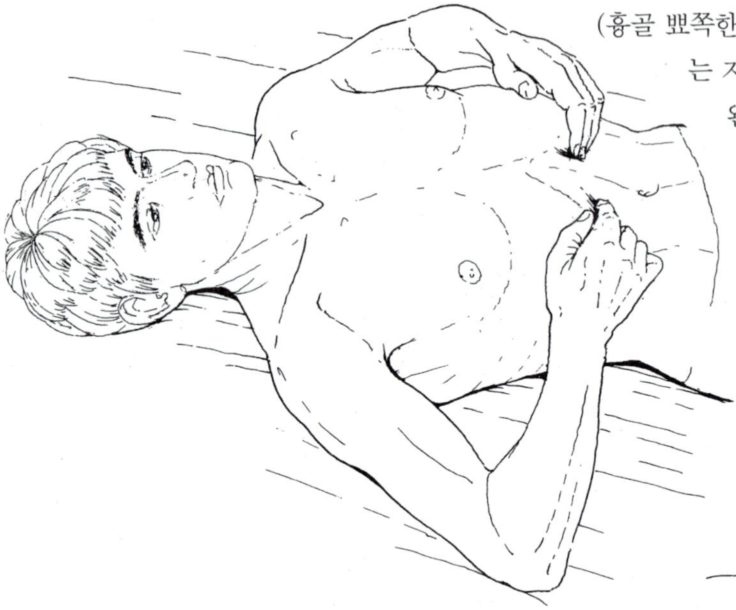

(흉골 뾰쪽한 부분 아래 즉, 검상돌기)상복부 부위는 자주 경직되는 부위이다. 이 부위를 이완시키기 위한 준비단계로서 횡격막을 움직이는 것이 바람직하다.

163쪽처럼 등을 대고 눕는다.

손가락 끝으로 몸의 앞쪽에 있는 흉곽가장자리를 만져본다. 흉골의 뾰쪽한 부분인 Charpy각을 따라 누르고, 다음 늑연골에 있는 Charpy각을 따라 누른다.

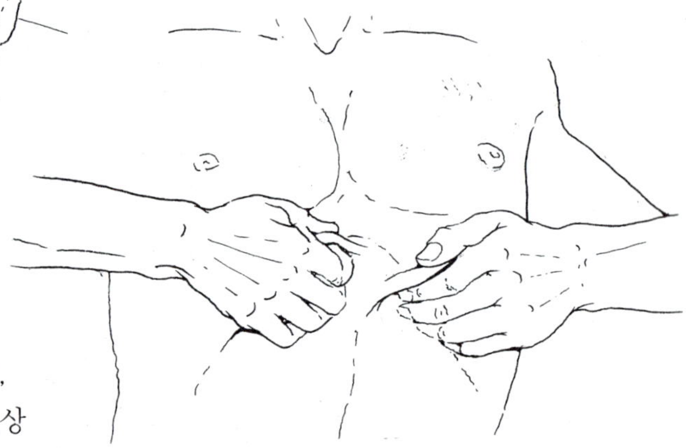

이 각이 이룬 경계부분의 위치를 잘 파악해서 손가락으로 마치 부드럽게 "행진하듯이" 톡톡 친다. 그런 다음, 손가락 사이로 잡히는 살갗의 피부를 잡는다. 처음에는 쉽게 잡힌다 (그러나 잡히지 않으면, 억지로 할 필요는 없다).

그렇게 해서 손가락으로 피부를 잡을 수 있게 되면, 숨을 내쉬는 동안 1~2 cm 정도를 당긴다. 이 때 일상적인 호흡량의 호기로 공기를 배출하거나 한숨을 쉰다.

몸을 이완시키기 위해 한숨을 쉬는 것처럼 호흡한다. 당긴 피부를 놓은 후, 이 부위에서 공기를 흡입하고, 다음 공기를 배출하고 그리고 휴식을 취하는 "것처럼" 호흡한다. 각을 따라서 5 cm 내지는 10 cm 마다 피부를 들어 올리는 손동작을 한다. 그 후 호흡이 변했는지를 관찰한다.

그리고 난 후 흉곽가장자리 바로 밑의 가장 손쉬운 부위에 세 손가락을 모아서 둔다.
공기를 흡입하면서, 이 부분을 손가락으로 약간 누른다. 마치 손을 미는 것처럼 공기를 흡입한다. 이것이 바로 횡격막호흡이다. 횡격막이 손가락을 미는 것을 느낄 수 있다.
공기를 배출하면서, 무리하게 힘을 주지 않고 손가락으로 이곳을 약간 누른다. (만약 통증을 느끼면 무리하게 하지 말아야 한다.) 그리고 손가락에 힘을 뺀다.
이런 식으로 위와 같은 방법으로 Charpy각과 맞물리는 복부부위에서 손동작을 마무리 할 수 있다. 이 Charpy각은 특히 위장, 간장 그리고 좀 더 뒤쪽에 있는 췌장의 위치와 일치한다.

6. 횡격막 늘이기(Stretching the diaphragm)

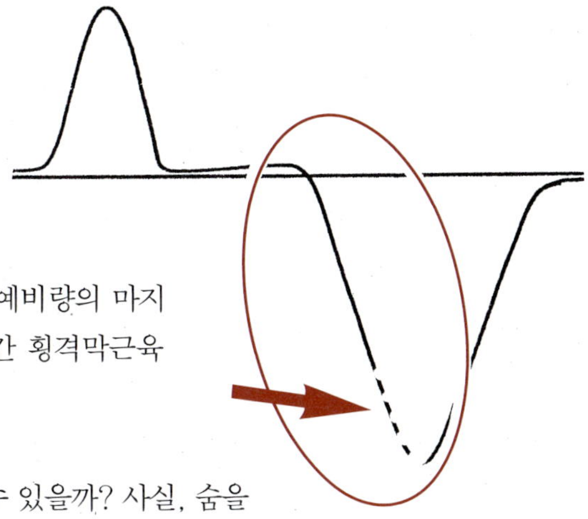

다른 모든 근육처럼 횡격막은 당겨지고 늘어날 수 있다. 다른 모든 근육과 마찬가지로 횡격막을 늘이기 위해서는 반대되는 동작을 해야 한다. 횡격막은 흡기근이기 때문에 따라서 **숨을 내쉴 때 늘여야 한다.**

그리고 **숨을 다 내쉰 순간인 가장 완전한 호기**에 즉, "호기예비량의 마지막 순간에" 횡격막중앙이 최대한으로 올라오는데 이 순간 횡격막근육을 최대로 늘일 수 있다.

호기예비량에서 공기를 완전히 배출했다고 어떻게 말할 수 있을까? 사실, 숨을 완전히 내쉬려고 하지만, 호기의 분명한 한계성을 느끼지 못한다. 왜냐하면 공기를 완전히 배출했다고 느끼더라도, 결코 인식하지 못하는 여분의 잔기량(residual volume)이 폐안에 항상 남아있기 마련이다.

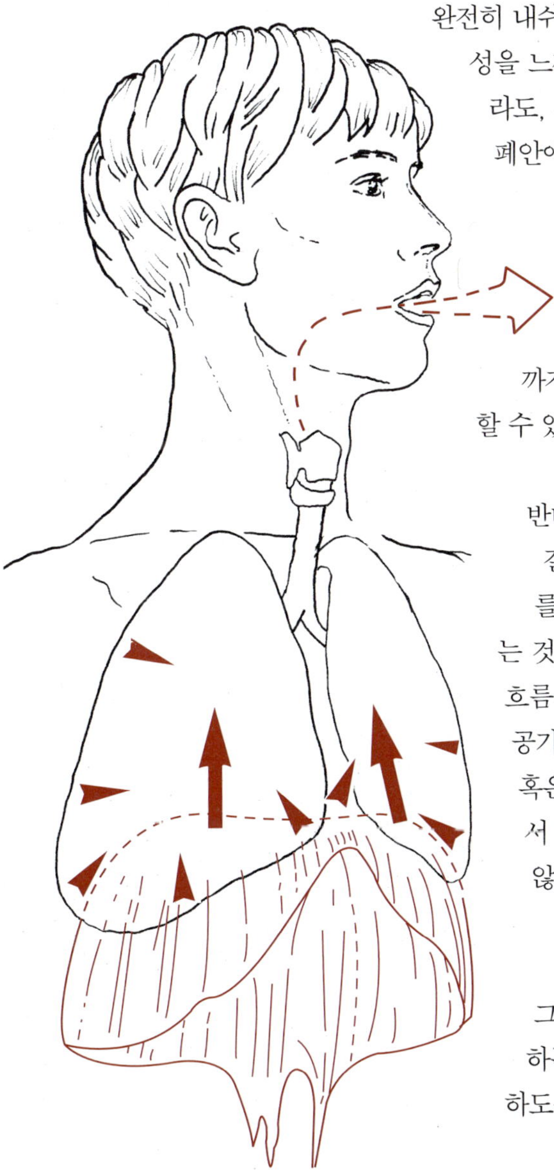

그러므로 가능한 최대로 입을 벌리면서 그리고 *심지어 목구멍의 저 밑바닥까지 숨을 내쉬려고 노력해야한다.* 마치 "유리창에 김을 서리게 하는 것처럼" 숨을 끝까지 내쉰다. 이는 매우 빠른 속도로 최고치의 호기에 도달할 수 있는 방법이다.

반대로, 근육이 늘어나는 강도가 매번 강해질 때마다, 호흡길이가 길고 깊게 내쉬는 호기는 대체로 입을 모아서 공기를 조금씩 내보내게 되면서 짧고 얕은 호흡으로 변하게 되는 것을 관찰할 수 있다. 호기가 폐쇄제어를 받으면서 공기의 흐름이 작고 가는 것으로 바뀌게 되는 것이다. 그러면 입에서 공기를 천천히 내보내기 위해 입술을 다물게 되고 '프프프' 혹은 '스스스' 하는 소리가 나게 된다. 이것은 호기예비량에서 호흡량을 적게 배출하는 방법이고, 횡격막이 늘어나지 않도록 하는 방법이다.

그러므로 특히 다음과 같은 자세로 횡격막을 신장시키고자 하는 경우에는 목의 성문을 열어 둔 채로 호기를 계속 유지하도록 한다.

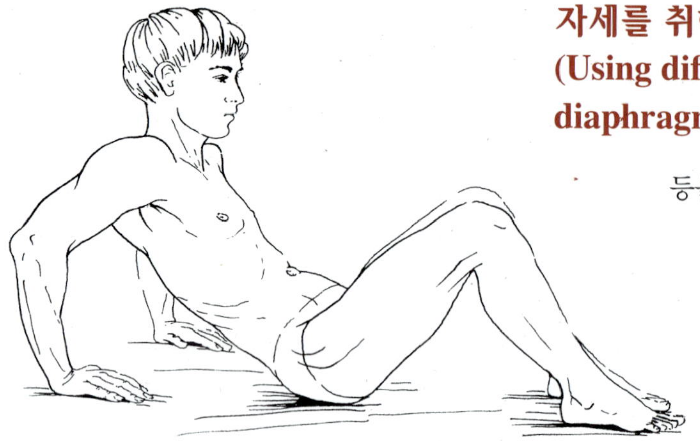

자세를 취해서 횡격막 늘이기 (Using different postures to stretch the diaphragm)

등을 지면에 대고 누워서 등을 최대로 늘인다.
등을 최대한으로 늘이기 위해서 팔꿈치를 구부리고, 손으로 지면을 누르면서 등을 위로 밀면서 앉는다.

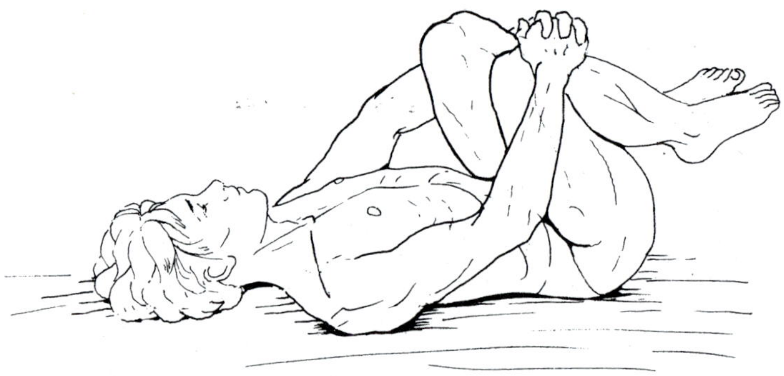

그 후 등의 밑 부분을 늘이기 위해서 무릎과 엉덩이를 배 쪽으로 구부린다.

그리고 난 후 무릎과 엉덩이를 그대로 굽히고 두발을 동시에 지면에 닿게 한다. 등이 많이 늘어난 상태이다.

가능하다면 팔을 머리위로 멀리 뻗치고 지면에 닿은 채로 펴서 늘인다.
여기서 이 자세의 목적은 어깨를 유연하게 하는 게 아니라,
팔을 올려서 늑골을 확장시키는 연습을 하는 것이다.
그런 다음 흡기예비량으로 크게 흡기를 한다.

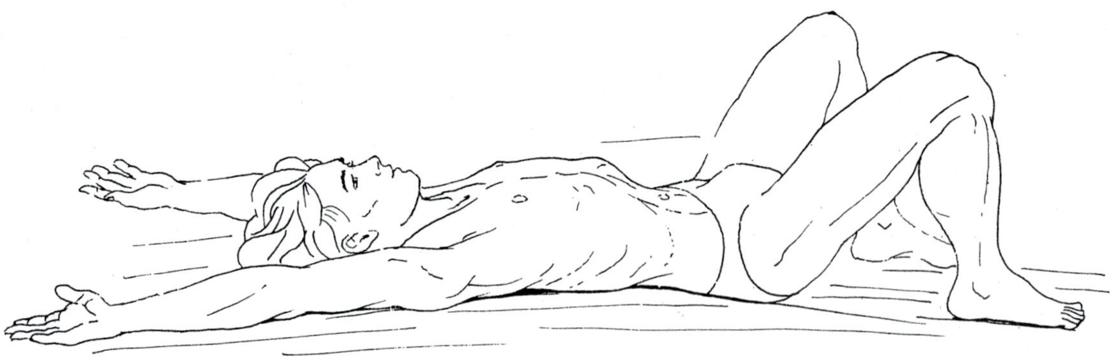

늑골을 좀 더 확장시키기 위해 팔을 좀 더 위로 펴면서 이 흡기로 호흡한다. 그 후 입을 벌리고 늘어난 목의 뒷면을 지면에 잘 붙이고 목안에서부터 숨을 내쉰다.

팔을 가장 길게 늘어나게 하고 늑골을 가능한 한 가장 크게 확장시키면서 숨을 가능한 최대한으로 많이 내쉰다.

앞의 페이지에서 보았듯이 숨을 최대한으로 내쉬기 위해 입을 열고, 성문을 크게 열어서 숨을 내쉰다.

유의해야 할 두 가지 중요한 사항:

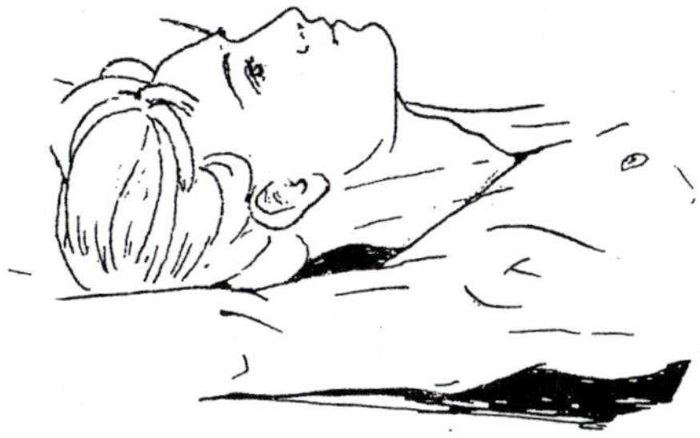

- 첫째, 늘어난 목의 상태를 그대로 유지한다. 왜냐하면 깊이 숨을 내쉴수록 목이 굽어지는 경향이 있기 때문이다.

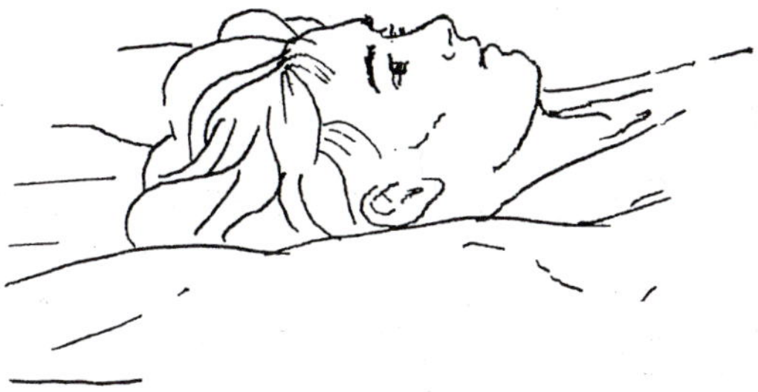

이 동작을 실행하는 동안 늘어난 목의 상태를 유지하려면 턱을 약간 안쪽으로 당겨야 하고 그 자세를 계속 유지해야 한다.

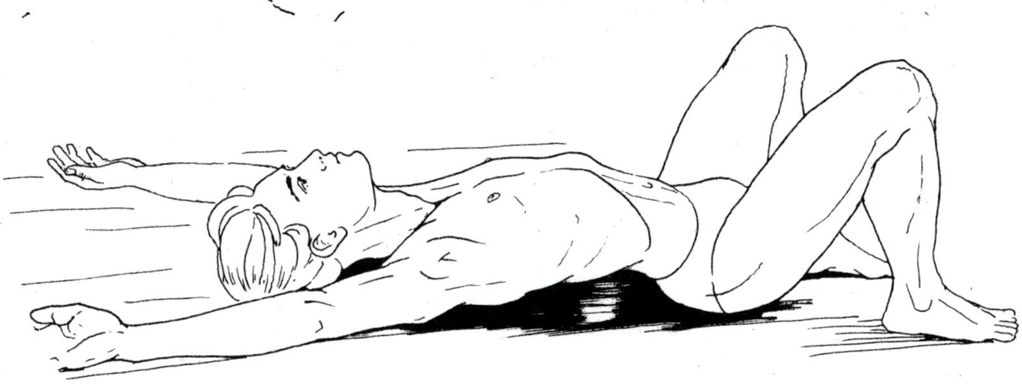

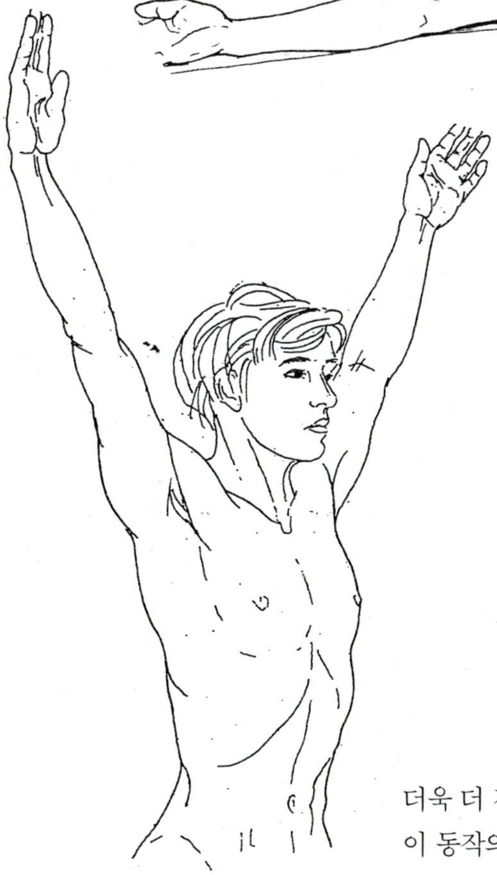

- 둘째, 요추가 지면에 계속 닿아 있도록 해야 한다. 왜냐하면 숨을 내쉼에 따라 허리부위는 굽어지는 경향이 있기 때문이다. 다시 말해, 늑골주위에서 늘어난 횡격막은 요추부착점을 당기면서 늘어나게 되고, 이러한 요인으로 등이 구부러지게 된다.

등을 계속 늘인 상태를 유지하기 위해서 무릎을 계속 굽힌 자세를 유지하고 있거나 무릎을 배에 다시 갖다 대는 자세를 취한다. 다리를 펴고 이 동작을 실행하면, 실은 허리가 더 휘어지게 된다. 하지만 이 때 실질적으로 횡격막이 늘어나지 않는다.

더욱 더 간단한 방법으로는, 서 있는 자세에서 이 동작의 모든 요소들을 사용하여 팔을 올리고 숨을 깊이 내쉬면서 횡격막을 신장시키는 것이다.

B) 횡격막 흡기(Diaphragmatic Inhalations)

지금까지 모든 종류의 호흡에 관한 연습방법을 서술하였다. 여기서 모든 호흡방법의 공통점은 횡격막을 수축시켜서 호흡한다는 것이다. 이 호흡법들은 제각기 독립적으로 실행하는 것으로 묘사되어 있다. 하지만 후에 각 각의 호흡법들을 서로 결합하거나 늑골호흡과 결합해서 연습할 수도 있다.

첫 번째 단계의 횡격막 흡기(Diaphragmatic inhalation 1st mechanism)

첫 번째 단계 호흡에서 횡격막의 중심은 골반 쪽으로 내려가지만, 아래부착점(늑골 주변부)은 거의 움직이지 않거나 움직이지 않는다(134~137쪽 참조).

1) 자연스러운 호흡에 대한 관찰

이 호흡은 등을 지면에 대고 누운 자세에서 설명한다. 이런 자세로 호흡을 하면, 호흡하는 자세로 인해 생기는 많은 근육의 수축을 없앨 수 있다. 왜냐하면, 이 근육의 수축은 호흡동작에서만 느낄 수 있는 감각을 방해할 수 있기 때문이다. 하지만, 이 모든 호흡연습은 다른 자세로도 할 수 있다.
첫 번째 단계의 횡격막 흡기기술을 습득한 후에 다른 자세로 이 호흡을 행하면서 호흡 시 발생하는 감각을 정확히 찾아내는 것이 중요하다.

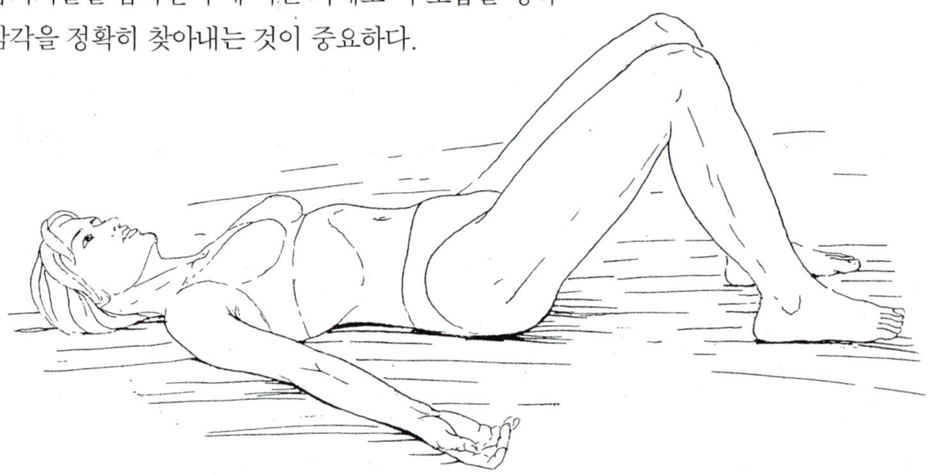

담요나 납작한 스펀지처럼 어느 정도 폭신하고 안락한 곳에 등을 대고 눕는다. 등을 길게 늘이고, 지면에 발바닥을 대고 발목, 무릎, 엉덩이를 구부린다. 그러면 복근은 이완되고 복부의 앞부분을 자유롭게 움직일 수 있다.

미저골 아래에 방석을 받쳐서 후경의 자세로 골반을 들어 올려주게 되면, 선골 아랫부분에서도 복부를 더욱 더 자유롭게 움직일 수 있다.

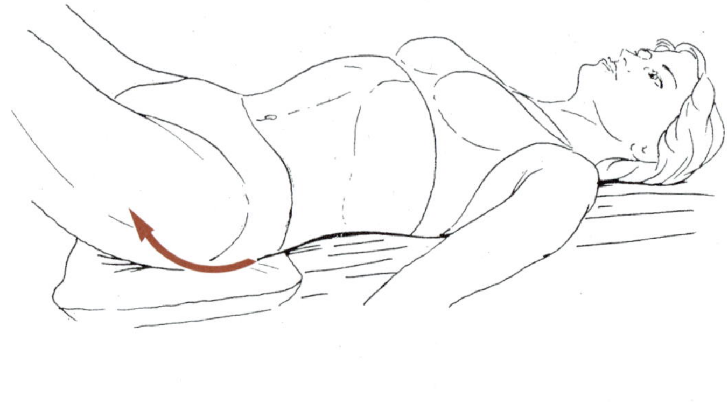

한손은 복부에 대고 다른 손은 흉골에 둔다.

누워서 가능한 한 최대한으로 몸을 이완시킨다. 지면에 닿는 신체의 모든 부분들이 다 닿도록 하여 자신의 체중이 지면에 그대로 전달 될 수 있도록 최대한으로 이완하는 것이다.

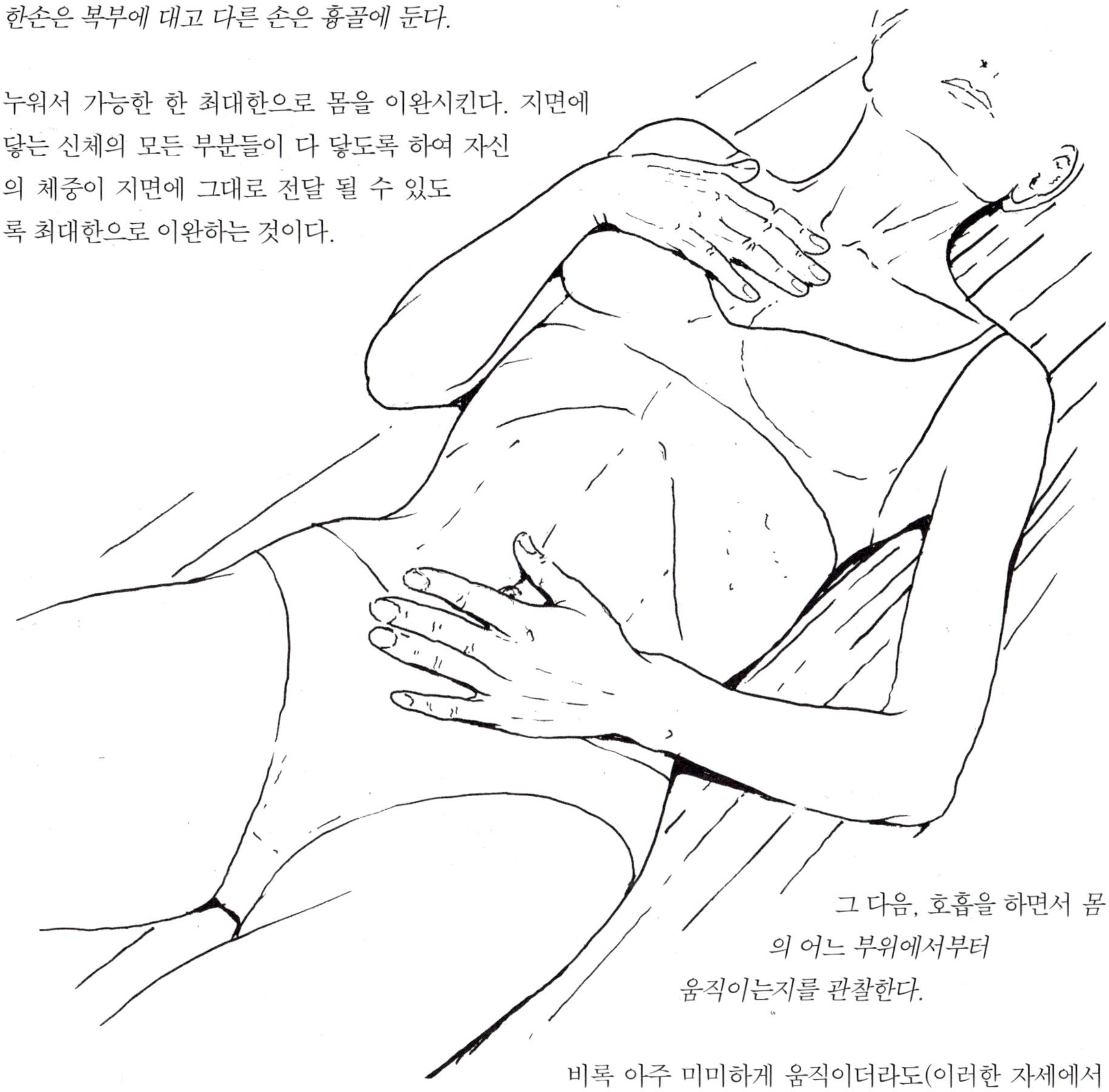

그 다음, 호흡을 하면서 *몸의 어느 부위에서부터 움직이는지를 관찰한다.*

비록 아주 미미하게 움직이더라도(이러한 자세에서 많은 공기가 필요하지 않다), *움직이는 부위*를 분명히 인지하도록 한다. “복부” 위에 놓인 손이 움직였는지, 혹은 “늑골(흉골)” 위에 놓인 손이 움직였는지를 알아본다.

호흡을 올바로 배웠는지 혹은 잘못 배웠는가 하는 것에 신경 쓰지 말고, 우선 현재 하고 있는 호흡을 인지하도록 해야 한다. 단지 호흡을 관찰하기만 하여야 한다.(이것은 보기보다 훨씬 미묘한 작업이다. 왜냐하면 일반적으로 호흡을 관찰하게 되면, 의식하지 못하면서 호흡이 변화되기 때문이다.)

다음 호흡연습은 자연스런 호흡과는 반대개념으로 의식적인 호흡이다. 하지만 이렇게 의식적인 호흡을 하기 전에 여러 호흡을 구별하고 종합적으로 검토하는 것이 매우 중요하다. 마찬가지로, 다음의 일련의 호흡을 연습할 때, 규칙적으로 여러 호흡을 구별하고 다시 검토하는 것이 중요하다.

2) 호기의 연장

이번에는 호흡을 관찰하는 대신에 호흡을 *여러 형태로 구성하기 위해서* 의식적으로 호흡을 시도해야 한다. 이제는 더 이상 자연스러운 호흡이 아니다.

호흡을 하면서 *호기동작의 시간*을 측정한다. 측정된 호기시간에 맞추어 여러 번 호흡을 한 후, 호기시간을 아주 조금만 더 늘이거나 호기의 강도를 약간만 더 높인다.

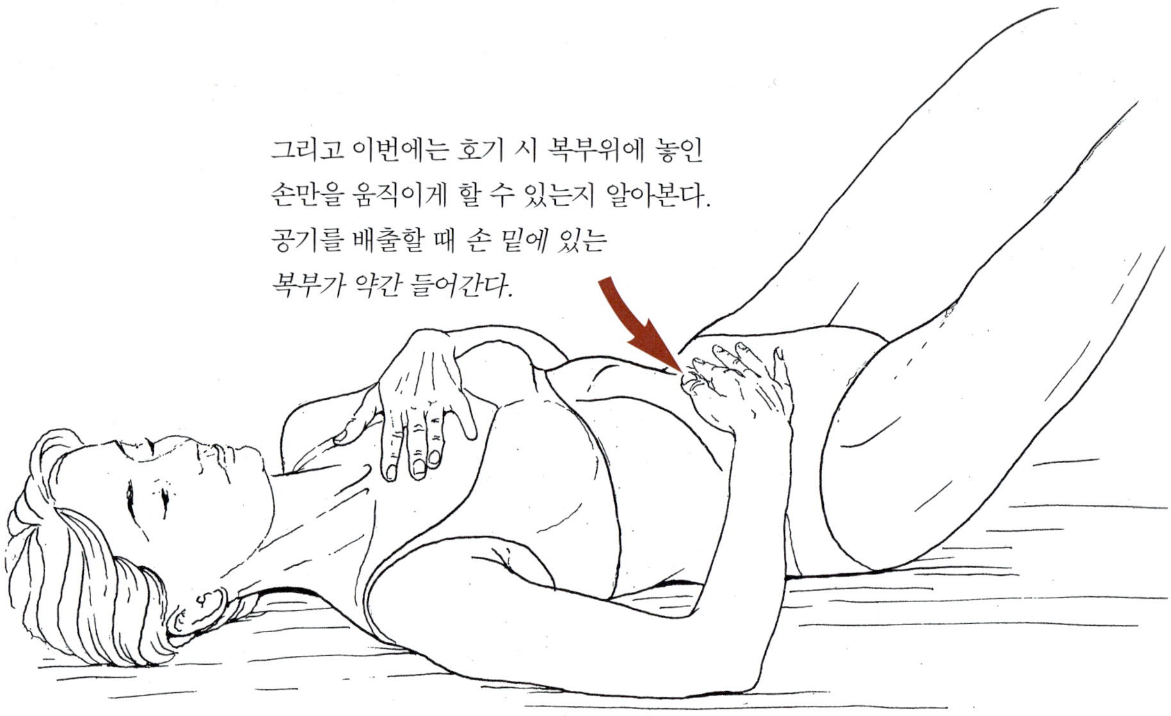

이 호흡을 할 때 움직이는 부위를 찾았다면, 호흡을 더 느리게 해서 이 부위가 천천히 움직이도록 한다. 복부가 확연히 들어가는 것을 느낄 수 있도록 호기예비량으로 공기를 배출한다(하지만 최대호기예비량으로 늑골을 움직이면서까지 호흡하지 않도록 한다. 호흡에 따라 근육의 움직임이 정확하게 복부에서만 생기도록 한다).

경우에 따라서는 소리를 낼 수 있다. 예를 들어, 강도를 추구하지 않고 호기시간을 연장시키면서 '프프프' 하고 소리를 내거나,' 하는 소리를 낸다. 복근의 외력을 감지할 수 있도록 한다.

(여기서 이 호흡자세는 누워있는 자세이고, 척주는 늘어나고, 복부는 밑으로 내려가지 않는다. 그러면 복부를 흉곽 쪽으로 다시 올리는 복근에 의해서 호기예비량에 "도달하게" 된다.)

3) 복부와 전면의 횡격막흡기와 전체 횡격막 흡기

복부가 들어가는 움직임을 잘 감지하였다면, 다음에는 호기에서 복부가 들어가고 *흡기에서 복부가 불룩해지도록 복부를 움직인다.*

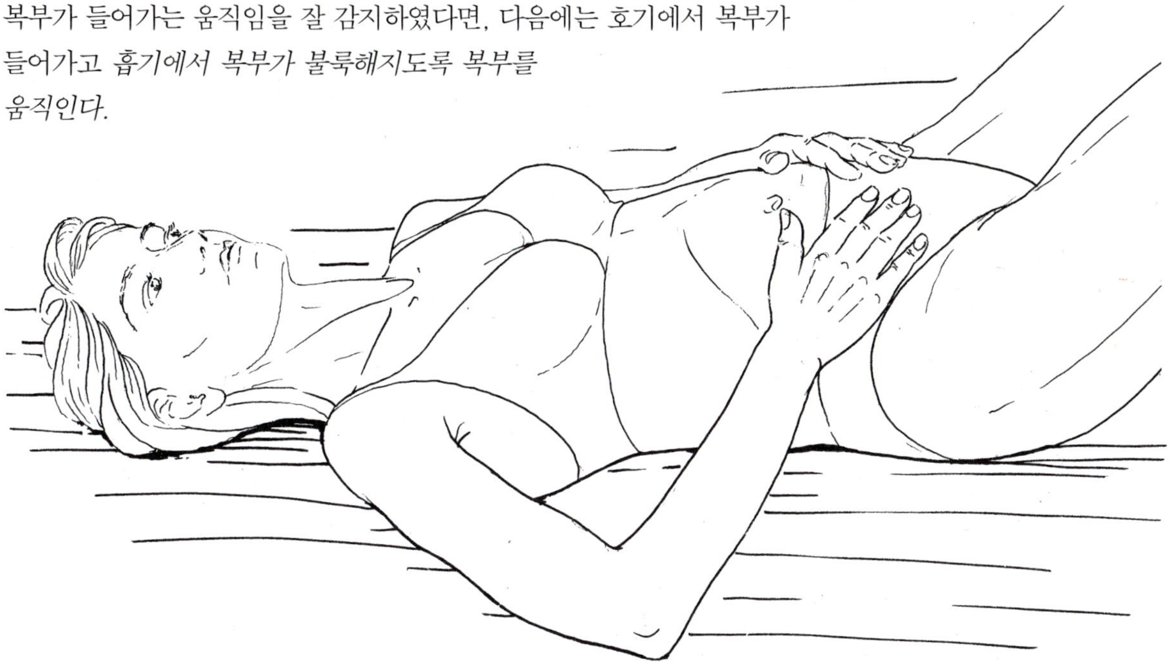

이러한 움직임이 점차적으로 복부전체에 걸쳐서 이루어지도록 한다. 이 때 가장 쉬운 동작으로 복부를 앞으로 불룩해지게 하는 것인데, 이러한 동작은 인체가 편안한 상태에서 이루어지도록 한다.

이 순간에 일어나는 신체적 변화를 이론적으로 기억하도록 한다. 횡격막은 골반 쪽으로 내려가고 이러한 횡격막의 하강으로 인해서 복부가 변형된다. 여기서 가장 분명한 것은 배꼽 높이에서 복부가 앞쪽으로 불룩해진다는 것이다.

다음은 호흡동작이 이루어지는 장소와 호흡움직임의 길이를 인식하도록 한다. 적은 량의 흡기예비량이나 그 후에 더 큰 량의 흡기예비량에서 조차도 같은 유형의 흡기를 행할 수 있는지, 그리고 아주 적은 호흡량에서 위와 같은 호흡움직임을 느낄 수 있는지 알아내도록 한다.

복부가 정확히 어디서 불룩해지는지도 모르고, 복부의 어느 부위에서 움직이는지 정확한 위치를 모르는 채 이루어지는 이 첫 번째 흡기는 복부전체에서 이루어진다. 이 호흡을 *전반적인 전면 횡격막흡기*라고 부른다.

이 호흡법은 가장 명확한 횡격막흡기로 본격적으로 호흡기법이나 성악, 발성, 혹은 이완방법 등을 익히기 전에 호흡연습이나 호흡기술을 수련할 때 가장 기초적인 단계에서 배우게 되는 호흡이다.

부연 : 첫 번째 호흡결합인 횡격막수축과 복근이완은 많은 초심자에게 불가능하다.

다음과 같은 여러 가지 사항을 관찰할 수 있다.

다른 형태의 호흡

- 사람들은 단번에 늑골부위에서 호흡하는 경우가 있는데 그 이유는 아래와 같다.

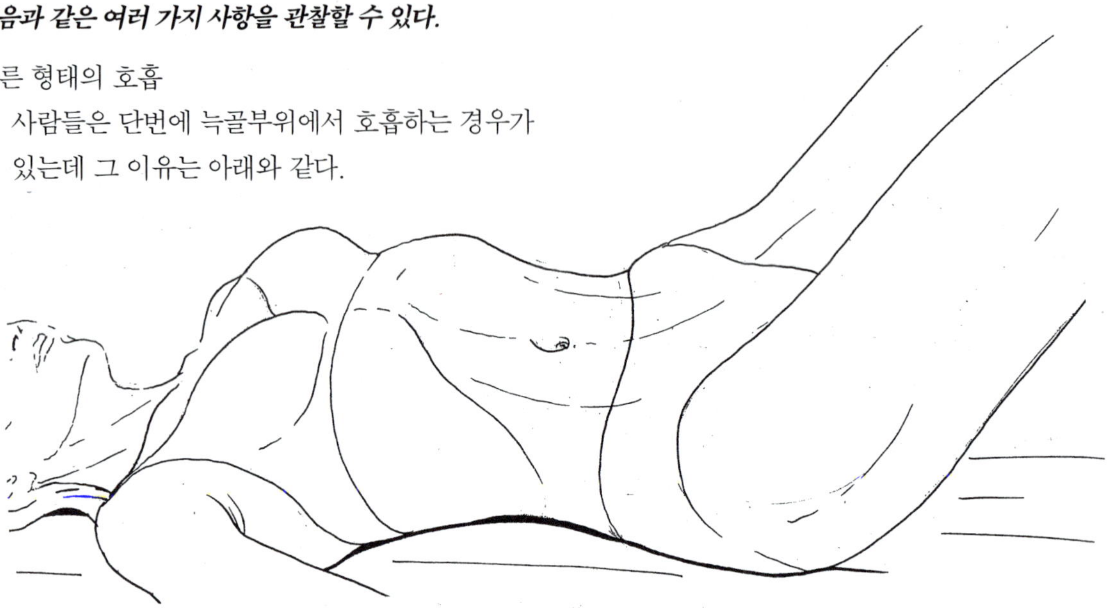

다양한 방법으로 늑골을 확장시킬 수 있는데, 이는 흔히 호흡을 잘 하기 위해서나 혹은 횡격막호흡보다 늑골부위에서 하는 호흡을 더 잘 느끼기 때문이다. 또한 때로는 문화적인 통념으로 "배가 큰 것은" 좋은 인상을 주지 않기 때문에 배의 크기를 평상시처럼 유지하려는 생각 때문이다.

- 다른 한편으로는 "역식" 호흡을 하는데 늑골이 과도하게 확장되어 폐가 신장되고 폐저가 올라가면서 복근을 위로 당긴다. *숨을 들이 마실 때 배가 들어가고 동시에 늑골이 확장된다*(144쪽 참조). 결과적으로 호기 때 늑골이 떨어지고 복부는 내려가면서 불룩해진다. 따라서 호흡움직임은 횡격막호흡과는 완전히 반대로 움직인다.

"유사한" 형태의 호흡동작

어떤 사람들은 배가 불룩해지게 하기 위해 요추를 휘게 한다(복부의 움직임은 횡격막이 밀어서 되는 것이 아니라 등근육의 수축에 의해서이다).

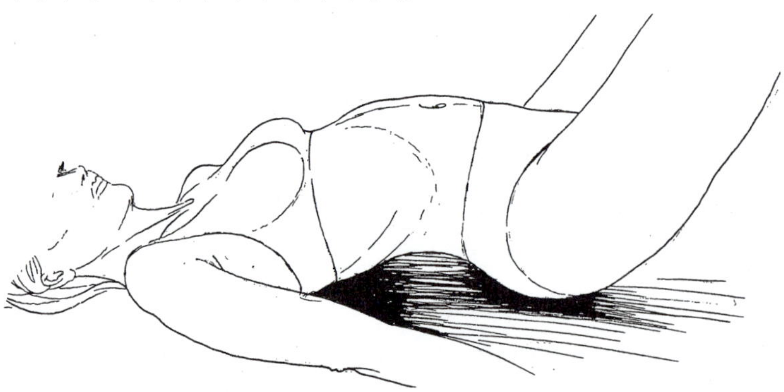

이는 서서 호흡을 행할 때 가장 빈번하게 일어난다. 그러므로 처음에는 등을 지면에 완전히 붙여서 연습하는 것이 중요하다.

첫 번째 호흡인 전체 횡격막흡기를 잘 하게 되면, 다양한 호흡속도와 호흡량을 조절하면서 이 호흡을 쉽게 인식할 수 있으며, 또한 이 호흡을 멈추거나 활성화 시킬 수 있다. 궁극적으로 이 호흡의 *형태*를 다양하게 변화시킬 수 있다.
복근의 반응과 결합하면서 횡격막을 밀면 복부의 다른 부위를 변형시킨다. 즉 전면복부에서 상복부, 하복부, 측면 그리고 또한 후면으로 다양하게 복부의 부위를 변형시킬 수 있으며, 회음 쪽인 하부에서도 변화를 줄 수 있다.
이 호흡들은 어디까지나 첫 번째 단계의 횡격막호흡이다.
하지만 복부가 변형되어지는 위치에 따라서 제2의 호흡 명칭을 가질 수 있다.

4) 단계적인 복부횡격막 흡기

이번에는 배위에 양 손을 놓는다.
한손은 치골의 위쪽 부위에 두고, 다른 손은 상복부 부위에 둔다.

횡격막호흡을 한다. 공기를 흡입하면서 복부 위에 놓인
두 손 중에 어느 손이 움직이는지를 관찰한다.

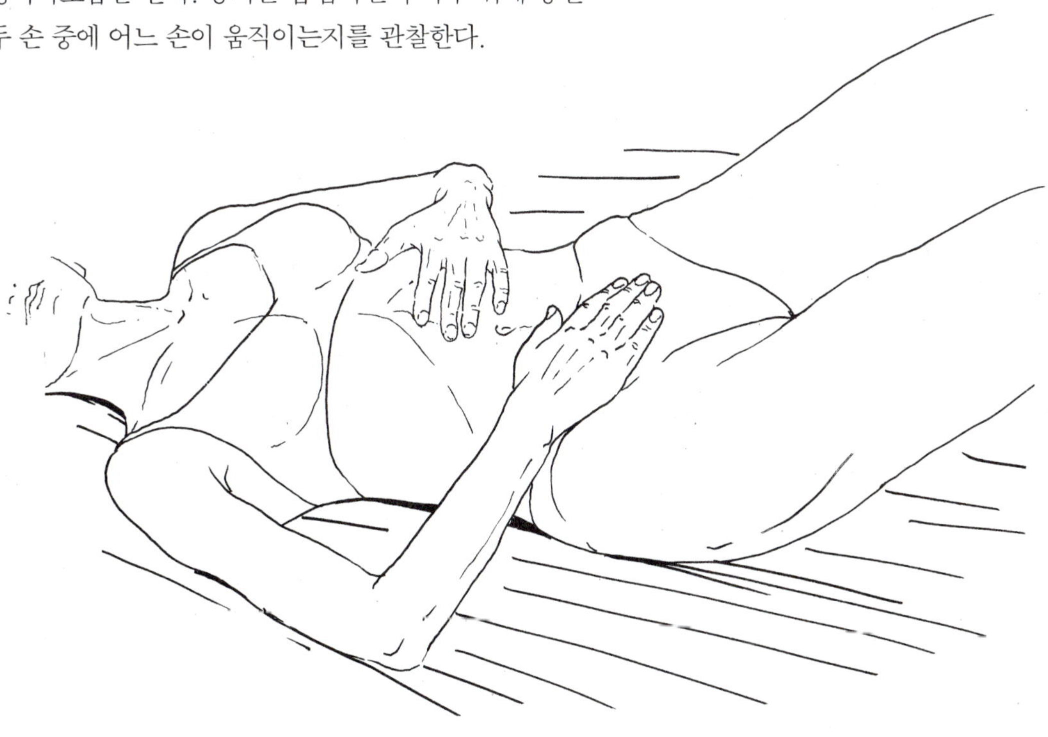

상복부에 놓인 손이 움직이는지 혹은 치골 위쪽에 놓인 손이 움직이는지를 알아본다.

스트레스, 피곤, 소화 등등의 많은 요인으로 인해 움직이는 부위가 달라질 수 있다. 따라서 어제와 오늘의 차이를 알아차릴 수 있는 것이 놀랄만한 것은 아니다. 이런 요소들 또한 잘 살펴보아야 한다.

이제는 다시 새로운 동작 부위를 선택하여 호흡한다. 예를 들어, 하복부 부위를 전혀 움직이지 않고 상복부 부위만 움직이게 한다.

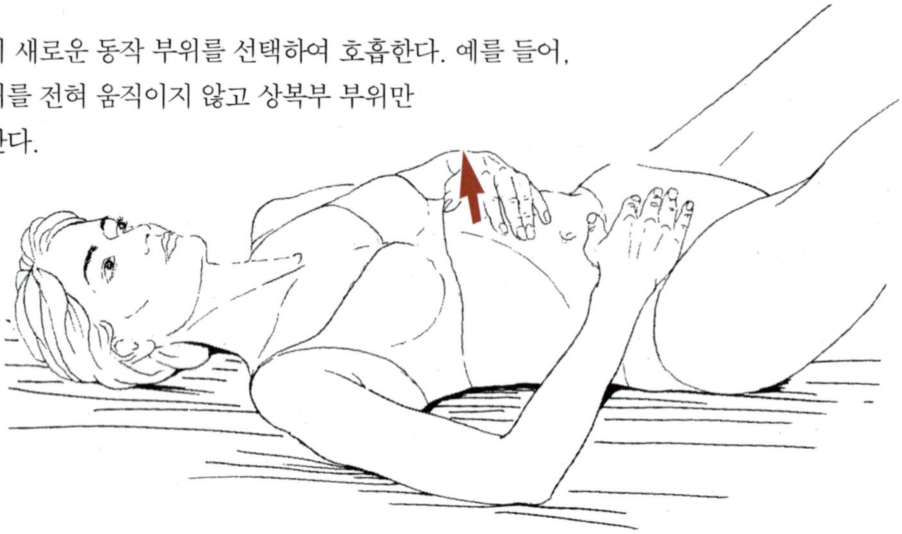

즉, 치골 윗부분에 놓인 손에는 복부의 어떠한 움직임도 느끼지 않도록 해야 한다. 배꼽 위쪽인 상복부 부위에 놓인 손 주위만 움직이도록 하는데, 이 움직임이 점진적으로 커져서 최대가 되도록 한다.

그 후 복부의 움직이는 단계가 반대로 되도록 한다. 그러면 숨을 들이 마실 때마다 더 이상 복부의 상부가 부풀어 오르지 않고 치골의 윗부분이 부풀어 오르게 된다.

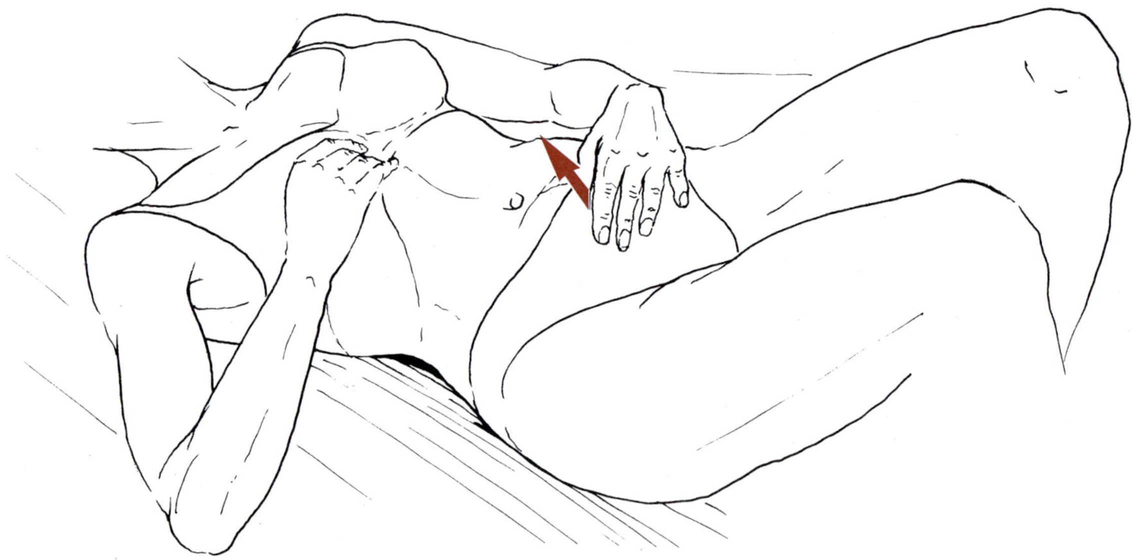

또한 여기서 이 부위를 마치 "미는"것 같이 느껴지더라도, 아래 부위가 최대한으로 움직일 수 있도록 하고, 윗부분은 더 이상 움직이지 않도록 한다.

이와 같이 신체부위에 따라 단계적으로 호흡을 행하는데 며칠이 걸릴 수 있다. 그러므로 즉각 결과가 나타나지 않더라도 놀라운 일은 아니다. 전체적으로 연결하면서 호흡하는 훈련이 필요하다.

5) 등 뒤로 미는 전면횡격막 흡기

배를 지면에 대고 누워서 앞에서 설명한대로 호흡한다. 복부가 앞으로 향하는 순간 지면의 방해로 복부의 움직임이 멈추게 된다.

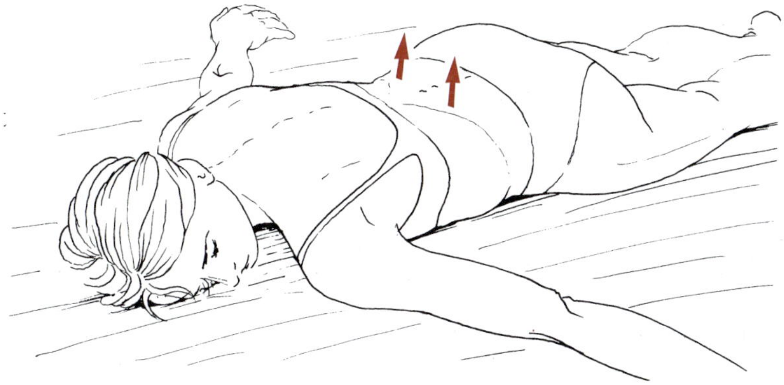

이러한 지면의 방해로 복부의 움직임이 몸통 뒤로 가게 된다. 복부의 미는 힘이 지면으로부터 반사되어 요추가 어떻게 밀리게 되어 들어지는지 느끼도록 한다.

이 호흡동작을 잘 익히고 확실하게 행하려면, 특히 배가 들어가면서 등이 동그랗게 되지 않도록 하려면 시일이 좀 걸린다. 등이 휘었거나 요추후만(lumbar kyphosis)에 효과적인 이 호흡동작은 다음과 같은 원리에서 일어나게 된다. 즉, 복부를 *앞으로 미는 힘이 지면 때문에 반대반향으로 전달되어서 횡격막이 밀리게 되는 것이다.*

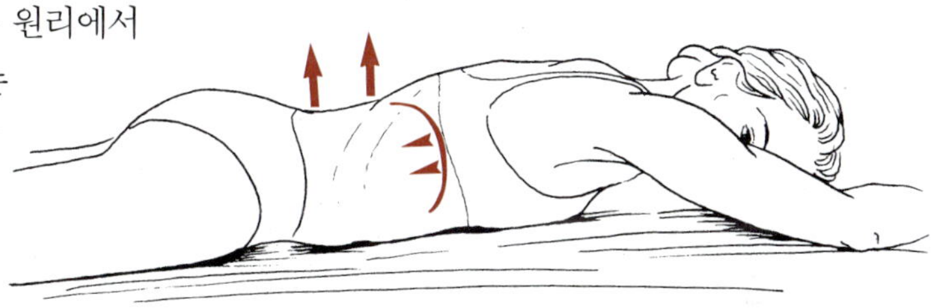

이 흡기는 척주를 매우 유연하게 움직이는데 아주 유용하다. 그러므로 이런 점에서 척주를 계속 부드럽게 움직이게 하려면 특히 이 호흡이 적당하다.
따라서 이 호흡은 척주를 움직이게 하는 많은 호흡동작들 중의 하나가 될 수 있다.

다음으로 크게 두 방법으로 이 움직임늘에 미묘한 변화를 줄 수 있다.
첫째, 척주의 높이에 따라 위와 아래를 어느 정도 구분할 수 있다.
척주의 움직임이 바로 아래로 향하게 되면(바로 치골 위), 요추아래부위에서 요추전만(lumbar lordosis)이 되면서 골반전경(anteversion)이 발생한다. 반면에 척주의 움직임이 더 위로 향하면 제1~3요추에서 전형적인 요추전만이 사라진다.

둘째, 호흡동작을 약간 비대칭적으로 하면, 원하는 쪽의 요추를 어느 한쪽으로 혹은 그 반대쪽으로 움직이게 할 수 있다.

6) 후면횡격막흡기

이 호흡을 위하여 복강과 그 경계선을 다시 상기한다. 이 호흡을 할 때, 횡격막은 더 이상 복부의 전면이나 측면으로 밀리지 않고, *후면으로 밀리면서* 등 뒤를 변형시키게 된다. 즉, 숨을 들이마실 때 바로 등이 *불룩 튀어나와* 지면에 달라붙게 되고 지면을 더 누르게 된다.

여기서, 미는 힘은 바로 등으로 전해진다. 왜냐하면, 횡격막섬유가 이러한 미는 힘을 뒤로 가도록 방향을 전환할 뿐만 아니라, 동시에 강한 전면 복근이 복부가 앞으로 튀어나오는 것을 막기 때문이다.

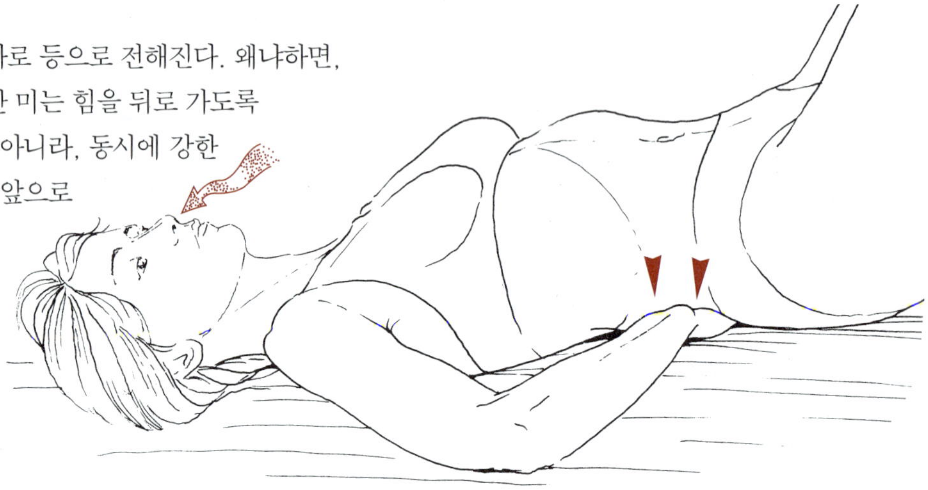

또한 등 뒤에 손이나 두껍지 않은 방석을 끼어 두고 요추부위로 미는 힘을 작용시킬 수 있다.

이런 호흡동작을 느끼기 어려우면, 다음과 같이 시작한다. 옆으로 누워서 몸을 웅크린다. 이 자세는 몸통의 뒷면을 확장시키고 호흡동작이 뒷면으로 향하도록 도와준다. (하지만 웅크린 상태로 있는 대퇴부로 배를 누르지 않도록 한다. 그러면 이는 몸통의 "앞면에 받침대"를 형성하는 것이 되고, N5(등 뒤로 미는 전면횡격막흡기) 그림의 경우가 되기 때문이다. 이런 경우에 더 이상 *후면* 횡격막호흡이 될 수 없다.)

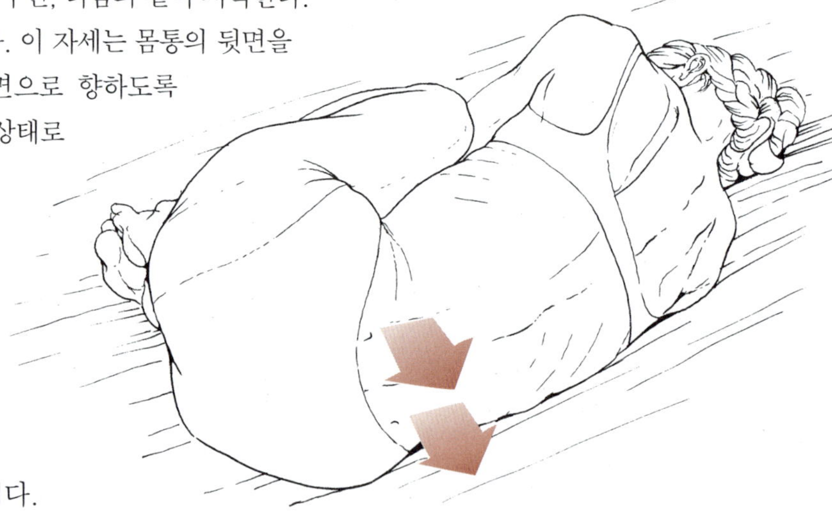

앞에서의 예처럼, 이러한 미는 힘의 방향이 복부의 윗부분, 다시 말해, 등 뒷부분의 늑골 아래로 향하게 할 수 있으며 , 더 아래부위 즉, 등 뒷부분의 장골와(iliac fossa)의 부위인 후면으로 향하게 할 수 있다.

7) 비대칭적인 횡격막의 흡기

이제는 양손을 복부중앙에 놓는 대신, 배꼽의 약간 오른쪽과 왼쪽에 놓는다. 양손은 몸의 측면인 허리에 두지 말고, 항상 복부의 앞면에서 배꼽을 중심으로 해서 좌우에 양손을 얹도록 한다.

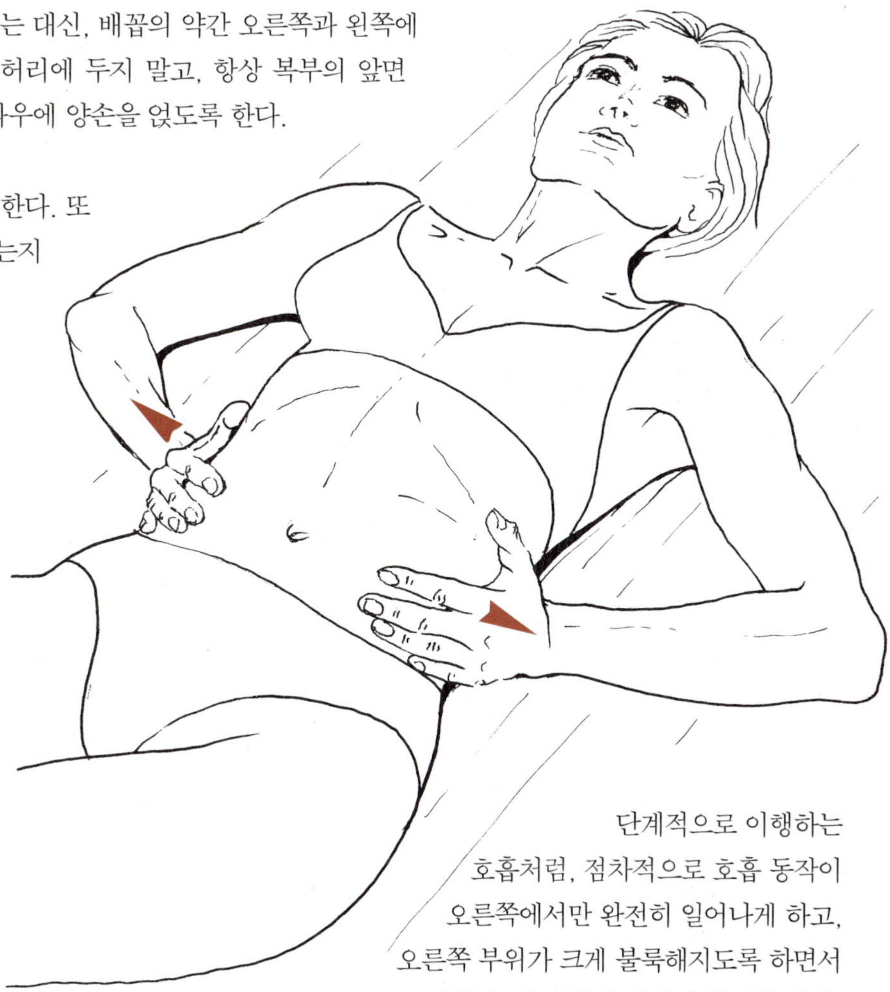

평상시의 호흡량으로 호흡을 한다. 또 다시 어떻게 복부가 움직이는지 관찰한다. 이때 복부의 한쪽이 다른 쪽보다 더 많이 움직일 수 있다.

복부의 움직임이 완전하게 대칭적이거나 복부의 한쪽이 다른 쪽보다 더 많이 움직이는지를 알아본다.
나중에는, 오른손이 얹어져 있는 부위의 복부가 더 많이 움직이도록 시도해 본다.

단계적으로 이행하는 호흡처럼, 점차적으로 호흡 동작이 오른쪽에서만 완전히 일어나게 하고, 오른쪽 부위가 크게 불룩해지도록 하면서 왼쪽은 더 이상 움직이지 않도록 한다.

이러한 호흡으로 오른쪽 부위에서 움직임이 원활해지면, 왼쪽부위에서도 이런 호흡동작을 할 수 있도록 한다.
그 후에 허리부위에서 비대칭적인 다른 움직임을 감지하게 되면, 몸의 다른 부위에서도 이러한 호흡동작을 시도할 수 있다. 예를 들어, 배의 정중앙선에서 하복부 양쪽에 두 손을 눋다. 그렇게 되면 오른쪽과 왼쪽의 각 장골와 부위에서 호흡을 하게된다.
또한 배꼽 상부부위에서 이쪽저쪽으로 비대칭적인 방법으로 호흡을 조절할 수 있다. 바로 그때, 비대칭적인 상부호흡을 할 수 있다.

횡격막의 움직임으로 호흡동작을 조절하는 장점은 특히 복내장을 선택적으로 움직이게 할 수 있다는 것이다.

8) 회음횡격막흡기

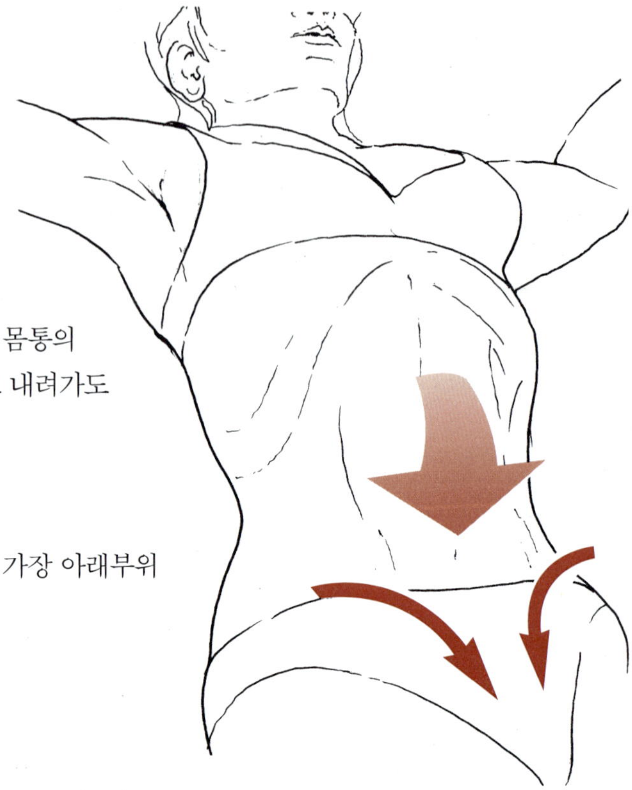

직접적으로 몸통 아래부위로 횡격막을 밀 수 있다. 이는 *회음*부위에 영향을 준다. 생리적인 현상으로 인해 이 기술을 행하기 전에 화장실에 다녀오는 것이 좋다.

176쪽 자세를 취하도록 한다. 이제는 배, 등, 몸통의 좌우 어느 쪽도 부풀리지 않고 횡격막이 아래로 내려가도록 압력을 가한다.

이러한 압력이 가해지는 유일한 곳은 몸통에서 가장 아래부위인 골반 밑, 즉, 회음이다.

회음의 반응은 여러 형태로 나타난다.
일상생활에서 가장 익숙한 것은 *괄약근(sphincter)*의 반응이다. 습관적으로 회음방향으로 힘을 주면, 괄약근이 열려 소변이 나오거나 대변을 볼 수 있다.

하지만 동시에 다른 의미에서 복강 아래에 있는 "소횡격막"이라고 하는 골반격막근이 반응한다고 할 수 있다. 이 "매달아 놓은 그물침대"같은 근육이 여러 가지 방법으로 반응할 수 있다. 좀 더 정확하게 표현하면, 다양한 강도로 반응한다.

따라서 밑으로 힘을 가하여 미는 경우에 회음부위가 어떠한지 느끼도록 한다.

- 미는 압력에 의해 회음부위가 매우 강하게 수축하면서도 전혀 변형되지 않는다. 예를 들어, 이 "미는" 힘은 물체를 들어올리기 위해 애쓰는 것과 좀 유사하다.
- 혹은, 반대로, 압력을 주어서 이 부위를 늘어나게 하는 것처럼, 이곳을 최대한으로 이완시킬 수 있다.

극단적인 두 반응사이에서 좀 더 미묘한 반응 작용이 있는데, 흡기할 때처럼 호기에서도 연습할 수 있다. 이것은 아주 흔하게는 배뇨와 배변할 때와 같이, 또한 더욱 더 예외적으로는 출산할 때처럼 아래로 배출하는 행위와 관련된다.
이 기술을 행하기 전에는 직장과 방광을 비우는 것이 물론 필요하다.

두 번째 단계의 횡격막흡기(Diaphragmatic inhalation—2nd mechanism)

앞에서 행한 호흡자세와 같은 자세를 취하거나, 서 있는 자세로 단번에 연습 할 수 있다.

여기서 이 호흡에 관계되는 것은 언제나 횡격막이지만, 횡격막중심이 고정되어 있기 때문에 복부의 움직임은 없다. 횡격막의 작용은 늑골을 들어 올리고 벌어지게 한다. 좀 더 정확하게 말하자면, 흉곽의 아래에 있는 가장자리를 올리고 벌어지게 한다.

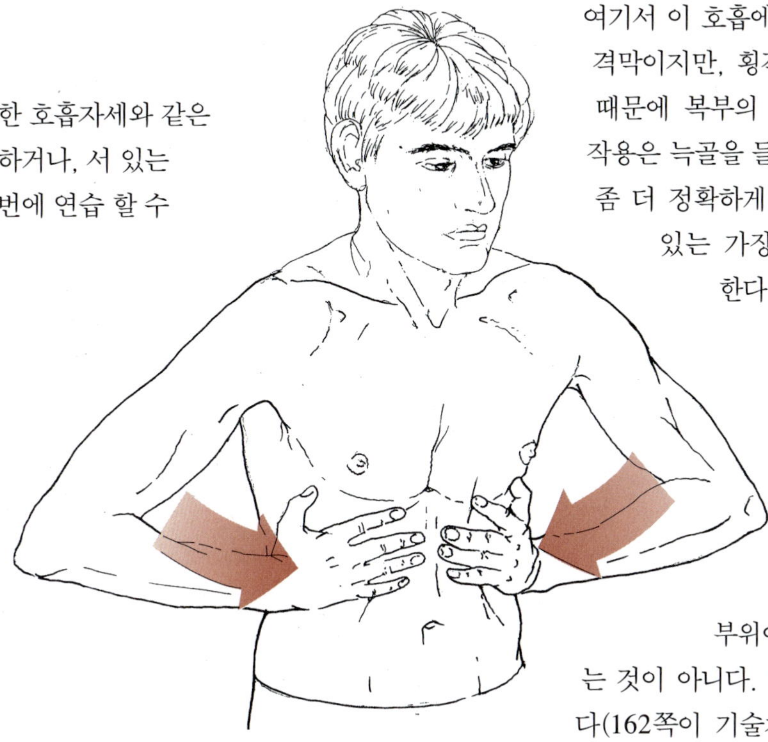

1) 측면 횡격막

허리 바로 위에 있는 늑골의 양옆에 손을 갖다 댄다. 여기서 늑골의 양옆이란 늑골아래 부위이며 겨드랑이 아래를 말하는 것이 아니다. 양 손으로 이 부위를 누른다(162쪽이 기술처럼). 흉곽이 "좁아"졌다는 것을 느끼게 된다.

공기를 흡입하는 동안 늑골을 양 손으로 누른다. 2~3초 후 누르기를 멈추면서 손을 떼면, 늑골이 벌어지고 올라가는 움직임을 느끼게 되는데, 이 움직임의 폭은 넓다.

2) 전면횡격막

Charpy 각을 둘러싸고 있는 상복부 위쪽에 있는 늑연골의 가장자리에서 양손을 좀 더 앞쪽으로 댄다.

흡기 시 양손 밑에 있는 늑골을 움직이게 하는 것이 가능하다는 것을 느낄 수 있도록 한다. 이 때 흉골은 올라간다. 늑연골은 올라가고 약간 벌어진다.

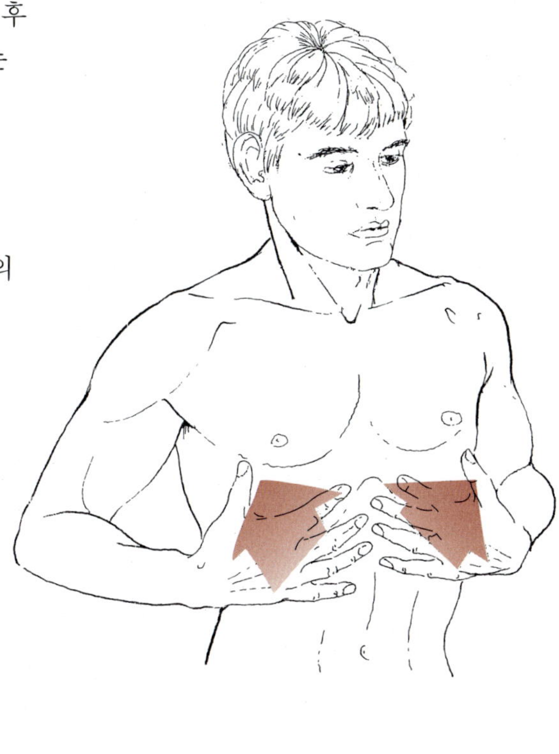

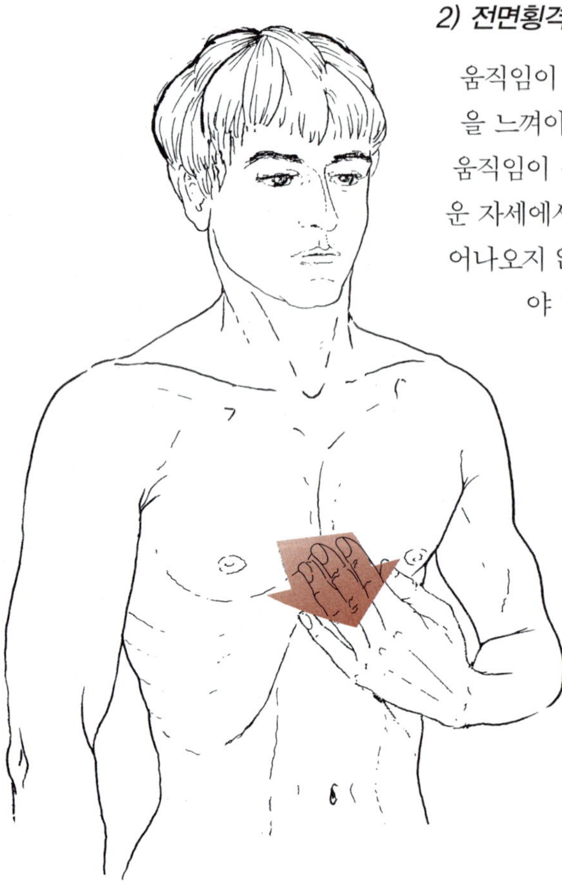

2) 전면횡격막 (계속)

움직임이 (흉곽외부에서부터 아니라) 흉곽내부에서 시작되는 것을 느껴야 한다. 사실, 대흉근은 비슷하게 움직이지만, 대흉근의 움직임이 흉곽외부에서 이루어지므로 그 차이점은 미묘하다. 누운 자세에서 이 동작을 하게 되면, 등이 휘어져 흉골이 앞으로 튀어나오지 않도록 하기 위해서 등이 지면과 접촉해 있는 것을 느껴야 한다[등이 휘어지는 경우는 배근(muscle of the back)에 의해 이루어지는 흡기일 것이다. 92쪽 참조].

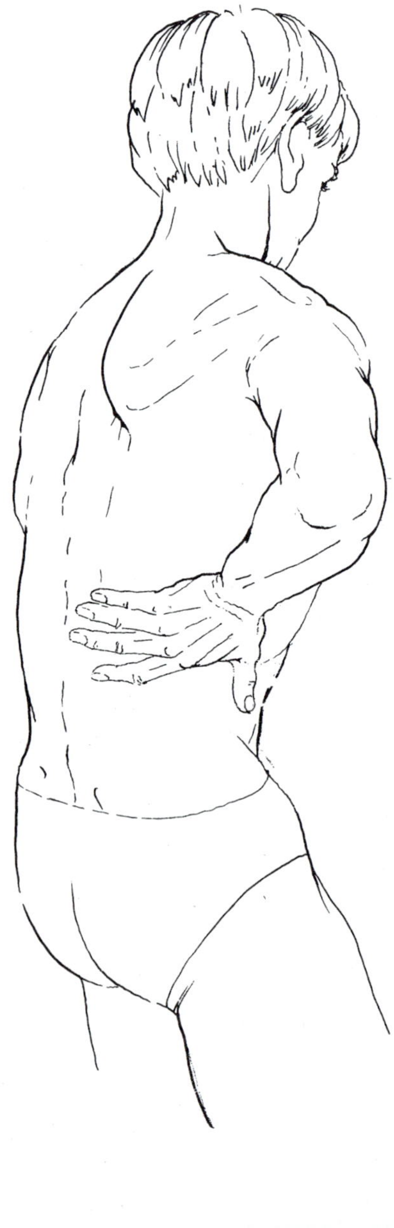

3) 후면횡격막

몸통 뒤에 있는 하부늑골 부위에 양손을 갖다 댄다. 누운 자세에서 이 동작을 하면, 이 부위에 방석이나 4겹으로 접은 수건을 댈 수 있다.

흡기 시 늑골을 움직여서 이 부위를 민다. 이 흡기는 184쪽의 흡기와 매우 유사하다(1단계 후면횡격막흡기). 몸통부위에서 이 두 형태는 그렇게 다르지 않다.

C) 늑골흡기(Costal inhalation)

다음에서 행하는 호흡동작은 **몸통의 윗부분**과 관련되어 있다. 횡격막호흡에서와 같이 호흡동작의 아주 다양한 변화를 볼 수 있다. 이 단락의 첫 장에서 소개된 호흡은 각 각의 늑골흡기근이 개별적으로 작용하면서 근육하나 하나의 동작을 제시한다.
그리고 난후, 흉곽에서 더욱 더 전체적인 공동작용으로 여러 근육을 동시에 작용하게 하는 호흡들을 보여준다.

늑골흡기는 호흡연구를 위해서 낱낱이 구별해서 살펴볼 것인데, 이 모든 늑골 흡기는 앞에서 소개되어진 횡격막흡기와 물론 혼합시킬 수 있고, 또한 서로 결합시킬 수 있다. 그리고 모든 호흡량과 모든 호흡속도로 연습할 수 있다.

늑골흡기 수련 지침서

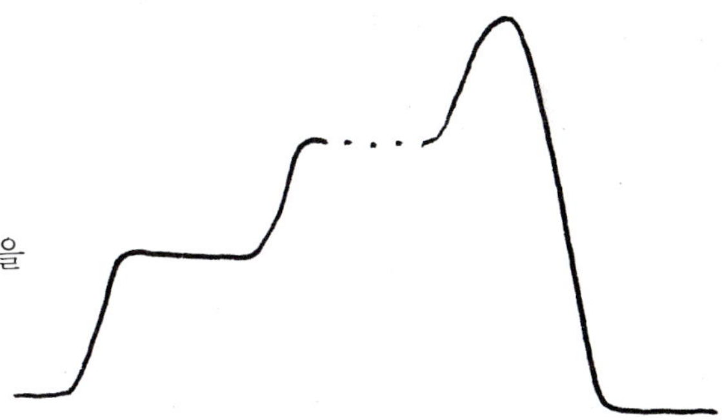

1°) 첫 단계를 측정한 후, 일상적인 호흡으로 근육작용을 강화하기 위해 호흡정지의 "기단(plat-form)"을 만들면서 *지속적인 흡기*를 연습한다.
그 후 약간의 호흡정지를 하고,
그 후 더 많은 양의 공기를 다시 들이마신다.
그 후 들어마신 모든 양의 공기를 배출하지 않고,
다시 호흡정지를 한다.
그 후, 더 많은 양의 공기를 흡입하고,
그 후 모든 양의 공기를 천천히 내쉰다.

2°) (가끔 호기예비량까지 행할지라도) 호기를 완전히 행하기 위해서는 *호기*의 시간을 엄수해야 한다.
이는

- 늑골호흡에서 자주 일어나는 현상으로 괴도하게 산소를 흡입하게 되면, 때때로 어지러움을 유발하게 된다. 그러므로 급히 공기를 들이마시는 동작이나 이러한 현기증을 피하기 위함이며,
- 흉곽의 닫힘과 열림이 같아질 수 있도록 흉곽을 정확히 이 두 방향으로 움직이게 하기위해서이다.

늑골호흡은 환기 시에 폐에서 거의 사용되지 않는 부분들을 움직이게 한다. 게다가, 늑골호흡은 자주 강도가 강해진다.

1) 소흉근으로 쇄골 밑에서 공기를 흡입하기

가슴의 상부를 트이게 하고 어깨를 자유롭게 하는 기본적인 연습이다.

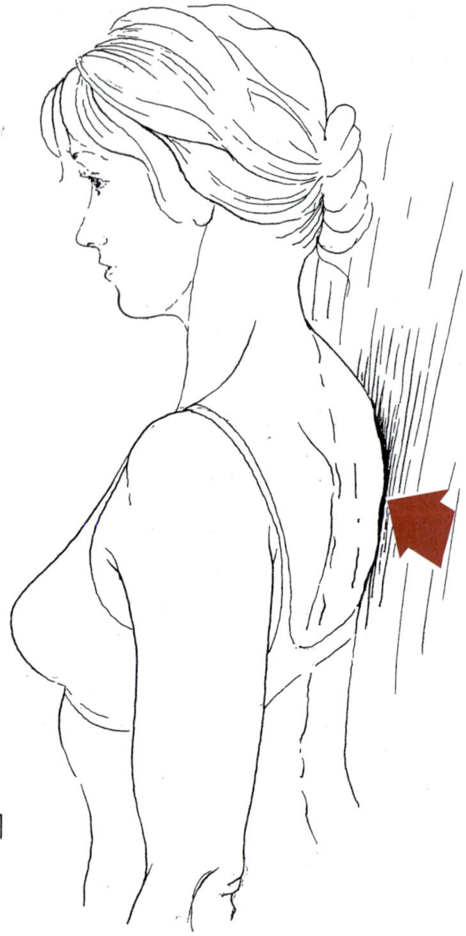

이 연습을 하기 전에 먼저 소흉근 부위가 어디인지를 알아야 한다.

걸상높이의 의자를 벽에 가까이 두고 그 의자 위에 앉는다. 등을 벽에 기댄 후 벽에 오른쪽 견갑골만 닿도록 오른쪽으로 몸을 약간 비튼다.

왼손을 펴서 쇄골 바로 아래 부위에 있는 늑골에 갖다 댄다.

손가락 끝으로 쇄골을 감지한다. 그리고 손바닥 부위로 쇄골에 비해 아래에 위치하고, 약간 안쪽으로 들어간 늑골부위를 감지하도록 한다.

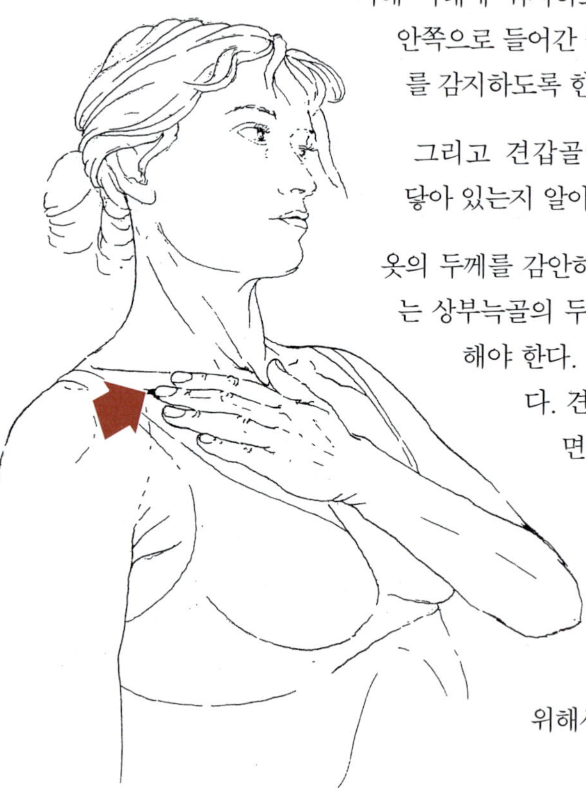

그리고 견갑골이 벽에 닿아 있는지 알아본다.

옷의 두께를 감안하여 견갑골이 기대고 있는 벽과, 손의 높이까지 있는 상부늑골의 두께 사이에 존재하는 공간에 대해서 정확하게 인식해야 한다. 몸의 앞면과 뒷면은 이 공간에서 평행이 되지 않는다. 견갑골과 그와 같은 높이에 해당하는 상부늑골은 앞면에 있는 늑골 면과는 45° 각을 이룬다. 이 공간은 폐에서 가장 높은 상부(역자, 폐첨)부위의 공간과 일치한다. 이 부위는 거의 움직이지 않는다. (늑골을 움직이게 하지만, 그렇게 높은 부위를 움직이게 할 수 없다.)

이 부위를 움직이게 하고, 이 부위로 호흡하기 위해서는 어느 정도의 시간이 필요하다.

이 부위의 앞과 뒷면에서 호흡움직임을 인식할 수 있는지 알아본다. 앞면에서 일어나는 호흡움직임을 완전히 인지하면서, 뒤 부위인 등이 지속적으로 벽에 밀착되어 있는지 알아본다.

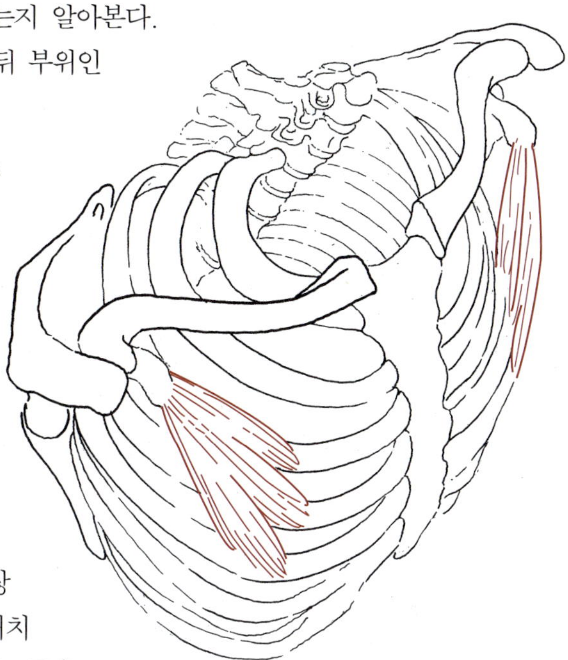

그 후 동시에 이 부위를 열고 닫는(흡기와 호기) 호흡동작을 *증가시킨다.* 이 호흡동작을 행하면서, 상부늑골 호흡을 하도록 한다.

점진적으로 호흡동작을 더 크게 하도록 노력한다. 다시 말해, 흡기예비량의 중간정도의 호흡용량까지 도달하도록 한다.
그렇지만, 최대치의 호흡량으로 공기를 배출하기 전에는 호흡정지 상태를 유지하도록 한다.

앞면에서, 손은 대흉근과 접해 있다. 하지만 여기서 가장 위에 있는 늑골들을 들어 올리는 근육은 대흉근 안에 위치한 소흉근이다. 즉, 흡기 시에, 근육수축은 깊이 숨어 있는 근육의 층에서 일어나고, 손과 접해있는 늑골들을 이와 같이 들어올린다.

호흡움직임이 어깨가 아니라 늑골에서 정확하게 일어날 수 있도록 오른팔을 무기력하게 둔다. 어깨도 역시 가능한 최대한으로 이완시켜야 한다.

그 후 반대쪽에도 마찬가지로 이와 같이 연습 한다. 그리고 난 후, 상부흉골 양쪽을 동시에 연습하고, 쇄골 바로 아래에 위치한 가슴의 상부부위가 확장되는지를 느끼는 것도 매우 유용하다.
하지만 이 부위전체를 움직이는 연습을 할 때, 몸의 뒷면에서 일어나는 호흡움직임의 호흡용량이 앞면과 같은 호흡용량이 되도록 조절해야 한다. 이는 특히, 양쪽으로 연습할 때, 뒷면에 있는 흉추를 "폐쇄"함으로써 상부늑골이 확장 되는 것을 피하기 위해서 이다. 뒤에 있는 흉추를 폐쇄하면, 또한 흉추부위를 굳어지게 할 수 있다.

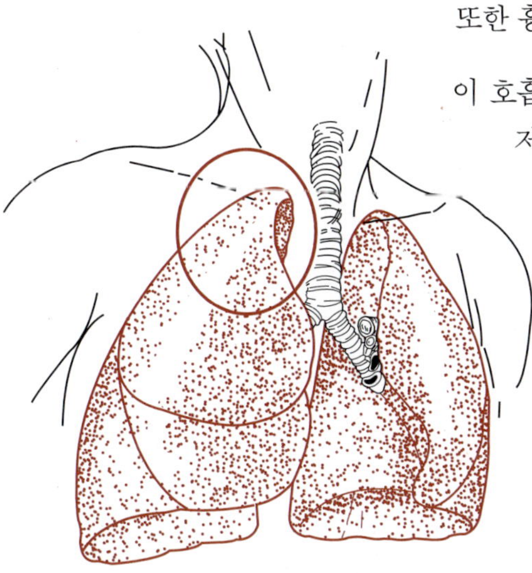

이 호흡은 어깨를 이완하고 흉근을 신장시키는 동작을 하기 전에 먼저 선행할 수 있다(170쪽 참조). 하지만 이 호흡은 또한 이와 같이 근육을 신장시키는 전에 먼저 실행할 수도 있다. 왜냐하면 상부흉곽에서 숨을 쉰다는 것은 이 근육들을 이완시키는데 효율적이기 때문이다.

또한 폐의 부위에서 거의 공기가 드나들지 않는 부위이다. 게다가, 이러한 호흡들을 하기 위해서는 흔히 높은 강도로 호흡을 해야 한다.

2) 대흉근을 이용해 흉부 전면을 확장시키면서 흡기한다.

대흉근은 가슴 상부에 넓게 퍼져 있다.
여성의 대흉근은 거의 대부분이 젖가슴 아래에 위치한다. 대흉근은 소흉근을 완전히 덮고, 모든 방향으로 뻗어 있다.

벽을 기대고 선 자세를 취하지만(소흉근 운동과 유사함), 견갑골이 벽에 닿는 것이 아니라 견갑골의 위쪽 부위가 벽에 닿도록 기댄다.
대흉근을 이용한 호흡을 하기 위해, 등 전체가 벽에 닿도록 양쪽 어깨를 후방으로 완전히 당기면, 견갑골이 벽에서 떨어지게 된다. 여러분은 이 호흡운동을 누운 자세에서도 실시할 수 있다.

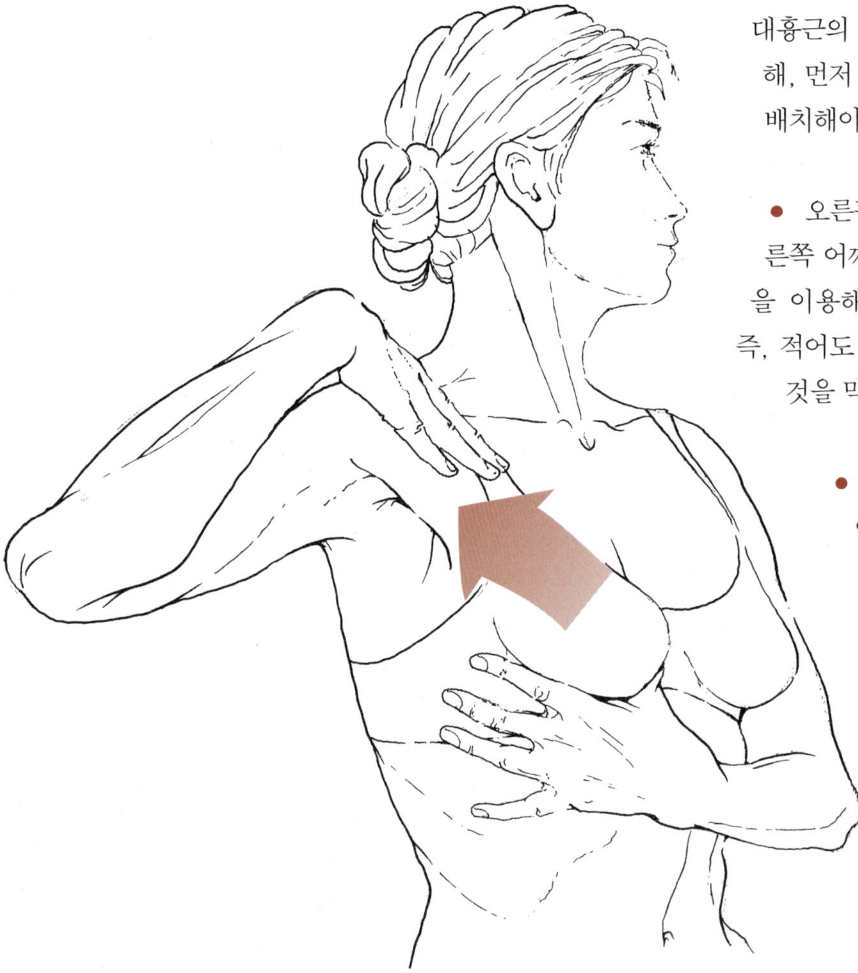

대흉근의 흡기 작용을 강화시키기 위해, 먼저 대흉근의 두 부착점에 손을 배치해야 한다:

- 오른팔을 굴곡시켜, 오른손을 오른쪽 어깨 전면에 배치하고, 손가락을 이용해 등을 벽에 붙도록 한다. 즉, 적어도 어깨가 전방으로 움직이는 것을 막는다.

- 왼손을 이용해 대흉근의 아래 부위에 아치형태로 배치한다. 흉골에는 엄지를, 7번 늑골과 8번 늑골에는 각각 시지와 중지를 검상돌기와 90° 되게 배치한다. 여성의 경우는 아래쪽 젖가슴 선을 따라 배치하면 된다.

늑골을 뒤에 있는 벽에 계속 대고 있으면서, 이제는 왼손에 닿아 있는 늑골의 움직임을 살펴본다.

공기를 흡입할 때, 이 부위가 올라가거나 벌어지는 가를 알아본다.

반면에 호흡움직임이 일어나고 있는 곳을 알아내기 위해 반대로 공기를 최대한으로 배출한다.
그 다음, 여기서 호흡동작의 폭을 느낄 수 있는지 알아본다. 늑골은 훨씬 더 자유롭고 크기 때문에 소흉근 부위보다 명백히 더 쉽게 느낄 수 있다.

여기서 늑골의 움직임을 대신해서 흉추부위를 움푹하게 하면서 호흡움직임이 발생할 수 있다. 이때 호흡은 흉근의 작용이 아니라 배근의 작용에 의해 이루어진다. 이를 방지하기 위해서 등을 계속 벽에 대고 있어야 한다.

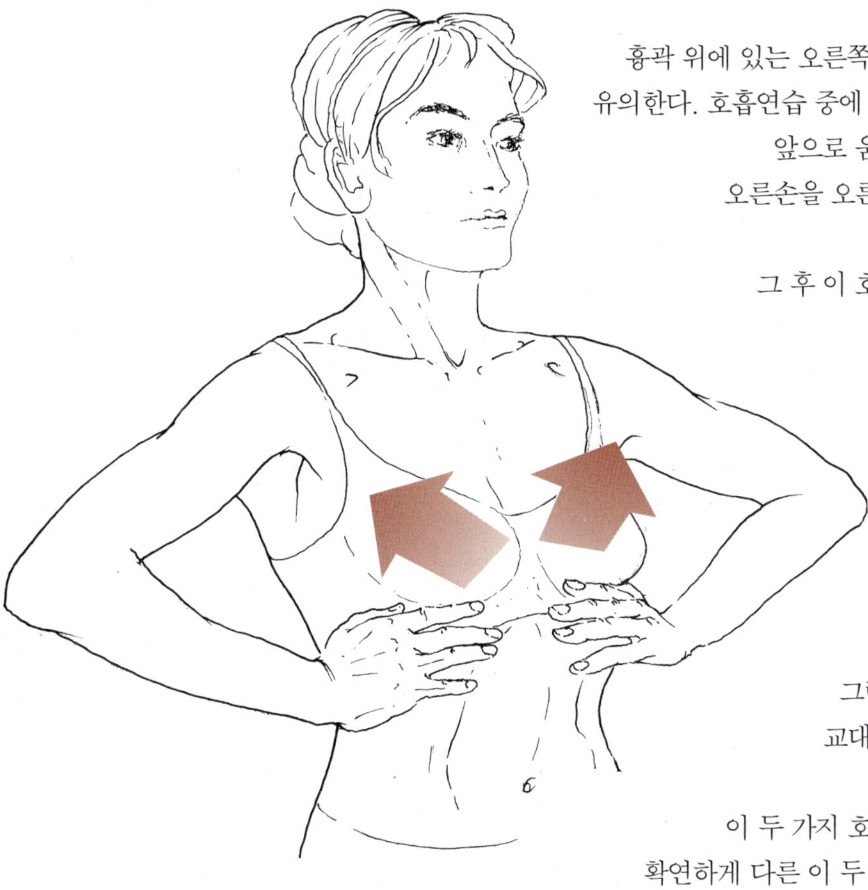

흉곽 위에 있는 오른쪽 어깨를 바르게 유지하도록 유의한다. 호흡연습 중에 가능하다면, 오른쪽 어깨가 앞으로 움직이지 않도록 확인하면서 오른손을 오른쪽 어깨 앞에 두도록 한다.

그 후 이 호흡동작이 양쪽에서 동시에 일어날 수 있도록 한다.

그런 다음, 소흉근과 대흉근을 교대로 사용하여 번갈아 가면서 공기를 흡입하도록 한다.
이 두 가지 호흡움직임은 흉곽 안에 있는 확연하게 다른 이 두 부위를 발달시키게 되는데, 이 두 동작은 매우 다르다.

발성기법의 준비운동으로써 호흡을 할 때, 대흉근의 역할은 *공기를 빠르게 들이마시기는 것이므로,* 늑골을 발달시키는데 중요한 역할을 하다. 늑골은 거의 제한을 받지 않고 움직일 수 있으며, 근육의 표면이 크기 때문에 공기를 빠르게 들어 마시는데 유리하다.

3) 팔 아래에 있는 늑골을 확장하면서 전거근으로 흡기하기

이 호흡을 위해서 이번에는 벽에 등을 기대지 않고, 서있는 자세를 유지한다. 팔꿈치를 구부려서 양 측면에서 가능한 가장 높게 위치한 늑골 옆에 손을 갖다 댄다. 이때 손을 늑골 옆에 놓을 때, 편한 데로 손바닥이나 지골을 갖다 댈 수 있다.

모든 늑골흡기호흡 중에서 호흡 폭이 가장 크다.

늑골에 팔의 무게가 실리도록 한다. 팔의 무게로 인해 늑골이 압력을 받아서 늑골이 휘어지고 흉곽이 더 좁아지는 느낌을 받게 된다.

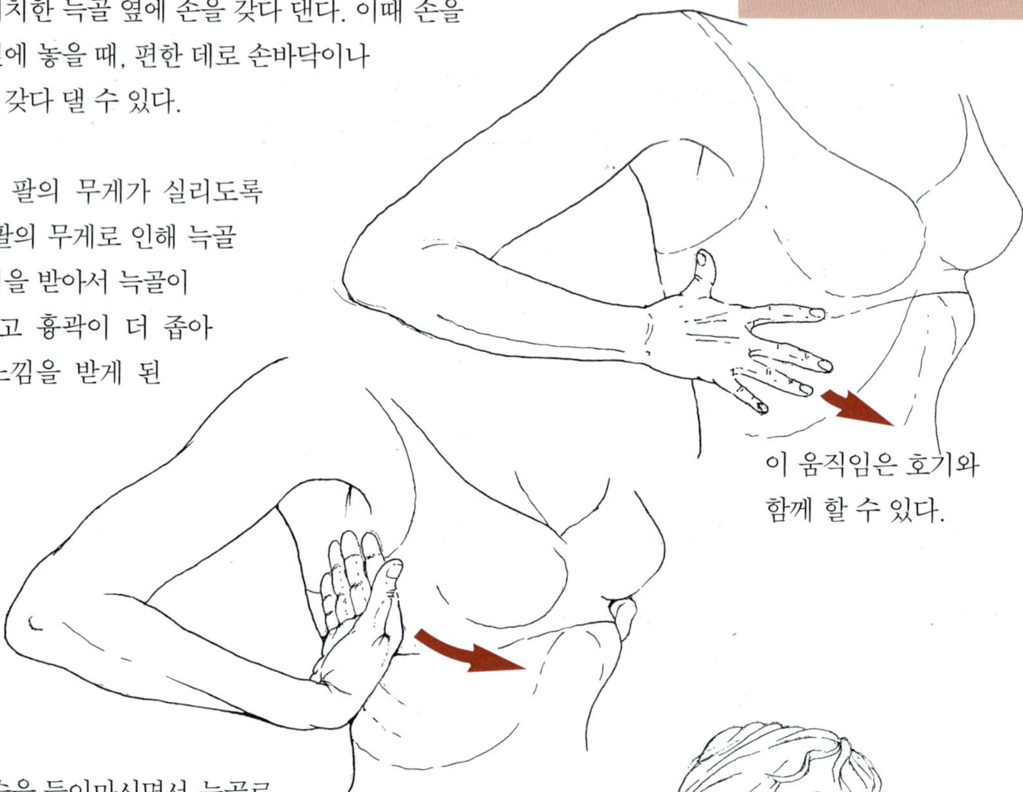

이 움직임은 호기와 함께 할 수 있다.

그 후 숨을 들이마시면서 늑골로 *양손을 밀어내려고 하면*, 늑골이 확장되면서 손을 밀어내게 된다. 이러한 움직임이 일어나자마자, 양팔로 늑골을 누르는 것을 중단한다. 그러면 늑골이 양옆으로 크게 확장되어진다. 그 후 호기동작에서 반대되는 움직임을 가장 큰 폭으로 실행하기 위해서, 다시 팔의 무게를 이용하여 공기를 배출한다.

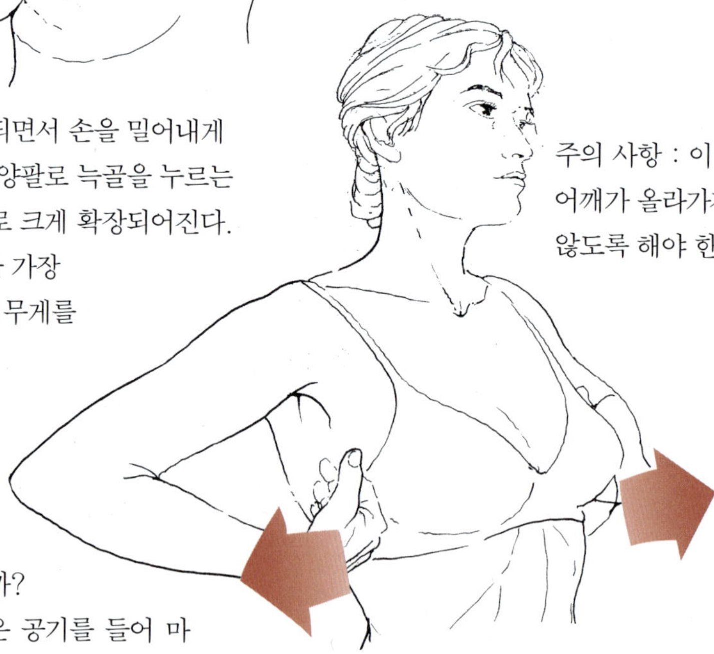

주의 사항 : 이 때 어깨가 올라가지 않도록 해야 한다.

어떻게 이러한 흡기의 움직임이 실제로 전면늑골에서 일어나지 않고 늑골의 양 측면에서 일어나며, 호흡폭이 넓어지는 것을 느낄 수 있을까? 이유는 이러한 흡기를 할 때 아주 많은 공기를 들어 마실 수 있기 때문이다. 또한 이 호흡은 특히(때로는 지나치게) 전면늑골부위를 발달시키는 흉근호흡(pectoral respirations)과 번갈아가면서 행할 수 있기 때문이다.

4) 등 부위를 움푹하게 하면서 배근으로 흡기하기

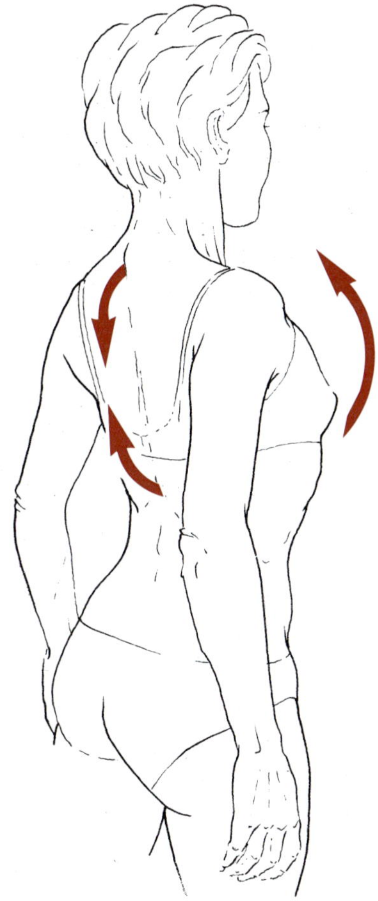

대흉근을 사용하여(192쪽에서 보았듯이) 아주 크게 전면흡기(큰 흡기 예비량)를 하면, 전면흉곽이 크게 확장이 된다.

이완하면서 숨을 내쉬고, 다시 같은 방법으로 숨을 들이마신다. 이제는 더 이상 전면흉곽이 아닌, 후면흉곽을 살피도록 한다. 즉, 평상시대로 매우 자연스럽게 이 호흡을 행할 때, 전면흉곽은 확장되면서 동시에 어떻게 후면흉곽부위에 주름이 생기면서 이 부위가 닫히는지를 알아보도록 한다.

늑골은 서로 좁아지고 특히 후면에서 흉추돌기가 가까워지면서 흉추는 신장된다.

이 마지막 움직임은 수동적일 수 있다. 그래서 척추는 흉곽의 움직임을 따르면서 흉곽의 형태에 적응한다.
하지만 이 움직임은 또한 능동적일 수 있고, 능동적인 것 이상일 수 있다. 왜냐하면 이러한 "등이 뒤로 젖히는" 움직임은 전면으로 늑골의 확장을 유발할 수 있기 때문이다.

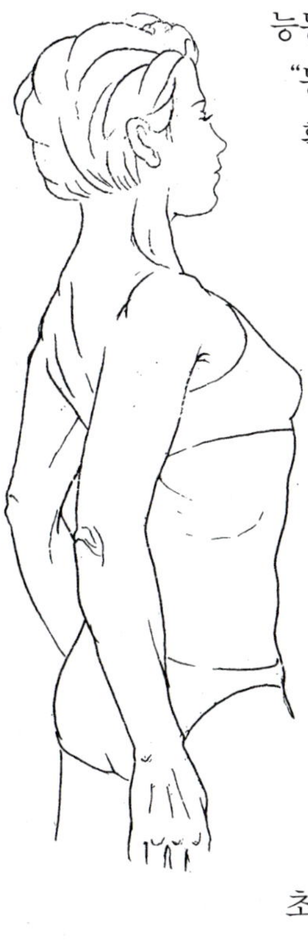

그래서 이제는 등 부위에서 정확하게 등이 움푹 들어가게 한다(등을 들어가게 하려고 허리를 휘게 하거나 어깨를 뒤로 제치지 말아야 한다).

후면에서 흉추돌기들을 최대로 가까워지게 하면서 어떻게 이 움직임이 전면늑골을 변형시키는지 느끼도록 한다. 대흉근에 의해 전면늑골이 확장되는 것과 유사한 형태로 전면늑골이 확장되는 것을 알 수 있을 것이다. 하지만 비록 두 가지 동작에 의해 전면늑골에서 이루어지는 확장의 형태는 비슷하지만, 감각적인 면에서는 전혀 다르다. 이 호흡으로 나타나는 움직임은 척주후면근육작용에 의해 이루어지기 때문에 몸의 앞면에서는 어떠한 수축도 느끼지 못한다.

등이 움푹 들어가게 하는 동작은 어느 정도 능동적으로 이루어지는 동작이지만, 초심자는 아주 빈번하게 전면호흡과 함께 이 동작을 이행한다. 상황에 따라 호흡할 때, 전면의 확장이 후면의 확장을 유발시키기를 원한다면, 자연스러운 호흡움직임으로 호흡을 하거나, 반대로 자연스러운 호흡이 이루어지지 않도록 하는 것인데, 이 두 호흡 중 하나를 선택하도록 한다.

5) 늑골거근으로 늑골을 후면으로 확장시키면서 흡기하기

이 흡기는 늑골의 후면을 움직이게 한다. 호흡 시 이 부위에 대한 감각을 느끼는 것은 쉽지 않다. 왜냐하면, 이 부위는 등에 위치해 있고 일반적으로 호흡은 몸의 전면에서 이루어진다고 생각하기 때문이다. 이 부위에 대한 감각을 느끼기 위해(흉추후만처럼) 흉곽을 매우 둥글게 하는 자세를 취해야 한다. 예를 들어, 의자에 앉아서 등을 앞으로 숙여 기대거나(212쪽 참조) 혹은 옆으로 누워 등을 둥글게 한다. 여기 있는 그림처럼 등을 완전히 앞으로 숙이는데, 경우에 따라서는 방석위에서 등을 숙일 수도 있다.

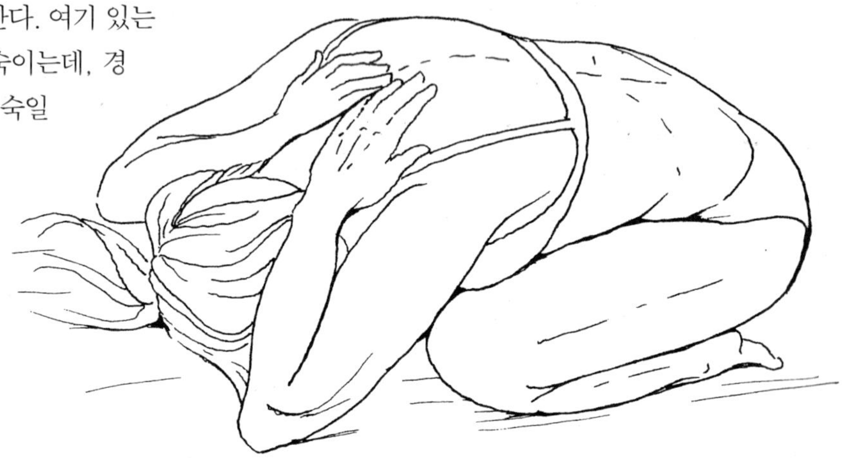

견갑골 아래에 위치한 "하부 늑골" 부위에 의식을 집중시킨다.

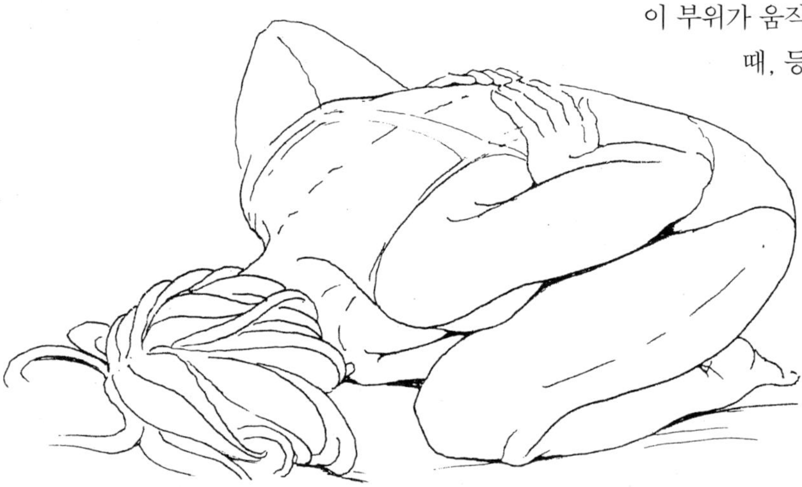

이 부위가 움직이도록 호흡한다. 숨을 들이 마실 때, 등을 구부린 자세로 하고 있기 때문에 자연적으로 이 부위가 확장된다. 처음 호흡을 할 때는 일상적인 호흡량으로 호흡을 한다.

"아래에서 위로 올라가면서 늑골을 솔질 하듯이 쓸어 올린다고" 상상한다. 숨을 내쉴 때 늑골이 원래 위치로 돌아오는 것을 느낀다. 일상적인 호흡량으로 이 호흡을 여러 번 반복한다. 그리고 난 후 숨을 들이마실 때 호흡량을 증가시킨다. 숨을 내 쉴 때는 늑골이 원위치로 돌아오도록 내버려 둔다.

가장 상부에 위치한 늑골들을 움직인다.

그 후 한 팔을 앞으로 멀리 쭉 뻗친다.

그 다음, 다른 손을 뻗친 손의 위에 놓는다. 이 자세는 견갑골과 가장 상부에 위치한 늑골들을 올라가게 한다.

이 자세에서 등 부위에 있는 상부늑골로 숨을 들이 마신다.
상부늑골은 많이 움직이지 않는다(46쪽 참조).
이 부위는 호흡을 할 때 고통스럽기도 하고 굳어질 수도 있다.
그러므로 이 호흡법을 행할 때 아주 체계적인 방법으로 여러 번 반복하도록 한다.
점차적으로, 늑골부위의 움직임과 호흡량의 폭을 다양하게 차례차례로 변화시키면서 연습하면, 후면늑골 부위전체에서 늑골부위의 움직임과 호흡량을 알아낼 수 있다.

이 호흡법으로 후면늑골의 움직임에 익숙해지면, 앞으로 숙이지 않는 자세, 즉, 서 있거나, 등을 지면에 대고 눕거나, 배로 엎드리거나 하는 다양한 자세를 취하면서 이 호흡법으로 늑골후면을 다시 움직이도록 연습한다.

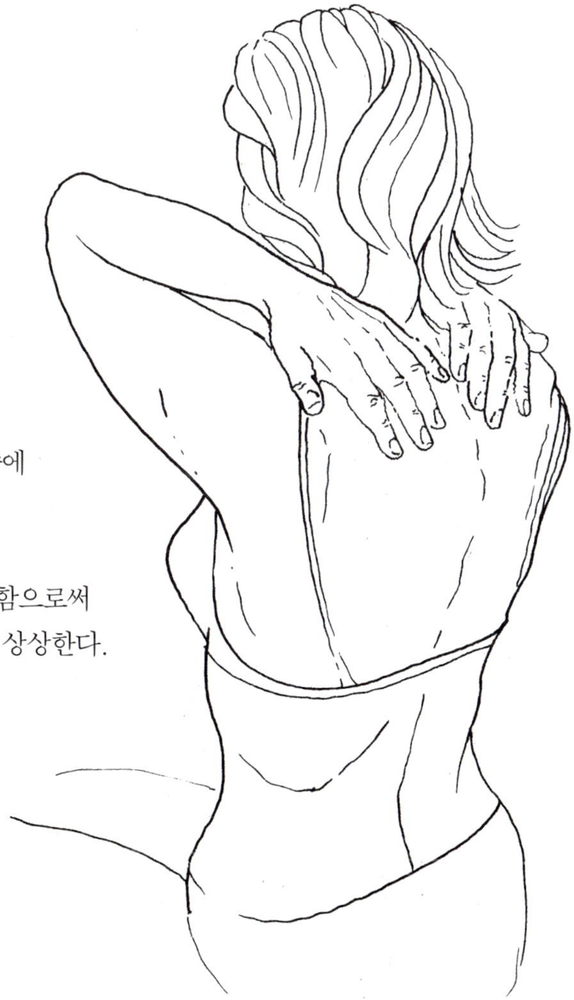

6) 상후거근으로 상부와 후면에서 공기를 흡입하기

그 다음, 목 뒤에서 중앙선에 위치한 경추를 만진다.
목 가운데 있는 4~5경추 돌기는 매우 짧고, 목의 아래 부위에 있는 돌기는 길다. 이제는 양 손의 손가락 끝을 목의 아래에 위치한 돌기(6~7경추, 1흉추) 양옆에 놓는다. 즉, 목에서 가장 움푹한 곳보다 약간 더 아래쪽에 손가락을 둔다.

숨을 들이마실 때, 양 손의 손가락이 닿은 부위가 수축함으로써 등에서 가장 위에 위치한 후면늑골들이 올라가는 것을 상상한다.

여기서 작용하는 근육은 상후거근이다.

이 부위에서 후면호흡은 늑골크기에 비하여 매우 미미하다. 하지만 후면호흡 시 비록 이 부위의 움직임이 미미하지만, 척추와 늑골을 움직이게 하기 때문에 매우 유익하다. 이 부위에서 호흡움직임을 느끼도록 한다.

7) 흉쇄유돌근으로 전면과 상부에서 공기를 흡입하기

쇄골상부인 최상부부위에서 호흡이 행해진다.

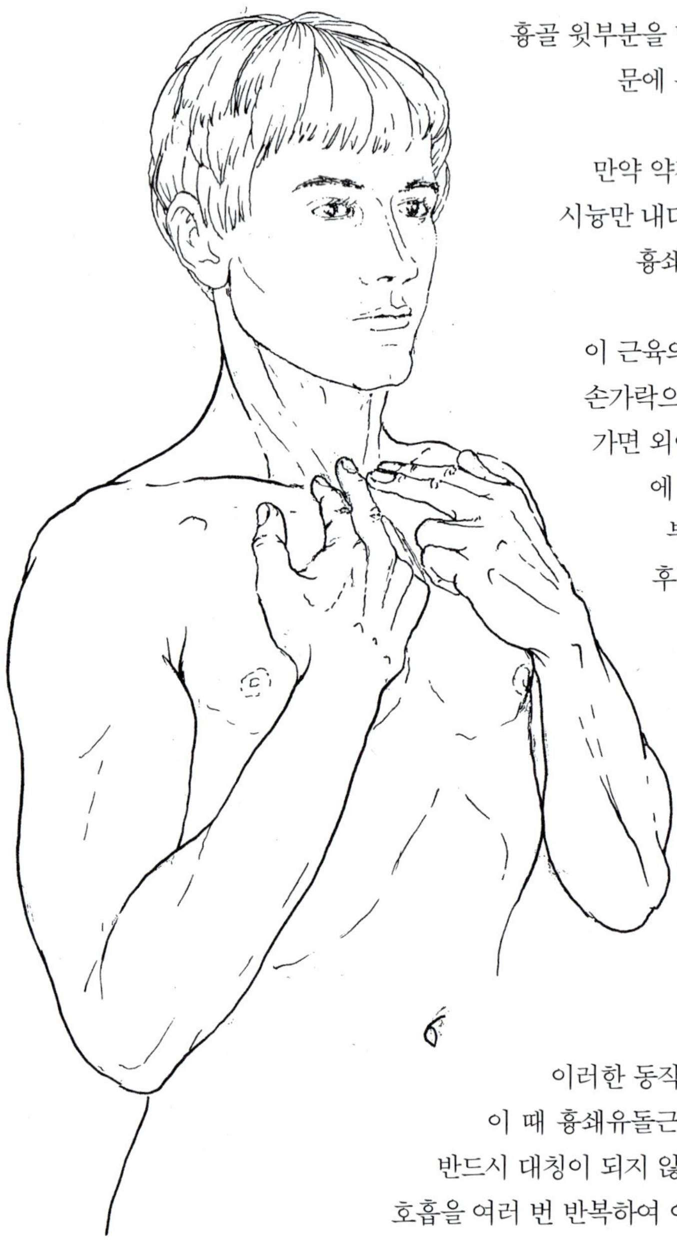

흉골 윗부분을 만지면 작은 홈이 있다. 이 작은 홈은 모양 때문에 흉골 윗구멍 혹은 때로는 흉쇄골이라 부른다.

만약 약간만 머리를 들던지 혹은 머리를 드는 것처럼 시늉만 내더라도, 이 홈을 둘러싸고 있는 두개의 힘줄인 흉쇄-후두-유돌근이 돌출하는 것을 느낄 것이다.

이 근육의 부착점을 찾으려면, 이 근육을 누르지 않고 손가락으로 매우 가볍게 더듬어가면서 위쪽으로 올라가면 외이공 밑과 뒤에 있는 작은 돌출부인 유양돌기에 연결되어 있다는 것을 알 수 있다. 이 근육의 부착점은 머리 뒤쪽에서 4～5 cm 정도에 있는 후두부에까지 연결되어있다. 누워서 머리를 들어 올리고 다시 지면에 머리를 놓게 되면 이 부착점을 잘 감지할 것이다.

양 손을 이 근육 위에 놓는다. 마치 향수를 코로 킁킁거리면서 깊게 맡으면, 향기가 코끝까지 올라오게 하는 것처럼, *입을 막고 코로 숨을 들어 마신다*. 이 호흡동작은 흉골의 가장 윗부분을 올리게 한다.

이러한 동작은 마치 "목에서" 공기를 흡입하는 것 같다. 이 때 흉쇄유돌근이 수축하는지, 그리고 이 근육의 수축은 왜 반드시 대칭이 되지 않는지 알아본다. 호흡을 여러 번 반복하여 이 근육의 수축을 느끼도록 한다.

그 후 가능하다면 가장 큰 호흡량(흡기예비량)으로 공기를 흡입한다. 하지만 이러한 유형의 호흡을 지속적으로 하게 되면, 목과 어깨에 경직을 유발할 수 있으므로 이 호흡동작은 너무 오래 하지 말아야 한다.

8) 사각근으로 상부에서, 더 측면으로 공기를 흡입하기

목 중앙높이에 있는 흉쇄유돌근을 다시 더듬어 만진다. 손가락을 약간 뒤쪽으로 조금 더 이동하면 경추의 양 옆으로 횡돌기의 측면근육이 약긴 딱딱히디는 것을 느낄 수 있다. 이 근육덩어리가 사각근이다.

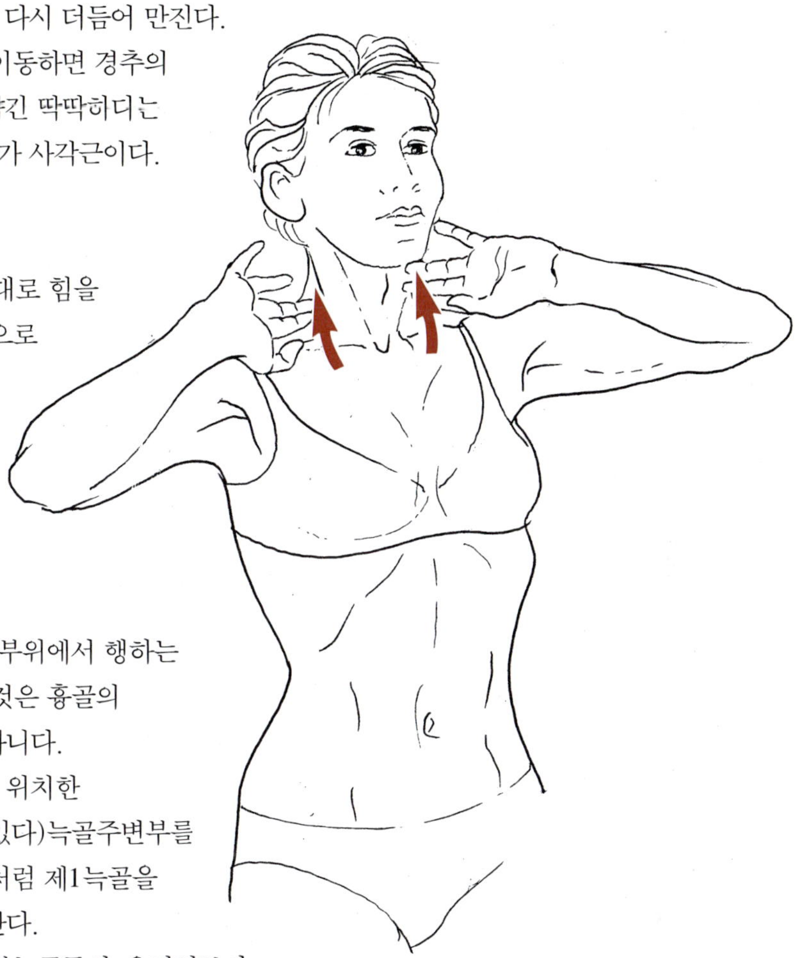

목 부위는 특히 약하기 때문에 절대로 힘을 주고 누르면 안된다. 손가락 끝으로 피부에 가볍게 댄 다음 압력을 가하지 않고, 골격과 근육의 차이를 알아낸다.

이제는 조금 전과 같이 매우 높은 부위에서 행하는 상부호흡을 다시 하게 되는데, 이것은 흉골의 가장 윗부분을 올린다는 의미가 아니다. 상부호흡을 할 때, 흉곽 제일 위에 위치한 제1,2(1늑골은 쇄골 바로 밑에 있다)늑골주변부를 의식하면서 "양동이 손잡이모양"처럼 제1늑골을 측면으로 들어 올리는 것을 상상한다. 여기서 상부늑골의 움직임은 하부늑골들의 움직임보다 매우 제한되어 있다. 이것은 다음과 같은 이유에서 이다.

- 상부늑골은 하부늑골보다 매우 작다.
- 상부늑골의 늑연골은 매우 짧다.
- 이 호흡단계에서는 늑골과 척추 관절 축은 측면(lateral)움직임보다 시상(sagittal)움직임이 용이하다.

따라서 늑골의 움직임이 미미하다고 해서 놀라서는 안된다. 그렇지만 매우 높은 부위에서 상부호흡을 하고, 이 부위에서 흡기예비량으로 공기를 흡입하는데 10회로 나누어서 급격히 들이마시는 것처럼 단계적으로 공기를 들어 마신다.
4~5번 연속적으로 숨을 들이 마신 후 손가락 밑에 있는 사두근의 수축을 느끼는지 알아본다. 10회 정도 공기를 흡입한 후 숨을 내쉬고, 평상적으로 여러 번 호흡한다. 이 때 너무 높은 부위에서 숨을 들이 마시면, 상부의 경직이 일어날 수 있는데 이를 피하기 위해서 일상적인 호흡을 행하는데 그 중에서 몸통으로 호흡할 것을 권한다.

D) 늑골호기(Costal Exhalations)

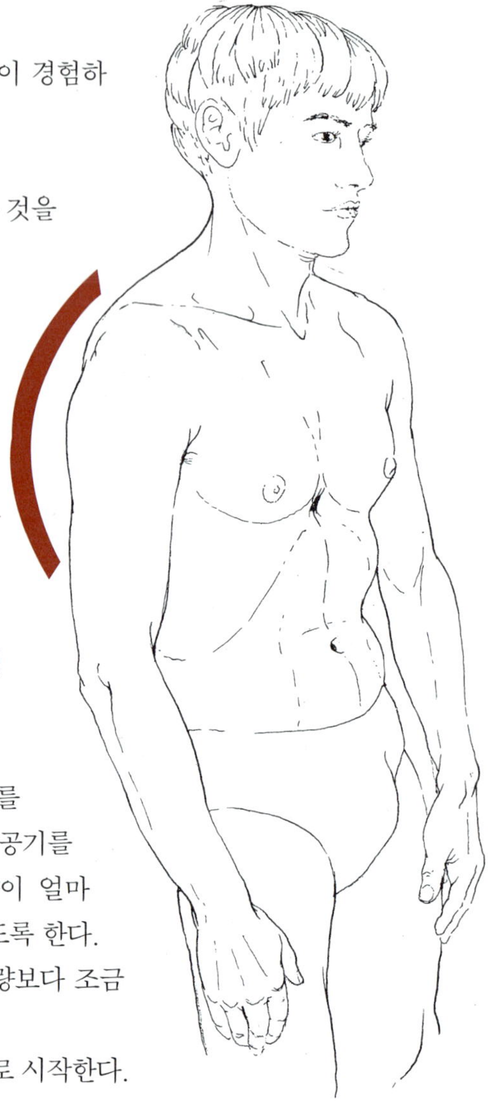

이 늑골호기를 잘 느끼도록 하기위해서 우선 먼저 아래와 같이 경험하도록 한다.

의자 위에 앉거나 서있는 자세에서 몸통이 수직으로 늘어나는 것을 느끼도록 한다.
그 후, 사람이 피곤할 때 자연스럽게 등이 휘어지는 것처럼 몸통이 약간 "구부려지도록" 몸을 굽힌다. 하지만 시선은 정면을 향하게 한다.

그리고 공기를 배출할 때 흉곽이 닫히는 것처럼, 늑골이 내려가고 흉골이 안쪽으로 들어가게 한다. 이러한 경험을 바탕으로 하여 가장 자연스러운 늑골호기를 행하게 되면, 척주가 약간 구부러지는 것을 알 수 있다. 이렇게 몸통이 구부러지는 것은 몸의 체중 때문에 자연스럽게 이루어지게 되는 것이다.

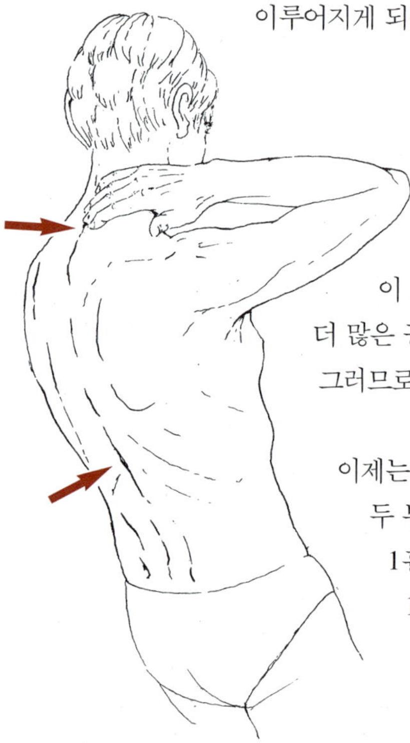

이런 방식으로 호기를 여러 번 반복한다. 공기를 배출할 때 호흡량이 얼마나 되는지를 감지하도록 한다.
이 호기는 일상적인 호흡량보다 조금 더 많은 공기를 배출할 수 있다.
그러므로 약간의 호기예비량으로 시작한다.

이제는 *어떤 부위에서* 척주가 굽어지는지를 알아낸다.
두 부위에서 굽어지는데 몸통상부인 상부늑골과 목 하부(7경추와 1흉추)에서 굽어지고 몸통하부인 하부늑골과 허리 위(11~12흉추와 1요추)에서 굽어진다.
즉, 척주에서 경추-흉추, 흉추-요추의 두개의 경계부위가 굽어지게 되는 것이다.

이러한 호흡법으로 호흡을 할 때, 몸통의 움직임이 자연스럽게 이루어지게 한다. 이 호흡은 흔히 한숨과 비슷하다.

1) 복근으로 늑골 내리기

그 후, 위에서 설명한 호흡동작으로 공기를 조금 더 배출한다. 이 때 늑골이 평소보다 밑으로 더 내려가도록 공기를 배출한다. 우선, *흉골 끝을 움직이면서* 흉곽이 약간 납작해지도록 한다. 이러한 동작을 위해 복직근을 수축한다.

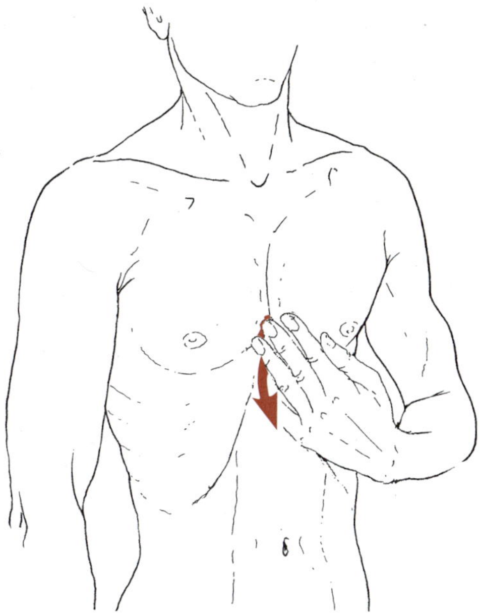

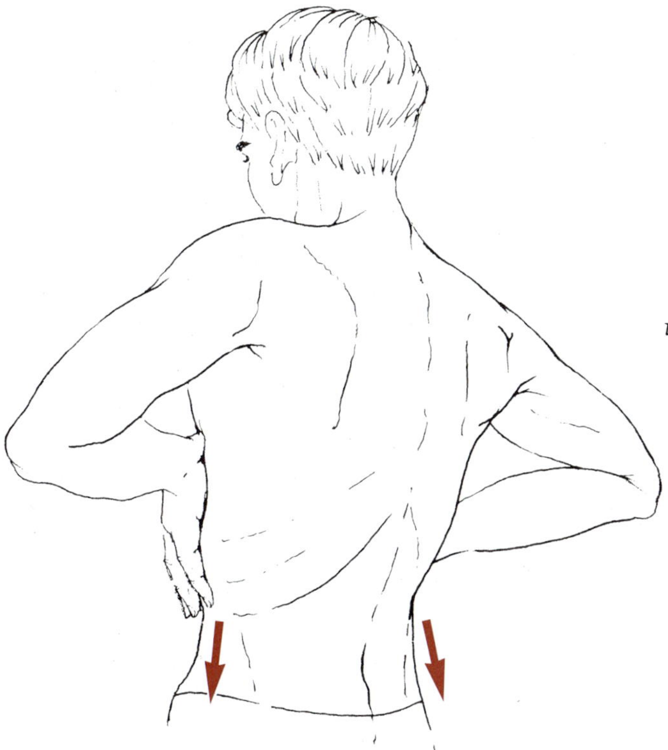

그리고 난 후, *양쪽의 허리까지 늑골이 내려가도록 해야 한다.* 이 때 흉곽이 좁아진다. 이렇게 하기 위해 복사근을 수축한다. 이 두 경우에서 늑골의 하강이 일어날 때, 11~12흉추와 1요추의 만곡이 생기는 것을 느껴야 한다.

2) 흉횡근으로 늑골 내리기

이제는 흉골 중간 높이에 손을 얹어 둔다. 흉골 밑에 위치한 끝 부분이 아니라, 흉골 중간에 있는 뼈 부위를 밀면서 숨을 내쉬도록 한다. 이 때 흉횡근이 움직인다. 이 동작을 행할 때 7경추와 1흉추의 만곡(curvature)이 발생하는 것을 느껴야 한다.

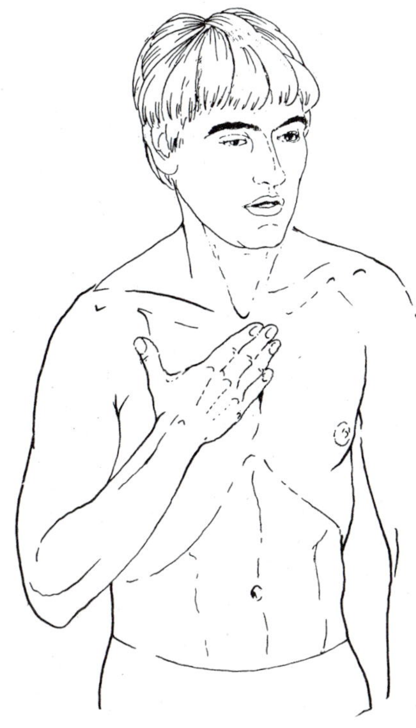

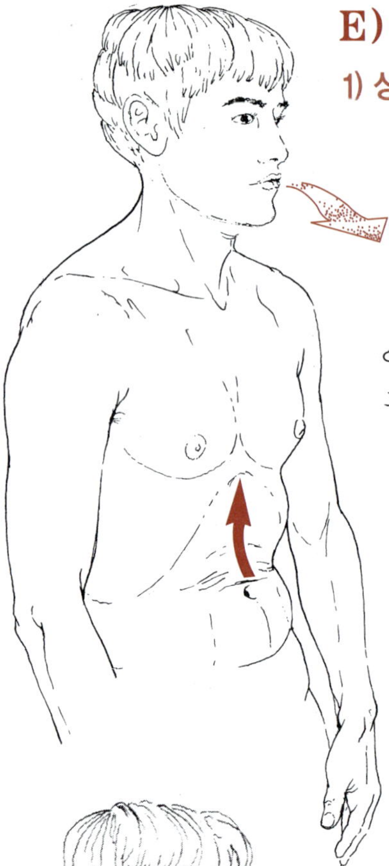

E) 복식호기(Abdominal Exhalations)

1) 상복부를 들어가게 하기(Sucking in the top part of abdomen)

서있는 자세에서 201쪽에서 행하였던 동작을 반복한다. 이 때 척주자체가 굽어지도록 내버려둔다. 이제는 이 호기동작을 행하면서 늑골이 *내려가지 않*도록 유의하면서 숨을 내쉬어야 한다. 즉, 늑골이 움직이는 것이 아니라 배가 움직이도록 한다.

이러한 방식으로 숨을 내쉬게 되면, 호흡하는데 가장 쉽고 가장 적합한 부위가 상복부 부위라는 것을 알게 된다.
호기 시 Charpy각 아래에 위치한 복부전체부위가 들어가게 된다.

복식호기는 하부늑골호기 때와 (복부에서 수축하는 부위와) 거의 같은 부위에서 근육의 수축이 일어나지만, 그 호흡동작자체는 다르다. 다시 말해서, 복식호기 시에는 늑골을 닫으려 하지 말고 "상복부로 향하여 배가 들어가도록" 해야 한다.

마치 *배의 움직임이 직접적으로 공기를 배출시키는 것처럼* 빠르고 강하게 숨을 내쉬도록 한다.

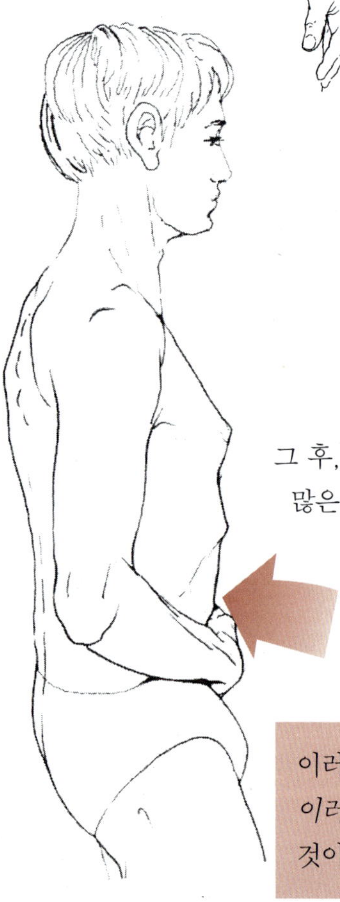

이 호기 시에 중추적인 움직임은 허리 중간 부위에서 일어나는 것을 쉽게 알 수 있다. 201쪽에서 보았듯이, 이 호기를 행할 때 척주의 만곡이 발생한다. 이러한 척주의 만곡으로 인하여 중추적인 움직임이 일어나는 부위는 허리 중간 부위이다.
여기서 또한 자연스러운 호흡을 행하려면, 언제나 이 호기를 실행하면 된다.
또한 자연스러운 소리로 가창연습을 하고자 할 때, 이러한 복부와 호흡의 직접적인 관계를 습득하고자 한다면, 이 호기를 사용하면 된다.

그 후, *척주를 굽히지 않고* 같은 방법으로 호기를 다시 반복한다. 가능한 최대로 많은 공기를 배출한다. 하복부에 손을 놓는다. 만약 완전히 숨을 다 내쉰 다음허리 중앙에서 움직임이 많이 생기게 되면, 복부 전체가 다 움직이지 않았다는 것이다. 게다가 (상복부에서 발생한 압력 중 일부의 영향으로) 이 부위(허리의 중앙)가 나올 수 있다. 어쩌면 또한 회음에서 오는 직접적인 압력으로 이 부위가 나올 수도 있다.

이러한 방식은 잘못된 호기일 수 있다. 특히 만약 *호기예비량에서 호기가 늘 이러한 방법으로 이루어진다면 잘못된 경우이다.* 그러므로 203쪽에서 설명할 것이지만, "아래에서 위로" 복근을 움직이면서 숨을 내쉬는 게 중요하다.

2) 복부를 올리면서 호기(Rising abdominal exhalation)

호기를 이런 방법으로 행하려고 하면, 복부를 아래에서 위로 올리면서 단계적으로 수축시킨다. 매 번 단계적으로 수축이 일어나는 각 부위의 층을 유지해야 한다.

(1) 회음부위의 수축

골반격막의 뒷부분을 느낄 수 있도록 항문부터 수축시킨다. 그 후 골반격막의 전체부위를 전면으로 수축시킨다(둔근이나 복근의 수축이 아니라 골반기저에서 수축이 일어나야 한다). 그리고 수축과 이완을 교대로 여러 번 반복한다.

(2) 그 다음, 하복부 부위의 수축

복부의 아래부위는 허리 아래부위인데 아직까지 수축하지 않는 부위이다.
연속적으로 (1)과 (2)에서 언급한 부위를 수축한다. 호기예비량으로 숨을 내쉴 초기에 (1)과 (2)를 순차적으로 수축한다. 이 호흡을 위해서, 폐쇄제어호흡에서 언급하였듯이 입을 약간 다물고 '프프프' 라고 하거나 '스스스' 하는 소리를 내면서 공기를 배출한다. 다음 단계로 계속 진행하기 전에, 이 단계가 익숙해질 때 까지 계속 연습한다. 익숙해지려면 아마도 며칠 걸릴 것이다.

(3) 항상 아래(항문)에서부터 수축을 시작하여 복부 그리고 허리까지의 수축

주의 : 허리까지 수축을 하면, 주로 *횡근이 수축한다.* 횡근은 허리부위에 있는 복근을 강하게 조이기 때문에 강한 압력이 아래로 전달되면서 자주 "회음의 수축이 풀린다".

이 단계를 잘 조절하려면 어느 정도의 시간이 걸린다. (3) 단계로 넘어가기 전에 (1)과 (2) 단계를 많이 연습해야 한다. 여기서 또한 복부의 움직임을 결합시켜 호기예비량으로 공기를 배출하는데, 이때 경우에 따라서는 '스스스' 혹은 '프프프' 라고 소리를 낸다.

(4) 복상부 부위까지의 수축

회음에서부터 단계적으로 올라오는 근육의 수축을 유지한다. 여기서 횡근이 주로 수축하게 된다. 복부의 아래부위가 수축된 상태를 계속 유지할 수 있도록 주의하는데, 특히 회음의 수축에 유의한다.

이러한 형태의 호흡은 특히 복부의 아래부위를 강화하는데 유용하다. 하지만 이러한 동작은 아주 드물게 자연적으로 일어난다. 그러므로 무엇보다도 점진적으로 연습해야 하고 이 호흡에 익숙해지기 위해서 계속해서 수련해야 한다.

다양한 호흡량에 따른 호흡연습(Exercises for Respiratory Volumes)

이 책에서 지금까지 살펴보았듯이, 다양한 호흡량으로 그리고 이러한 호흡량에 따라서 다르게 작용하는 힘에 의해서 여러 가지 호흡법을 연습할 수 있다.

따라서 호흡량의 변화에 의해 다양한 유형으로 호흡하는 것이 가능하다.

우선 이 장에서는 체계적으로 각각의 호흡량에 대한 감각을 익힐 수 있는 연습을 할 것을 권한다. 각각의 호흡량으로 몸통의 상부, 하부, 전면, 후면 등등에서 호흡을 체험할 수 있다. 어떤 호흡법을 연습할 수 있도록 권장하지만, 그 호흡법만이 전부가 아니고 다른 호흡법으로 연습하는 것이 가능하다.
그 다음, 음악악보나 책의 원본처럼 호흡량이 모든 종류의 호흡방법으로 연결되어 질 수 있다는 것을 보여주기 위한 예로, 이러한 호흡량들을 개략적으로 살펴 볼 것이다.
마지막으로, 호흡 할 때 작용하고 있는 힘의 관점에서 볼 때, 어떠한 호흡량으로 호흡한다는 것은 습관적인 호흡과는 완전히 다르다는 것을 보여주는 몇 개의 유형을 제시하고자 한다.

일상적인 호흡량을 체험하기(Experimenting with tidal volume)

일상적인 호흡량을 체험하기 위한 최선의 방법은 편안하게 누워서

휴식자세를 취하는 것이다.

호흡리듬, 호흡량 등 자신의 호흡을 관찰한다.

근육활동이 줄어들어 많은 가스교환이 필요하지 않다.

호흡 시 많은 근육의 움직임을 유발하는지,

다른 사람이 이 움직임을 감지 할 수 있는지,

다른 사람이 이 움직임을 당신의 몸 어디에서 감지 할 수 있는지,

호흡하면서 들어오고 나가는 환기량은 같은 지를 알아본다.

호흡 할 때, 호흡 부위를 바꾼다.
일상적인 호흡량으로 호흡을 행할 때, 배, 상부늑골 혹은 반대로 허리둘레에서 호흡움직임이 일어날 수 있는지 알아본다. 이때 항상 일상적인 호흡량으로 호흡한다.

일상적인 호흡량으로 흡기(Inhalation in volume)

흡기에서 처음 공기를 들이 마실 때 공기가 어떻게 점진적으로 들어오는지를 느낀다. 많은 량의 공기를 흡입할 필요가 없기 때문에 조금도 서두를 필요가 없다.
흡기근(특히 횡격막)은 혈액 속에 녹아 있는 가스의 량에 따라 반응하는 연수신경명령에 가장 잘 적응하면서 매우 유연하게 움직인다. 흡기근은 폐의 탄력적인 저항을 아주 단계적으로 받게 된다. 이 폐의 탄력 또한 아주 단계적으로 점차적으로 증가하게 되지만, 강력한 상태가 아닌 완곡한 상태로 탄성이 증가된다.

흡기 후 호흡정지(Apnea following an inhalation)

흡기 후에, 매우 짧은 시간 동안 호흡이 정지된다. 여기서, 흡기근의 힘의 작용은 아직 활동하고 있다. 흡기근의 힘의 작용은 이 호흡량에서 최대이지만 호기 시 이완될 수 있다. 흡기 후 호흡이 정지되는 것은 호기 후 호흡정지와는 매우 다르게 짧고 역동적이다.

일상적인 호흡량에서 호기(Exhalation in tidal volume)

이 행위에서 작용하는 힘이 지속되지 않은지를 감지한다. 호기 시 초기에는 공기의 흐름이 빠르게 배출되지만, 점차적으로 속도가 감소된다. 이러한 현상은 폐의 탄성이 원래모양으로 돌아오는데 호기의 마지막 단계보다 초기단계에서 더 큰 힘이 작용하기 때문이다. 폐는 탄성이 멈추는 단계에 이르기까지 점차적으로 이완되고 호기 후 호흡정지가 시작되는 초기에도 멈추지 않는다.

호기 후 호흡정지(Apnea following an exhalation)

일상적인 호흡량에서 호기와 한숨을 내쉰 후에 호흡정지를 관찰한다.
호기 후 공기의 흐름은 멎는다. 이 순간 너무 빠르게 공기를 들이마시지 말고, 몸이 공기를 필요로 하는 순간까지 이르러 호흡을 완전히 정지시킬 수 있는지 알아본다.
이 순간 어떠한 느낌이 드는지, 지면에 대인 몸의 상태는 어떠한지, 몸의 긴장은 어떤지,
흡기근의 긴장되는 정도와 몸이 긴장되는 정도가 서로 잘 "조화"되는 것을 감지할 수 있는지, 즉, 몸의 이완을 느끼는지 등을 알아본다.
이 순간 근육이완상태를 체험하는 것은 중요하다. "감각의 자취"라고 부르는 것처럼 이러한 근육이완상태는 일상생활에서 자주 잠깐 동안 발견 할 수 있다. 짧은 휴식순간이다.

> 스트레스상태가 되면, 호흡정지의 순간이 줄어들고 너무 빠르게 숨을 들이마시는 경향이 있다는 것에 유의해야 한다("Panting" 149쪽 참조).

흡기예비량 호흡 체험하기[Exercises with inspiratory reserve volume (IRV)]

육체적인 노력과 연관된 흡기예비량(IRV linked to physical effort)

육체적으로 힘든 일을 할 때, 흡기예비량으로 호흡하는 단순한 방법은 호흡강도와 호흡속도를 자연스럽게 증가시키는 것이다. 예를 들어, 몇 분 동안 가장 빠르게 달리거나, 매우 빠른 리듬으로 춤을 추거나, 속도를 측정하면서 언덕에서 자전거 페달을 빠르게 밟을 때 등이다.

육체적인 노력을 가하는 동안 *호흡 빈도수*는 증가한다.

육체적인 노력 후에 뒤따르는 회복기에는 호흡량이 증가한다. 자연적으로 더 많은 공기를 들이 마시게 되기 때문이다. 최대로 공기를 빠르게 마시기 위해 입을 자주 벌리고 공기를 들이 마신다("코로 혹은 입으로 숨쉬기, 77쪽 참조"). 따라서 이 순간에 흡기예비량으로 호흡을 하게 된다.

육체적인 노력과 관련 없는 흡기예비량(IRV without physical effort)

육체적인 노력에 의한 흡기예비량 외에, 혈액산화와 같은 다른 이유들, 즉 어떤 흡기근의 활성화를 위해, 늑골을 확장시키기 위해, 늑간을 유연하게 하기 위해서 등등의 이유 때문에 흡기예비량을 경험할 수도 있다.

하지만 몸은 실질적으로 근육을 사용하지 않고, 공기를 들어 마시는 것만으로도 과잉산소공급을 초래할 수 있다.

또한 다음과 같은 규칙을 준수한다. 과잉산소공급으로 발생하는 현기증 같은 불쾌한 느낌을 피하기 위해 흡기예비량으로 호흡을 한 번 혹은 두 번 실행한 후에, 일상적인 호흡량을 몇 번 반복한다.

흡기예비량 흡기와 "단계적인" 호흡정지(Inhalation in IRV and Apneas in step-by-step)

자신의 일상적인 호흡량을 측정한다.

다음 흡기에서, 공기를 최대로 흡입했다는 생각이 들 때까지 흡입한다.

여기서 잠깐 동안 호흡을 정지한다.

이 호흡정지의 단계에서 다시 공기를 흡입한다. 그리고 또 다시 공기를 흡입한다. 마침내 공기를 배출하면서 긴장을 이완한다. 일상적인 호흡량으로 호흡을 한다. 단계적으로 공기를 흡입하는 방법은 효율적으로 흡기예비량을 증가시키고 과잉산소공급을 줄여준다.

폐가 확장된 상태를 유지하기 위해 호흡정지는 매우 능동적으로 작용한다.

늑골에서 흡기예비량(IRV while breathing into your ribs)

흉곽의 다양한 부위에서 예를 들어, 흉곽의 전면, 전상면과 전하면, 그리고 측면, 그리고 후면, 후하면 등등에서 지속적으로 늑골을 확장시키면서 이러한 흡기예비량으로 호흡을 행할 수 있는지 알아본다.
늑골에서 흡기예비량으로 호흡을 행한 후 몸을 이완하면서 자연스럽게 호흡을 몇 번 반복한다.

복부에서 흡기예비량(IRV while breathing into your abdomen)

가능한 최대한으로 완전히 공기를 배출한다. 그 후 복부를 최대한으로 부풀리면서 공기를 흡입한다(179쪽 참조).

흡기예비량 호흡에서 호기(Exhalation in IRV)

위와 같이 공기를 많이 흡입한다. 그 다음 호기를 한다. 호기는 몸의 이완이 이루어지는 것과 유사하다. 호기는 특히 초기에 어느 정도의 속도로서 공기가 배출된다.
정말로 공기를 많이 흡입하였다면, 자연적으로 호기에서 이 속도를 "억제"하기 위해 성문이 좁아지는 것을 느낄 수 있는지 알아본다.

흡기예비량 호흡에서 호기억제(Holding the exhalation in IRV)

성문을 크게 벌린 상태에서 흡기예비량의 호기를 최대한으로 늦춘다. 이러한 호기를 달성하기 위한 두 가지 방법을 사용한다. 공기를 배출하는 동안 늑골을 확장시키거나(배가 약간 들어갈 수 있다), 배를 부풀게 하여 그 상태를 유지한다. 혹은 이 두 경우를 동시에 행할 수 있다.

흡기예비량 호흡에서 숨을 내쉬는 동안 호흡정지(Apneas after returning from IRV))

위에서 언급한 호흡들을 반복한다. 숨을 내쉬는 동안, 입을 벌리고 성문을 닫지 않고 숨을 내쉬는 것을 완전히 정지한다.

호흡정지의 긴장도가 어느 정도인지를 느낀다. 일상적인 호흡량에서 휴식처럼 나타나는 호흡정지가 아니다. 흡기예비량으로 초기의 호기 시에 호흡을 정지하면, 격렬하게 — 어떤 때에는 아주 격렬하게 호흡이 정지된다.

횡격막이 올라오는 것을 억제하기 위해 근육이 수축된 상태이기 때문에 늑골에서나 상복부에서 근육의 힘을 느낄 수 있다.

호기예비량 호흡 체험하기
[Experimenting with Expiratory Reserve Volume(ERV)]

일상적인 호흡량으로 공기를 흡입하고 배출한다. 호기가 끝나는 무렵 약간의 휴식 후 공기를 더 배출한다. 이 호흡 시 늑골이나 배가 어떻게 움직이는가를 감지해야 한다.

기침하면서 최대 호기예비량으로 호흡하기(Maximum ERV while coughing)

호기예비량의 호흡을 가장 완벽하게 경험하려면, 우선 호기예비량 호흡에서 끝까지 공기를 배출한다.
그 후 7~10회 기침을 하는데, 기침 중에 공기를 들이 마시면 안된다. 호기예비량을 어디까지 행할 수 있는지 알아본다. 사실, 호기예비량에서 공기배출의 명확한 한계는 없다. 기침을 더 할수록, 더욱 더 호기근의 작용은 강해진다.

늑골에서 호기예비량의 호기(ERV in costal breathing)

201쪽에서 보았듯이 늑골의 움직임으로 호기예비량의 호기를 행할 수 있다.
몸 앞쪽에 위치한 흉곽을 죄는 것처럼 흉골 주위에 있는 늑골의 간격을 최대로 좁힌다. 이때 흉골을 치골쪽으로 내리거나 혹은 허리 측면으로 늑골을 내린다.

복부에서 호기예비량의 호기(ERV in abdominal breathing)

호기예비량의 호기동작에서 복부가 들어가는 것을 느낄 수 있는지 알아본다.
이 때, 배꼽 위 몸통 중간부위(상복부)에 위치한 배가 들어가게 한다.
(203쪽에서 서술한 것처럼)하복부가 들어가고 그 후 상복부가 들어가게 한다.

호기예비량으로 "단계적"으로 호기(Exhalation in "step-by-step" in ERV)

다시 일상적인 호흡을 한다.
다음 호기에서, 최대한으로 공기를 배출시킨다. 그리고 여기서 호흡을 정지한다. 이 상태에서 다시 공기를 배출한다. 그 후 다시 호흡을 멈춘다.
가능하다면, 다시 공기를 배출한다. 마지막으로 공기를 흡입하면서 이완한다.
단계적으로 이렇게 공기를 배출하는 방법은 효율적으로 호기예비량을 증가시키고 상상하는 것보다 그 이상의 어떤 것을 획득할 수 있다.
결국, 호기근은 격렬하게 활동한다. 이 때 회음의 강도에 유의한다. 왜냐하면 깊게 호기를 하면 하복부 부위에 압력을 줄 수 있기 때문이다.

호기예비량 호기에서 호흡정지(Apneas in ERV)

일상적인 호흡을 몇 번 반복 후, 위에서처럼 호기예비량에서 천천히 공기를 더 많이 배출한다.
호기예비량의 호기에서 마지막 순간에 몇 초 동안 호흡을 멈춘다.
이 호흡정지는 휴식의 시간이 아니라, 강도 있는 근육활동의 시간이라는 것을 느끼도록 한다. 늑골에서든 복부에서든 그리고 회음에서든 (정적인)호기근의 작용을 느끼도록 한다.

호기예비량 흡기(Inhalation in ERV)

다시 호기예비량으로 공기를 배출하고 좀 더 오래 동안 호흡을 멈춘다. 그 후, 다음에 행하게 되는 흡기를 관찰한다. 다시 공기를 흡입하기 위해서는 앞에서 작용한 모든 호기근이 이완되어야 한다.

호기예비량 흡기와 일상적인 호흡량의 연장(Inhalation in ERV and extension in tidal volume)

앞의 호흡법을 반복한다.

흡기 시 마지막 순간까지 완전히 공기를 흡입을 할 수 있을 때까지 공기를 흡입한다.

호기예비량의 호기를 한 직후에 바로 뒤이은 숨을 들어 마시지 않아도 저절로 흡입이 되는 수동적 재흡기 (호기에서 폐가 눌려진 다음 원래 모습을 찾는 순간)에서
흡기근의 작용(혹은 횡격막이 복부를 밀거나, 늑흡기근에 의해 늑골이 올라가거나)에 의한 폐의 재 확장으로 이어지는데, 이 이어지는 순간이 언제인가를 느낄 수 있도록 한다.

몸통 전체(완전) 호흡(The complete breath)

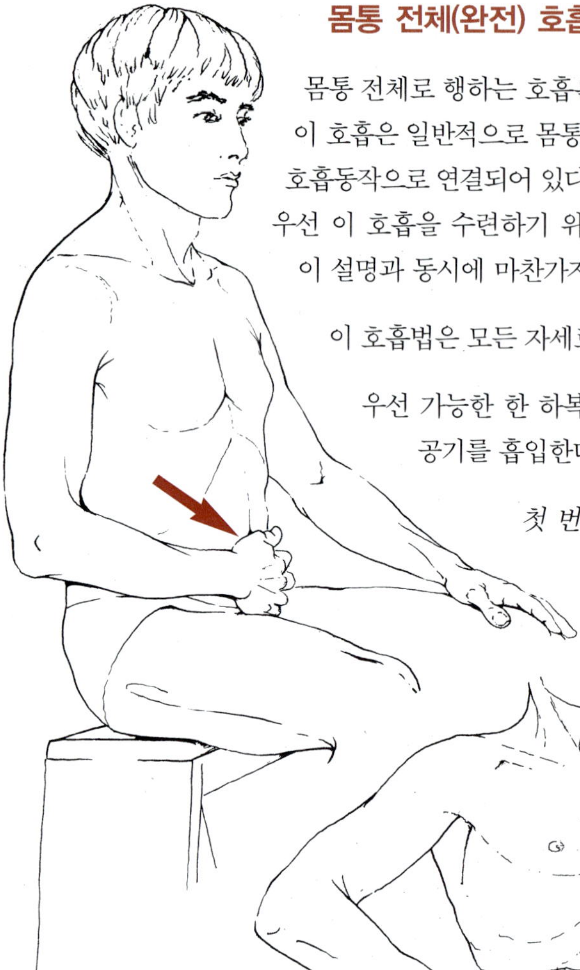

몸통 전체로 행하는 호흡은 신체를 이용하기 위해 많은 기술을 요한다.
이 호흡은 일반적으로 몸통을 주요한 3단계로 나누었을 때 서로서로 영향을 주는 호흡동작으로 연결되어 있다.
우선 이 호흡을 수련하기 위해서 호흡동작을 한 단계 한 단계씩 설명할 것이다.
이 설명과 동시에 마찬가지로 이 호흡법에 대해서도 기술할 것이다.

이 호흡법은 모든 자세로 연습할 수 있다.

우선 가능한 한 하복부의 가장 아래부위의 전면과 하부가 부풀어 오르게 공기를 흡입한다.

첫 번째 단계의 횡격막 흡기인데 복부의 아래부위에 영향을 준다.

그 후 같은 부위가 들어가도록 공기를 배출한다.

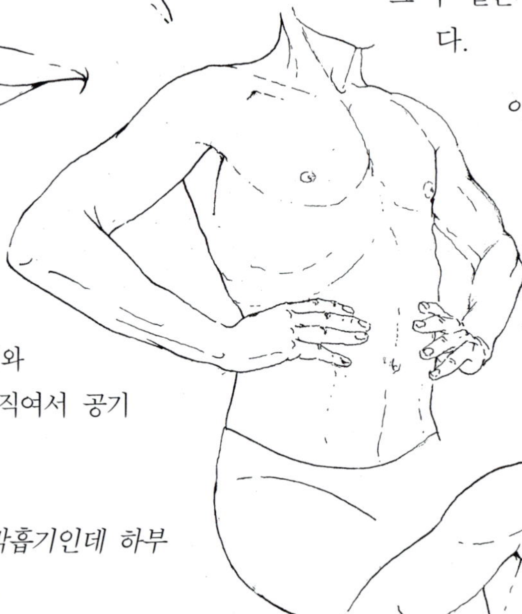

이것은 하복부 호기이다. 이 호흡은 복근의 작용으로 이루어지는데, 이 복근의 작용은 마치 내장의 움직임처럼 복부의 아래에 있는 골반격막에 의해 보완되어진다.

이제는 배꼽 상부부위와 늑골의 아래부위를 움직여서 공기를 흡입한다.

두 번째 단계의 횡격막흡기인데 하부 늑골을 움직이게 한다.

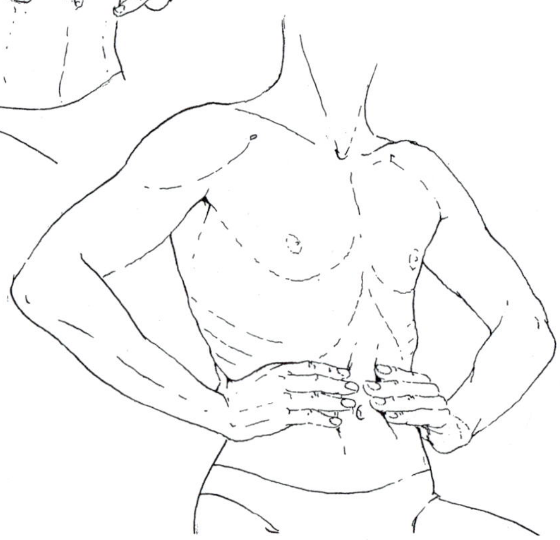

그 후 같은 부위가 들어가도록 흉골과 늑골을 밑으로 내리면서 공기를 배출한다.

복근이 마치 골격처럼 작용하고, 이 복근에 의해 늑골호기가 이루어진다.

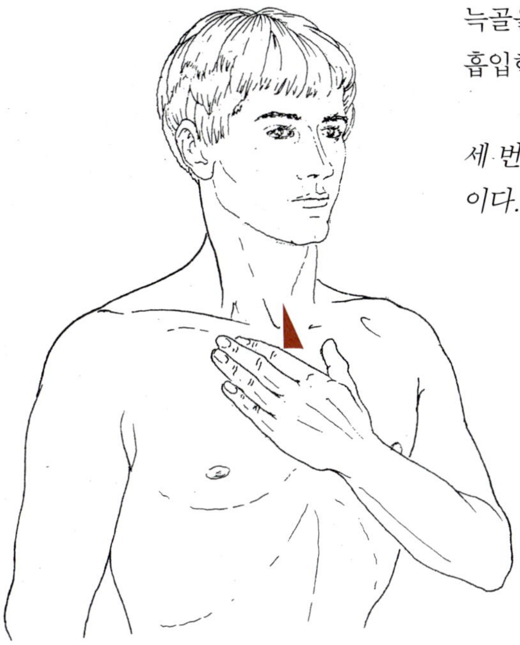

늑골을 흉곽 상부로 올라가게 하면서 가능한 최대한으로 공기를 흡입한다.

세 번째 단계는 대흉근과 소흉근에 의해서 이루어지는 늑골흡기이다.

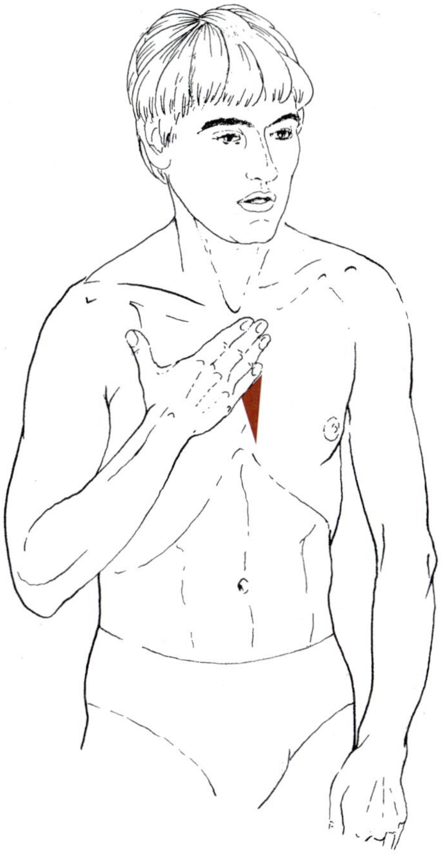

그 후 같은 부위가 들어가도록 상부흉골과 쇄골 밑에 있는 최상부늑골을 하강시키면서 공기를 배출한다.

몸무게에 의해 이루어지는 호기인데, 몸무게에 의해 늑골이 다시 내려가고, 흉골삼각근이 늑골을 전면으로 조이게 한다.

그 후 한 번의 흡기나 호기를 행할 때 1단계에서 3단계를 연결하여 호흡한다.

- *흡기 시*, 하복부가 불룩해지면서 시작한다. 그 다음 가장 아래에 있는 늑골을 확장시키면서 상복부를 볼록해지게 한다. 가장 위에 있는 흉곽부위가 올라가게 하면서, 계속 공기를 흡입한다. 이것은 공기를 많이 들어 마신 상태로 행하는 흡기예비량의 흡기이다.

- *호기 시* 하복부가 들어가도록 공기를 배출하면서 시작한다. 그 다음, 배꼽 위에, 그리고 늑골 안쪽에 있는 복부부위를 들어가게 한다. 마지막으로 상부흉골을 하강시키고 동시에 공기를 배출하면서 호기를 마친다.

이러한 깊은 호흡은 몸통전체를 움직이게 하는 장점이 있다. 하지만, 많은 사람이 몸통전체부위를 언급할 때 실질적으로 "복부에서" 그리고 "상복부"에서 호흡을 한다고 말하곤 하는데, 이러한 설명에 주의해야 한다(22쪽 참조).

연속적으로 이루어지는 후면호흡(Sequence of posterior breaths)

앞장에서 살펴보았던 여러 호흡들은 연속으로 연결하여 하나의 호흡이 될 수 있다. 예를 들자면, 두 사람이 함께 연습할 때, 한 사람(A)은 상대방(B)의 등에 손을 대고 호흡움직임이 일어나는 위치를 지적할 수 있다. 호흡동작의 위치를 알아내기 위하여 B의 등을 여러 부위별로 나누어서 손바닥으로 감지해야 한다. 등의 여러 부위들에 따라서 다양한 호흡의 메커니즘과 호흡부위들, 그리고 호흡동작의 근육들이 다양하게 연결된다는 것을 보여준다.

이러한 예를 제시하고자 하는 목적은 손을 댄 부위의 접촉, 압력과 온도로 찾아내어 후면호흡과 그 부위의 움직임을 이해하기 위해서이다.(이 기술을 또한 혼자서 연습할 수 있다)

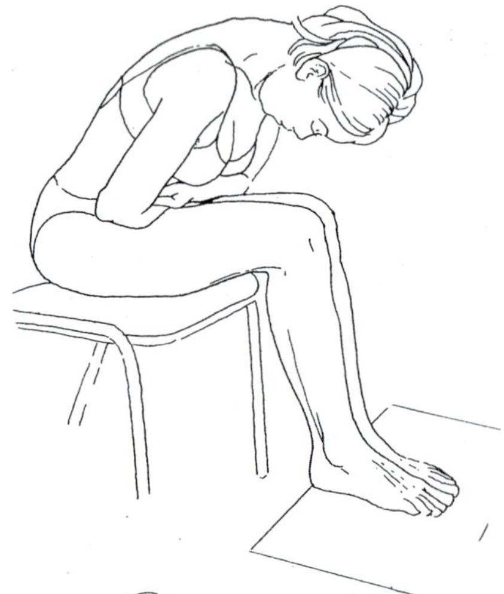

후면호흡을 연습하기 위하여 의자에 앉아 무릎을 올리고 복부가 잘 접혀질 수 있도록 발판을 발아래 놓는다.

몸을 앞으로 숙인다. 복부를 허벅지 위에 닿도록 한다. 경우에 따라서는 배 아래에 방석을 놓을 수 있다. 척주가 지지대에 의해서 앞으로 잘 휘어질 수 있도록 발판의 높이와 팔의 위치를 조절한다.

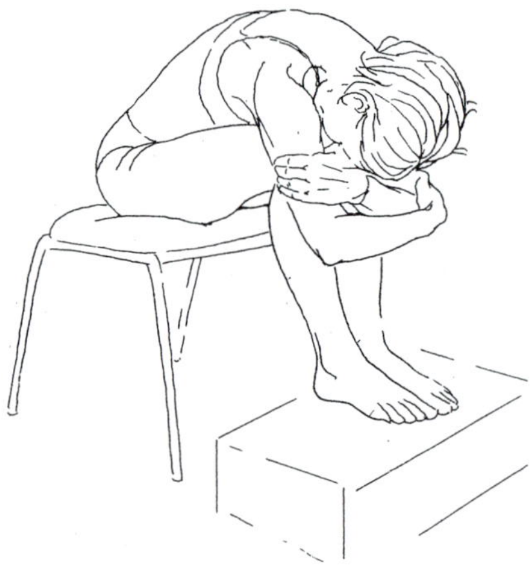

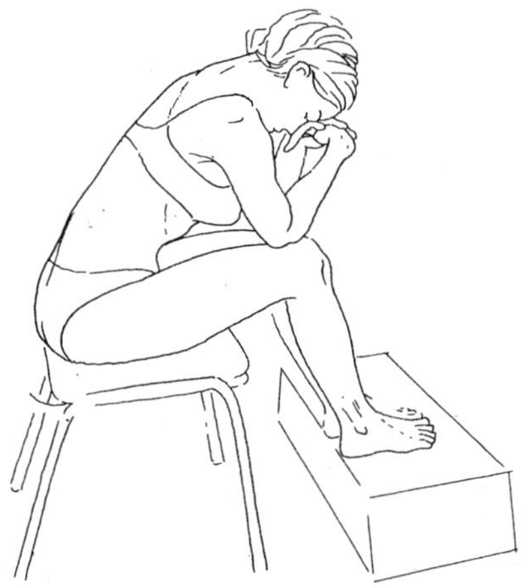

첫 번째 단계

우선, A가 손을 대는 부위는 허리 뒤, 허리아래부위인데, 손은 장골능에 둔다. 일반적으로 "엉덩이"라고 부르는 곳이다.

여기서 후면호흡은 아래와 뒤로 향하게 되는 첫 번째 단계의 횡격막호흡에 해당한다.

두 번째 단계

양손을 허리 뒤에 댄다. *첫 번째 단계의 횡격막호흡이지만, 지금의 위치는 엄격하게 말해서 첫 번째 단계보다 뒤로 향하고 약간 위에 위치한 요추부위로 향하게 된다.*

세 번째 단계

양손을 허리 뒤의 부위 중, 하부늑골의 경계선에 손을 대는데, 이번에는 *두 번째 호흡단계인 후면횡격막호흡이다.*

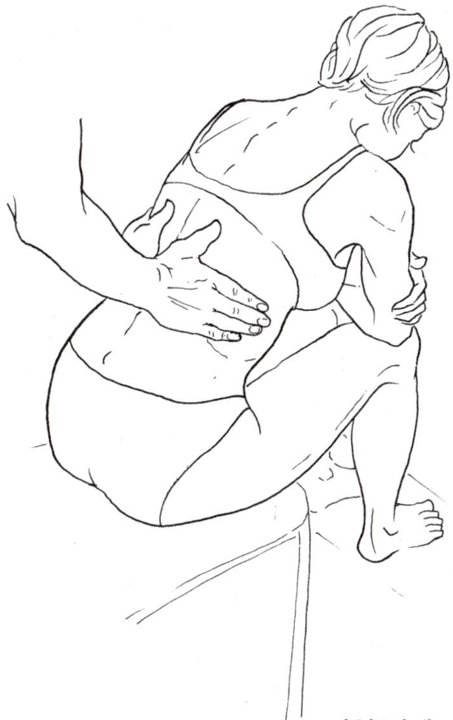

네 번째 단계

양손을 견갑골 밑에 위치한 늑골 후면 부위에 손을 댄다. *바로 후면 늑골부위이다.*

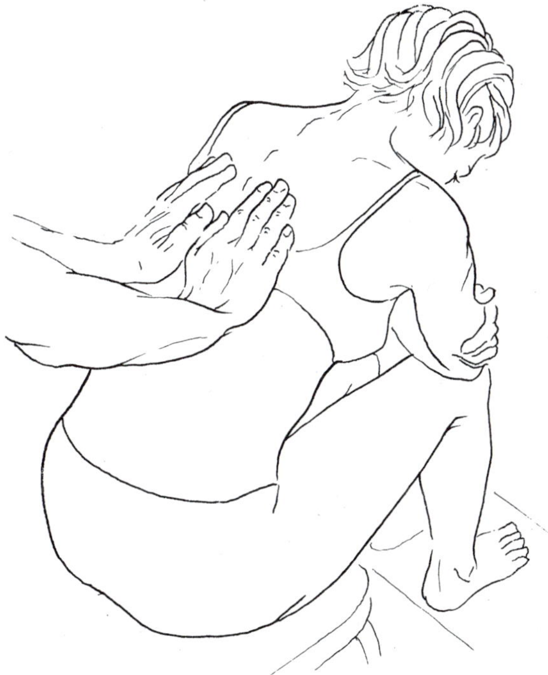

다섯 번째 단계

양손은 견갑골 사이인 늑골 후면 부위에 손을 댄다. *아직까지 상부늑골부위인데 이 단계에서는 늑골의 유연성이 거의 없기 때문에 움직임이 훨씬 적다.*

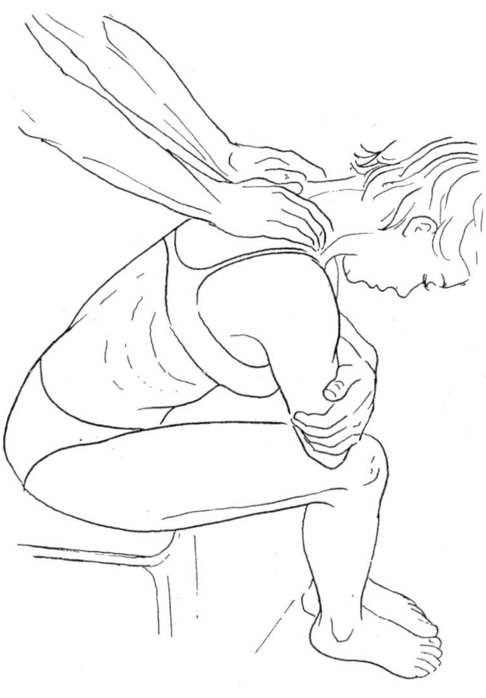

여섯 번째 단계

양손은 목 아래와 늑골의 경계부위인 최상부늑골 사이에 댄다. *상후거근이 있는 상후늑골부위이다.*

이와 같이 여섯 단계로 나누어서 각 각의 부위별로 호흡동작을 연습할 수 있다. 각 부위별로 나타나는 호흡동작의 움직임을 잘 감지할 수 있도록 충분히 연습해야 한다.

흡기예비량을 유지하면서 호흡하기(Breathing while staying in IRV)

흡기예비량에서 조금 강하게 공기를 흡입한다.
들어 마신 공기를 모두 배출시키지 말고 약간만 배출한다.
그리고 즉각 다시 공기를 흡입한다.
다시 공기를 배출한다. 하지만 일상적인 호흡량으로 완전하게 공기를 배출하지 않고 다시 공기를 흡입한다.
10회 정도 이러한 호흡을 반복한다.
호기 후 휴식을 취할 수 있지만 이 휴식은 흡기예비량의 호흡에 해당된다.

이런 식으로 호흡을 계속하면서 흡기근이 지속적으로 수축되고 있는지 알아본다.
이 호흡은 호흡방법의 선택에 따라서 조금씩 흡기근을 강화시킨다.

반면에, 특히 (예를 들어, 스트레스를 받고 있는 상황에서) 이러한 유형의 호흡을 이해하지 못한 상태에서 이 호흡을 계속하게 되면, 지속적인 흡기근의 수축으로 인해서 호흡이 긴장되고 피로해지기 쉽다(“halement”, 149쪽 참조).

“작은 개”의 호흡(Lamaze breathing)

이 호흡은 몇 십년간 “고통 없는 출산”을 준비하는 임산부에게 권장되어 왔다. 앞 장에서 설명되어진 모든 자료들을 근거로 해서 이 호흡을 수련하고 분석할 수 있다.

위에서와 같은 형태로 공기를 흡입한다. 이 때 흡기예비량으로 호흡을 하는데 가능한 한 가장 최상부에 위치한 늑골로 호흡 한다. 사각근을 움직여서 행하는 호흡이다(198, 199쪽 참조).

공기를 약간 배출하고 가능한 최대로 빠르게 다시 공기를 흡입한다. 하부늑골과 복부 쪽의 근육이 움직이지 않도록 한다.
이러한 호흡이 몸통아래부위가 아니라 특히 몸통위쪽에서 어떻게 움직이는가를 느끼도록 한다.
이 호흡은 출산당일 임신부들에게 권장된다. 왜냐하면 이 호흡은 횡격막을 수축시키지 않으며, 자궁이 수축을 하면 횡격막과 자궁을 분리할 수 있기 때문이다.
“처음으로 아기를 출산”하는 임산부에게는 몸통상부에서 호흡을 하면, 자주 지나치게 많이 공기를 들이마시기 때문에 스트레스의 요인이 될 수 있으므로 출산 할 때 부적합하다. 따라서 이 호흡은 문제를 일으킬 수 있다.

호기예비량에서 여러 번 호흡하는 동안 멈추기
(Staying in ERV for several breaths)

상반되는 힘의 작용에 의한 호흡 : 수동적인 흡기, 능동적인 호기
(Breathing with opposite forces: passive inhalation – active exhalation)

이 호흡은 모든 자세에서 연습할 수 있다.

(어느 정도 강하게 호기예비량에서)충분히 깊게 공기를 배출하는 것으로 시작한다.
늑골을 내려가게 하거나, 복부를 위로 올리기 위해서 호기근의 작용을 느끼도록 한다.
이 때 호기는 능동적으로 이루어진다.

그 후 일상적인 호흡량을 초과하지 않으면서 공기를 조금 흡입한다. 그리고 호흡 움직임의 간격을 일정하게 유지하면서 꽤 빠르게 공기를 배출한다.

여기서, 호기는 능동적으로(공기를 의식적으로 강하게 배출하고) 이루어지는 반면, 흡기는 수동적으로(저절로 공기를 흡입하게 된다) 이루어진다. 일반적으로 일상적인 호흡량으로 호흡하는 것과는 반대로 행하는 호흡이다.

이러한 호흡을 몇 번 반복한다.

"자연스럽게 숨을 들이 마시고 강하게 숨을 내 쉬세요"라고 지도자가 말하는 것을 잘 인식하도록 한다.

결론
(Conclusion)

독자들은 이 책에 소개되어 있는 호흡법을 읽고 난 후에, 호흡법을 참고로 할 수 있고, 또한 호흡동작을 연습할 수 있다. 이 호흡법은 직업적이든 일상적이든 많은 상황에서 적용될 수 있다. 결론적으로 몇 가지 예를 소개한다. 이러한 예들 중에서 어떤 것들은 현재 준비하고 있는 책에서 좀 더 자세히 다루어 질 것이다.

전문인은 호흡동작과 신체동작사이에서 최대한의 일치를 추구할 수 있다. 다시 말해, (예로, 숨을 들이 마시면서 팔을 올리는 것처럼.......) 호흡이 신체동작을 용이하게 하는 일치적인 기법에서, 혹은 (예로, 반대로 숨을 내쉬면서 팔을 올리는 것처럼.......)호흡이 신체동작과 다르게 행해지는 모순적인 조화에서 호흡과 동작을 일치 시킬 수 있다. 이것은 신체동작을 점점 더 수월하게 할 수 있거나, 동작을 더 많이 변화시키거나, 뉘앙스를 주면서 몸을 훨씬 더 다양하게 움직일 수 있다.

이완과 유사한 모든 기술을 수련하는 사람들은 몸의 긴장을 변화시키기 위해 호흡리듬과 호흡량을 이용할 수 있다.

호흡과 연계된 긴장의 변화는 몸의 의식을 각성시키는 기술을 수련하는 사람들에게는 감각부위를 더 예민하게 할 수 있다.

심신기술을 수련하는 사람들에게는 더 명확한 방법으로 감정과 호흡의 상호 관계를 인지하고 적용시킬 수 있다.

움직이는 몸통의 두 강(흉곽, 복부)을 사용하는 전문가들은 압력과 감압의 역동성에 영향을 끼치는 — 호흡 혹은 정지 — 를 정확하게 일치시킬 수 있을 정도로 호흡기법을 명확하게 수련한다. 이것은 몸통의 두 강, 그리고 복근을 다루는 저서에서 설명되어 질 것이다.

목소리를 사용하는 사람들, 목소리를 완벽하게 다듬고자 하는 사람들, 혹은 단지 목소리를 보호하려는 사람들은 호흡과 목소리에서 최상의 조화를 찾을 수 있다. 이 부분은 목소리 해부와 발성호흡기술에 대한 다른 저서에서 설명되어 질 것이다.

참고서적
(Bibliography)

P. V. BASMADJAN - Anatomie.
Editions Maloine

P. BELLUGUE - Introduction à l'étude de la forme humaine, anatomie plastique et mécanique.
Editions Maloine

BOUCHET - CUILLERET - Anatomie topographique, descriptive et fonctionnelle.
Editions Simep

J. BRIZON, J. CASTAING - Les feuillets d'anatomie.
Editions Maloine

PH. CAMPIGNON - Respir-actions.
ICT GDS

J. CASTAING - Anatomie fonctionnelle de l'appareil locomoteur :
Cahier sur le complexe de l'épaule.
Editions Vigot

J. CASTAING - J. J. SANTINI - Anatomie fonctionnelle de l'appareil locomoteur :
Le rachis.
Editions Vigot

CARMINE D. CLEMENTE - Anatomy. A regional atlas of the human body.
Editions Urban § Scwarzenberg

B. DOLTO - Le corps entre les mains.
Edition Hermann

W. KAHLE, H LEONHARD, W PLATZE - Anatomie.
Editions Flammarion

A KAPANDJI - Physiologie articulaire.
Editions Maloine

KENDALL § WADSWORTH - Les muscles.
Editions Maloine

MAC MINN, HUTCHINGS, LOGAN - Anatomie de la tête et du cou.
Editions André Delcourt

MARIEB - Anatomie et physiologie humaines.
Editions De Boeck Université

Frank H. NETTER - Atlas d'anatomie humaine.
Editions Maloine

H ROUVIERE - Anatomie humaine descriptive et topographique.
Editions Masson

SOBOTTA - Atlas d'anatomie.
Editions Maloine

WHEATER, YOUNG, HEATH - Histologie fonctionnelle.
Editions De Boeck Université

찾아보기

다

라

마

바

사

아

자

차

카

파

하

기타